高等职业教育计算机类课程新形态一体化教材

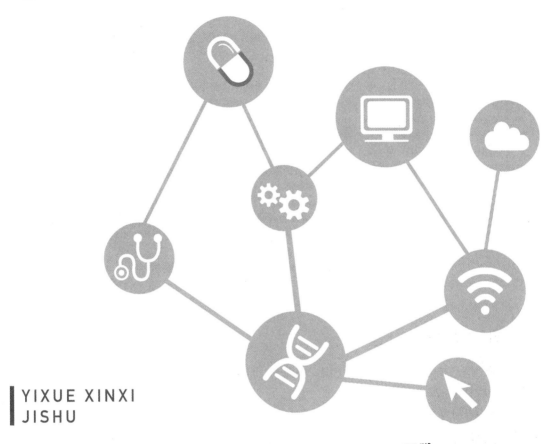

YIXUE XINXI
JISHU

医学信息技术

主　编　何　坪　蒲　飞

副主编　赵正辉　陈　苗　涂旭东　罗　丹

高等教育出版社·北京

内容简介

本书内容契合《高等职业教育专科信息技术课程标准(2021年版)》要求,旨在提升医学生信息素养,提高医学生信息技术运用能力。通过理论学习和实训操作,让医学生掌握医学信息系统的基本理论知识和基本操作技能,为进入临床工作奠定良好的基础。

本书分为理论篇和实训篇。理论篇(第1~11章)主要介绍医学信息基础知识和医学生应具备的信息素养,让医学生熟练使用资源库进行医学信息检索操作;了解网络安全的基础知识、网络安全防护和隐私保护;掌握医学信息技术的相关概念、理论;熟悉医院信息系统,掌握临床信息系统、护理信息系统、电子病历、医学图像存储与传输系统、实验室信息系统的操作方法;熟悉社区卫生系统和区域、远程、农村合作医疗信息系统的操作方法。实训篇(第12~21章)利用医院信息平台对门诊、住院、药房等功能板块进行操作讲解,让课程更好地适应职业岗位培养的需要,实践环节着重培养医学生运用信息技术解决实际问题的能力,促进医学生检索技能及医院信息系统应用综合能力的提高。

本书配有微课视频、授课用PPT、演示视频、习题答案等丰富的数字化学习资源。与本书配套的数字课程"医学信息技术"在"智慧职教"平台(www.icve.com.cn)上线,学习者可以登录平台进行在线学习及资源下载,授课教师可以调用本课程构建符合自身教学特色的SPOC课程,详见"智慧职教"服务指南。教师也可发邮件至编辑邮箱1548103297@qq.com获取相关资源。

本书可作为高等职业教育医药卫生类相关课程的教材,也可作为在职医护人员的参考书。

图书在版编目(CIP)数据

医学信息技术 / 何坪,蒲飞主编. --北京:高等教育出版社, 2022.3
ISBN 978-7-04-058318-2

Ⅰ.①医… Ⅱ.①何…②蒲… Ⅲ.①计算机应用 – 医学 – 高等职业教育 – 教材 Ⅳ.①R319

中国版本图书馆CIP数据核字(2022)第034534号

Yixue Xinxi Jishu

策划编辑	傅 波	责任编辑	傅 波	封面设计	贺雅馨	版式设计	于 婕
责任绘图	邓 超	责任校对	高 歌	责任印制	田 甜		

出版发行	高等教育出版社	网　址	http://www.hep.edu.cn
社　址	北京市西城区德外大街4号		http://www.hep.com.cn
邮政编码	100120	网上订购	http://www.hepmall.com.cn
印　刷	北京市白帆印务有限公司		http://www.hepmall.com
开　本	787mm×1092mm　1/16		http://www.hepmall.cn
印　张	24.25		
字　数	600千字	版　次	2022年3月第1版
购书热线	010-58581118	印　次	2022年3月第1次印刷
咨询电话	400-810-0598	定　价	59.00元

"智慧职教"服务指南

"智慧职教"是由高等教育出版社建设和运营的职业教育数字教学资源共建共享平台和在线课程教学服务平台,包括职业教育数字化学习中心平台(www.icve.com.cn)、职教云平台(zjy2.icve.com.cn)和云课堂智慧职教 App。用户在以下任一平台注册账号,均可登录并使用各个平台。

● **职业教育数字化学习中心平台(www.icve.com.cn):为学习者提供本教材配套课程及资源的浏览服务。**

登录中心平台,在首页搜索框中搜索"医学信息技术",找到对应作者主持的课程,加入课程参加学习,即可浏览课程资源。

● **职教云(zjy2.icve.com.cn):帮助任课教师对本教材配套课程进行引用、修改,再发布为个性化课程(SPOC)。**

1. 登录职教云,在首页单击"申请教材配套课程服务"按钮,在弹出的申请页面填写相关真实信息,申请开通教材配套课程的调用权限。

2. 开通权限后,单击"新增课程"按钮,根据提示设置要构建的个性化课程的基本信息。

3. 进入个性化课程编辑页面,在"课程设计"中"导入"教材配套课程,并根据教学需要进行修改,再发布为个性化课程。

● **云课堂智慧职教 App:帮助任课教师和学生基于新构建的个性化课程开展线上线下混合式、智能化教与学。**

1. 在安卓或苹果应用市场,搜索"云课堂智慧职教"App,下载安装。

2. 登录 App,任课教师指导学生加入个性化课程,并利用 App 提供的各类功能,开展课前、课中、课后的教学互动,构建智慧课堂。

"智慧职教"使用帮助及常见问题解答请访问 help.icve.com.cn。

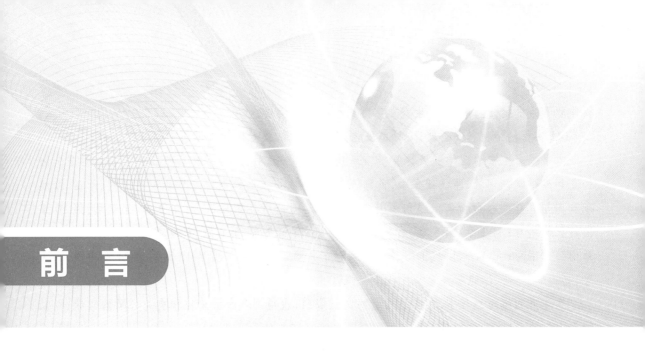

前　言

2018 年 4 月，教育部在全国教育信息化工作会议中提出了《教育信息化 2.0 行动计划》。这个计划提出，到 2022 年，教育信息化要基本实现"三全两高一大"的发展目标，其中两高的含义是指信息化应用水平和师生信息素养普遍提高。其核心是培养院校学生的信息素养，提高学生获取、分析、处理、使用信息的能力，增强学生利用网络信息资源优化自身知识结构及技能水平的主观能动性。

近年来，计算机信息技术，尤其是人工智能技术的高速发展，对医学领域的影响越来越深入。各级各类医疗机构中信息化软件平台和硬件设备越来越多，导致对医学生基本信息素养的要求也越来越高。为提升医药类高职学生的信息素养水平，编者对一些学校医学生信息化能力进行了多方调研，并针对医学生掌握医疗信息技术的能力偏弱、不同专业医学生对信息技术掌握程度不尽相同、各专业学生信息技术学习能力存在较大的差异等问题进行了多维度深层次分析。

本书按照《高等职业教育专科信息技术课程标准(2021 年版)》要求编写，围绕高等职业教育专科医药类各专业对医学信息技术学科核心素养的培养需求，吸纳信息技术在医学领域的前沿技术，以"素养提升、面向专业、衔接岗位、平台实践"为编写原则。希望医学生通过本书的学习能注重医学信息素养的自我培养，增强信息意识、提升计算思维、促进数字化创新与发展能力、树立正确的信息社会价值观和责任感、树立正确的网络信息安全观，为其职业发展、终身学习和服务社会奠定基础。通过理实一体化教学，使医学生掌握医院常见信息系统的操作，并掌握一定的信息安全防护技能，提升医学生岗位信息技能和素养水平。

本书的主要特点如下：

（1）根据临床、护理、药学、影像、检验等各专业可能的就业岗位，提升医学生的信息技能、素养。

（2）理论部分范围适度：根据医学高职专科生需要掌握的基本信息知识，以医学生就业即将面对的各类医疗信息平台进行编写。

（3）实训部分注重实用、会用：利用真正的医院信息化平台，以医院常见各角色、各岗位履行操作职责为主线,达到与医学生就业实际岗位的无缝衔接。

(4)实行网络信息安全教育:网络安全宣传进课堂,提升医学生网络安全防护能力。

本书编者主要为医学院校计算机信息技术教育一线教师,教学和科研经验丰富。由重庆医药高等专科学校何坪、蒲飞任主编,负责统审并定稿,重庆医药高等专科学校赵正辉、陈苗、涂旭东和四川九阵科技股份有限公司罗丹任副主编。理论篇具体分工为:第3章、第7章、第10章由赵正辉编写;第1章、第5章、第8章由陈苗编写;第2章、第6章、第9章由涂旭东编写;第4章由蒲飞编写;第11章由赵正辉、陈苗、涂旭东共同编写。实训篇第12章到第21章由罗丹、蒲飞、赵正辉、陈苗、涂旭东共同编写。

在本书的编写过程中,参考了大量的文献资料,也得到各参编单位和有关公司的领导、专家的大力支持,在此表示感谢。

由于编者水平有限,书中难免存在错误和疏漏,希望各位读者指正。

编 者

2022 年 2 月

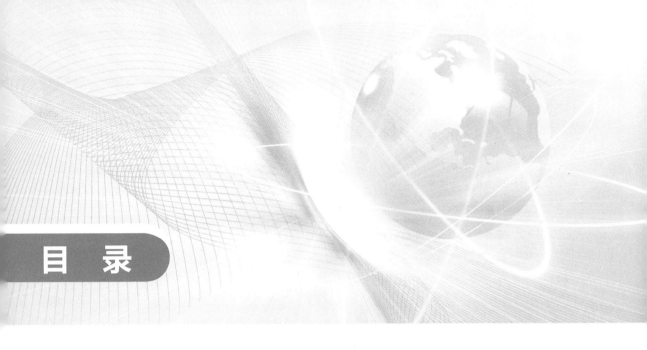

目 录

理 论 篇

实 训 篇

理论篇

第1章　医学信息基础

1.1　数据、信息和知识

数据、信息
与知识的联
系与区别

在信息技术飞速发展的时代,数据、信息和知识占据了重要的位置,它们是社会生产活动中的一种基础性资源。数据、信息、知识三者之间有着密不可分的联系,但三者之间又有区别。

1.1.1　数据及医学数据

1. 数据的定义

数据(data)是指对客观事物的数量、状态、属性、位置和与之存在的相关关系等进行记载的物理符号或这些物理符号的集合。其中,符号是构成数据的基本单元,是语法信息表达的基础。符号的类型包括很多种,如数字、数字序列、文字、字母或其他符号等,也包括声音、图形、图像等形式。同时,数据的表达还依赖于记录数据的载体,需要通过具体的载体来实现,如用来记录数据的纸张,或者光盘、磁盘、移动硬盘等存储设备。数据只有通过一定的媒体表达后,才能被存取、加工、传递和处理。同时,数据的表达方式不同,对其处理的方式也会不同。

一般情况下,数据的组成包括数据的属性和数据的客观值,如体温 37.3℃,体温是数据的属性名称,37.3℃是数据的客观值。因此,数据是对客观事物的属性、数量、位置及其相互关系的一种抽象的描述,是事物原始性状的记载。没有经过任何加工处理的数据是杂乱的,不能解释其表达的意思,但它是真实的、可靠的,并且具有累积的价值。

2. 医学数据及其类型

医学数据是指医生对患者的疾病进行治疗过程中产生的临床数据的集合。根据医学数据的不同表现形式，分成以下几种：

① 叙述（narrative）：由临床医务人员记录的内容，如病人的主诉、既往病史等。

② 测量数值（numerical measurement）：通过一些医疗测量设备得到的测量值，如血压、体温、脉搏等。

③ 编码数据（coded data）：对医学活动中的概念、事物经过标准化后得到的编码数据，如系统利用疾病分类法给疾病标上分类号。

④ 文本数据（textual data）：某些以文本形式呈现的检验、检查结果，如血常规报告单、彩超报告单等。

⑤ 记录的信号（recorded signal）：医学监测设备自动产生的信号记录数据，如脑电图、心电图等。

⑥ 图像（picture）：以图像形式呈现的检测结果，如 X 射线图像、肺部 CT 图像等。

3. 医学数据的组成

为了完整表达一条医学数据，并从中获取有用的信息，要求每一条医学数据至少应当包括 4 种元素：病人姓名、问题的属性或参数、属性或参数的值、观察时间。举例如表 1-1 所示。

表 1-1　医学数据组成

姓　　名	属　　性	属　性　值	观　察　时　间
小明	年龄	35 岁	2021-3-20
小红	诊断	流行性感冒	2021-3-29

1.1.2　信息

1. 信息的概念与特征

信息（information）指事物存在或运动方式与状态的表现形式或反映，是现实世界事物的反映，是用文字、数字、符号、图像、图形、声音、情景、状态等方式传播的内容总称。不同的事物具有不同的存在状态和运动方式，因此，表现出的信息也千差万别。

（1）信息的含义

信息在自然界、人类社会以及人类思维活动中普遍存在，其通过载体反映出事物存在的状态、运动形式、运动规律及其相互作用。它提供了客观世界事物的消息、知识，是事物的一种普遍属性。信息的定义有多种形式，一般可以将信息分为广义信息和狭义信息。

广义信息指客观世界中各类事物的存在方式和事物运动状态的反映。

狭义信息指能反映出事物的存在和运动差异，能为某种目的带来有用的、被理解、被接受、被利用的消息、情况等。

通俗地说，信息是对客观事物的反映，从本质来说是对社会与自然界的事物特征、现象、本质及规律的描述。对信息的理解要从"信息是什么"以及"信息能做什么"两方面来理解，同时信息能够回答"谁""是什么""在哪里"等问题。

（2）信息的特点

① 依附性。信息是无形的、抽象存在的资源，它是不能独立存在的，必须通过其他的具体事物或者载体说明或表述出来，才能被人们所认识、获取。信息通过依附的载体能够得到存储、传播或者利用。一些信息服务机构在对信息载体进行收集、整理等的基础上，就能提供给需要信息的用户使用，实现信息的价值。

② 可传递性。信息通过依附的载体，使得本来抽象存在的信息能够被传递，提供给需要的人们使用。信息的可传递性使得人们可以认识、了解事物等，进而满足人们对物质和精神生活的需要，促进社会的发展。通过对信息的加工、利用，使信息本身的价值得到了体现。

③ 再生性。信息所表达的是事物在某一特定时刻的状态、属性等，但会随着时间的推移而发生变化。例如，人体的血压、血糖、体温、既往病史等信息，在不同的时间段表现出的状态都有可能发生变化。因此，为了获取信息存在的价值，就需要不断地去扩充信息。人们可以按照自己的需要去完善、扩充信息，从而获取自身需要且有利用价值的信息。

④ 共享性。信息的共享性主要体现为信息在传播的过程中可以供多人使用，并且在共享过程中不会丢失或发生改变，且信息共享性越强，越能体现信息的价值。在互联网应用普及非常广泛的时代，信息的共享性显得尤为突出。通过信息技术对信息和信息产品进行一系列的标准化加工，并按照一定的要求和规范组织起来，能够实现不同层次、不同部门的信息系统间的信息交换和共享，这样既能更加合理地优化资源配置，节约成本，也能提高信息资源的利用率，减少在信息采集、存储和管理方面出现的浪费现象。

（3）信息的获取

一般情况下，获取信息的过程主要包括两部分：信息收集和信息提取。首先是选择合适的检索方法，制定正确的检索策略，通过检索工具合法合理地全面收集原始数据，进而才能对这些数据进行加工、处理，提取出有价值的、可利用的信息。

① 信息收集。信息收集是获取原始数据的过程，即通过对原始数据进行标准化、数字化、量化处理，经去粗取精并以科学的分类方法收集整理数据。信息是对原始数据进行统计分析和加工处理后得到的有意义的数据。

② 信息提取。信息提取过程是对原始数据进行分析、筛选、加工、处理的过程。信息的真实性、有效性和信息自身价值的高低，完全取决于对数据加工处理的科学性及决策者个人行为标准的科学与合理性。信息提取是一项严谨而科学的工作。

2. 信息资源

（1）信息资源的概念

信息资源（information resource）特指以文字、数据、编码、图形、图像、动画和视频等形式存储在一定的载体上，并能供用户利用和交流、存储的所有信息的总和，包括以实体形式出版发行的图书、文献等和以虚拟形式传播交流的网络信息资源。2021 年 3 月，教育部发布的《高等学校数字校园建设规范（试行）》（以下简称《规范》）中对信息资源的描述是："信息资源是高校信息化过程中产生、使用和积累的各种结构化、半结构化和非结构化数据的统称。信息资源在高等学校数字校园建设中起到关键作用。高等学校在数字校园建设中，应将信息资源建设放在关键位置，逐步形成内容完善、数据准确、组织有序、广泛关联、更新及时、安全可靠、服务优质的全域信息资源库。"此外,高等学校信息资源的主要内容包括:"以结构化数据为主的基础数据和业务数据,以半结构化数据为主的基础设施运行数据,以及以非结构化数据为主的数字化教学资源、科研资源、文化资源和管理服务资源。"《规范》对基础数据、业务数据、教学资源、科研资源、文化资源这几类主要信息资源的建设提出了具体要求,并规定信息资源管理服务平台的建设要求。

信息资源同时具有信息的一般性特征,如可传递性、共享性等,是社会发展、科学技术进步不可缺少的宝贵资源。随着社会的不断发展,信息资源对国家和民族的发展,对人们工作、生活至关重要,成为国民经济和社会发展的重要战略资源。

（2）信息资源的特点

与自然资源、物质资源相比,信息资源具有以下特点。

① 整合性。信息资源广泛存在,人们可以根据自身的需要去对其检索和利用,且不受时间、地域、语言等的限制。

② 目标导向性。因人的认识存在差异,对于信息的需求也有所不同,从不同的角度出发,不同的信息对于不同的用户能体现出不同的价值。人们在收集信息前,也需要明确自身需要哪些信息,通过制定检查策略,确定检索方法、工具、途径后获取自身需要的信息。

③ 再生性。用户可以根据自身的需要对信息资源进行收集、整理、筛选、分析等。在这个过程中,信息资源的价值也得到了充分的体现。

④ 共享性。信息资源可以被人们利用、交流。虽然在一定的条件下,信息资源的创造者拥有其知识产权,但其他人也可以通过合理合法的方式获取。

⑤ 时效性。信息资源与信息类似,会随着时间的推移而发生变化或者老化、过时,具有一定的使用寿命,新的信息资源可在原来的基础上更新,产生新的使用价值。

1.1.3　知识

知识（knowledge）是人类长期实践经验的结晶,是人类通过信息对于自然界、人类社会以及思维方式与运动规律的认识,是人的大脑通过思维重新组合的系统化的信息集合体。

知识包括两方面的主要内容:一方面是人们认识世界的结构;另一方面是人们改造世界的方法。知识是认识论层次的信息,是经过加工的信息。

知识是信息被认识的部分,分为主观知识和客观知识。信息是经过人脑接收、选择、处理而形成并存在于人脑中的知识,从而成了主观知识。主观知识借助于语言符号,通过各种物质载体记录下来,就变成了可以进行存储、传递和共享的客观知识。

知识可按以下条件进行分类。

1. 按属性分类

知识按其属性进行分类,可以分为显性知识和隐性知识。

① 显性知识。显性知识是指可以通过文本化、规范化和系统化的语言进行记载和传播的知识。例如,图书、报纸、杂志、电子书等记载和传播的知识。

② 隐性知识。隐性知识是经过个人观察、分析、总结等所得到的认识,有其自身的特殊含

义,是主观的、基于长期经验积累的知识,如直觉、预感、思维模式和诀窍等。

2. 按心理学的角度分类

从认知心理的角度进行分类,知识可以分为以下 3 类。

① 陈述性知识。陈述性知识,或者称为描述性知识,是指个人具有有意识的提取线索而能直接加以回忆和陈述的知识。陈述性知识主要用来说明事物的性质、特征和状态,用于区别和辨别事物,如事实、概念、原则或者理论等。陈述性知识的获得是指新知识进入原有的命题网络,与原有知识形成联系。

② 程序性知识。程序性知识是个人无意识地提取线索,通过借助其他的作业方式间接推论其存在的知识。程序性知识可以是一套办事的操作步骤和过程,是解决“做什么”“怎么做”的知识。在学习程序性知识的第一个阶段,是行为程序以陈述性形式被学习到,新知识进入原有的命题网络,与原有知识形成联系。第二阶段,经过各种变式练习,使存储于命题网络中的陈述性知识转化为以产生式系统表征和存储的程序性知识。第三阶段,过程性知识依据线索被提取出来,在无意识控制或者通过渠道就能自主完成有关的活动步骤,是最熟练的阶段,更多的是体现在掌握某种技能。

③ 策略性知识。策略性知识是指学习者在学习情境中对任务的认识、对学习方法的选择和对学习过程的调控,由认知策略、元认知策略和资源管理策略构成。策略性知识作为一种特殊的程序性知识,也属于程序性知识的范畴,学习过程包括陈述性知识阶段、转化阶段和元认知阶段。其实质也是一套如何学习、记忆、思维的规则和程序,它控制着人的学习、记忆和思维活动。

3. 从实际操作的角度分类

从实际操作的角度进行分类,知识可以分为以下 4 类。

① 事实知识。事实知识是关于事务或者事实方面的知识,例如人体器官的构成、新型冠状病毒肺炎的临床表现、计算机中毒后会出现的症状等。

② 原理知识。原理知识是关于科学理论、自然规律和生命现象的知识,例如,物理、化学原理,生物学等方面的知识,万有引力定律、元素周期表,药物对疾病的作用机制,人类疾病诊断和治疗的内在规律等对生命现象的解释。

③ 技能知识。技能知识是关于做事的技巧和能力的知识,包括技术、技巧和诀窍等,例如,药物制剂的流程设计,医生对某些疑难病症的诊断或治疗的特效方法和技能,软件产品的开发设计与流程等。

④ 人际知识。人际知识是关于对人的了解和把握方面的知识,包括人力资源管理、对社会关系的认识和运用等,例如,如何开展有效沟通,如何打破交际僵局等。

1.1.4　数据、信息和知识的联系与区别

数据、信息和知识之间有着密切的相关性,数据是事物最原始的记录,是客观事物或对象的记录,它不能解释任何含义,但通过对数据与数据之间的关系进行解释、分析、总结,就能产生信息或

知识。

　　数据与信息之间的关系：数据是最原始的记录，它是构成信息的基础。信息可以说是对数据进行处理之后得到的有用数据。对数据进行整理、筛选、计算、处理之后，使得数据与数据之间建立了联系，形成了有意义、可以提供判断或解释的信息。

　　信息与知识之间的关系：知识是通过对信息进行提炼、分析、总结规律后形成的。信息不一定是知识，但是包含了知识。

　　从数据量规模的角度看，数据的规模最大，其次是信息，规模最小的是知识。从数据的价值角度而言，知识的价值最大，其次是信息和数据。

　　数据、信息与知识三者之间的关系如图 1-1 所示。

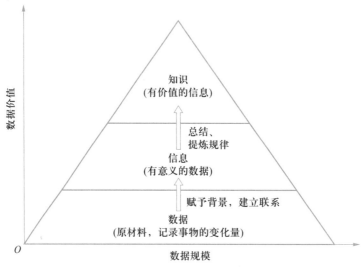

图 1-1　数据、信息、知识关系图

　　在现实生活中，"数据""信息""知识"三者之间有着紧密的联系。如在新型冠状病毒肺炎疫情暴发初期，临床医生对此次疫情并没有确切的评判，通过传统的"望、闻、问、切"诊断方式或各类检验、检查获取到了病人的数据（如体温、血常规报告、CT 图像、胸透图像等数据），医生根据自己的临床经验和知识储备，对病人的病状体征、检验和检查数据进行整理，建立联系，得到与病人病症病状的相关数据（信息）。在临床专家们对大量累积的临床数据、临床患者病例等情况进行综合分析、总结后，对病人做出了诊断。同时，也对新型冠状病毒肺炎疾病做出了定义，描述了新型冠状病毒肺炎的病因、诱发因素、症状、检测方法和诊断标准等（知识）。并且，国家卫健委于 2020 年 2 月 7 日决定将"新型冠状病毒感染的肺炎"暂时命名为"新型冠状病毒肺炎"，简称"新冠肺炎"，2 月 11 日，世界卫生组织（WHO）将其英文名称定为 Corona Virus Disease 2019（COVID-19）。这是数据、信息、知识发展的一个过程，在这个过程中，三者之间互相作用、相互联系。

1.2 医学信息

1.2.1 医学信息的概念

1. 医学信息的定义

从不同的角度出发,医学信息的概念有不同的定义,其中最具代表性的有以下几种。其一,从科技信息的宏观角度来定义,医学信息是科技信息的重要组成部分,是人们长期同疾病作斗争、保障健康、延年益寿的智慧结晶,可以分成专业医学信息和大众医学信息两类。其二,从信息表现形式角度来定义,医学信息主要由诊疗信息、医学数据信息、医学文字信息、医学语言信息、医学图像信息和医学标本信息组成,指通过观察、实验或借助于其他工具,对健康或疾病状态下人体生理或病理状态特征的认识及其反映,例如,人体脉搏、呼吸、温度以及疾病状态下的各种体征与症状、实验室检测数据等都是医学信息,甚至包括患者姓名、年龄等基本资料。其三,从信息应用角度来定义,医学信息可以分为疾病预测与监测信息、疾病诊断与治疗信息、医学研究与教学信息、医药研制与购销信息、医学图书编撰与出版信息和现代医学与医药管理信息。其四,从医药学领域角度来定义,医学信息是指以医学、医疗卫生、公众健康或以药学、药物为信息内容的应用领域的各种信息。

20世纪70年代,伴随信息科学在医疗卫生行业各个领域的应用和发展,产生了一门新的交叉学科——医学信息学。医学信息学是信息科学与医学、卫生保健学等科学的一门交叉学科,包括生物信息学、药物信息学、公共卫生信息学、医学图形信息学等。医学信息是信息的一部分,是面向医学领域的、专门化的、有针对性的一类信息。

2. 医学信息的分类

医学信息涉及医学科学和医疗服务的所有领域,内容广泛、专业性强、词汇丰富且复杂。从不同的角度对医学信息的分类也有所不同,如从信息的存在方式可将医学信息划分为人体内信息和人体外信息;从信息来源的角度可将医学信息划分为系统内部信息和系统外部信息;从应用领域的角度可以将医学信息划分为医学研究信息、临床医疗信息、医学市场信息、医学管理信息和公共卫生信息。

1.2.2 医学信息的特点

医学信息除了具备信息的依附性、可传递性、再生性、共享性等一般特点外,还具备以下特点。

1. 数据量大、专业性强

近年来,医学信息发展迅速,针对医学方面的信息也在不断扩充。再加上医学信息本身所包括的学科就比较广泛,包括基础医学信息、临床医学信息、医疗卫生保健信息、公共卫生信息等,专业性较强,因此出现了巨量的医学信息,而且数据类型、属性、表达方式较为复杂。

2. 资源多样、文种繁多

医学信息包括多种类型,除传统的医药科技文献,如图书、期刊、特种文献、缩微型资料、视听型资料、电子出版物和网络文献外,还包括书写型和电子型病历、诊断报告等。随着医院信息化的发展,各种医学信息变成了电子化的形式,如传统的胶片图像被数字图像代替,各种纸质报告可以通过短信、App 或微信小程序查看。另一方面。这些信息存在多种文种形式,除了中文的信息资源外,还包括如英文、德文、俄文、法文、日文、西班牙文等文种。

3. 学科交叉、内容分散

医学与其他众多学科纵横交叉融合,如 20 世纪 70 年代,伴随着信息科学在医疗卫生行业各个领域的应用和发展,产生了一门新的交叉学科——医学信息学,包括生物信息学、药物信息学、公共卫生信息学等。

4. 更新迅速、时效性短

当下医学和信息技术飞速发展,也是促使医学信息不断更新迭代的重要因素。半衰期也是体现知识更新和学科发展的重要指标。医学信息不仅数据量大而且半衰期短。据报道,医学文献的平均半衰期为 3~7.7 年,小于其他学科文献的半衰期,因此凸显了医学信息的时效性。尤其随着现代医学模式的转变,如何及时、准确把握专业医学领域信息成为医学科研人员、决策管理人员面临的重要问题。

1.2.3　医学信息的作用

1. 促进医院科学管理

医学信息是医院系统管理的基础。医院管理的 4 个要素分别是“人、财、物、知识”,这 4 个要素,既独立存在,又相互联系。因此,要保证医院的正常运行,离不开信息的支持,借助于医学信息的沟通,保证科学地制订计划、组织和协调。同时,在医院运行管理过程中产生的大量数据,也能为医院管理人员做出科学化决策提供保障。

2. 促进医学科技创新

医学信息为医学科技创新提供重要的数据支撑。医学数据库、期刊、电子书籍等先进的信息服务载体为信息传播提供了更加方便的渠道,在满足人们对医学科学发展的信息需求的同时,能够时刻关注医学各个领域的最新研究进展和发展前景,为医学研究提供了参考和突破口,从而促进了医学科技的创新。

3. 促进医疗科研的发展

医学信息为医疗科研工作者提供全方位的服务。医疗科研工作离不开医学信息的支持,并且要保证信息的针对性、实用性和时效性,从大量的信息资源中筛选、归纳、整理出翔实可靠的信息作为科研的依据,并挖掘其中存在的价值。

1.2.4　医学信息的标准与标准化

1. 医学信息标准

医学信息标准是指医学事务处理过程中,如信息采集、传输、交换和利用时所采用的统一的规则、概念、名词、术语、代码和技术。广义的医学信息标准包括处理医学信息的各种标准,如信息技术标准、信息安全标准、信息流程标准、硬件的参数标准、接口标准、管理标准等。狭义的医学信息标准即医学信息表达的标准,如医学信息概念、名词、术语、代码等标准。根据医学信息标准的功能与用途,可以将医学信息标准分为以下三大类别。

(1) 框架标准(framework standard)

信息框架就是将信息的不同成分进行有序排列。国家级医学信息的框架标准是医学信息重要的基础框架,其他的医学信息框架则是领域框架。框架标准包括方向、原则、结构、域、承接关系模型、概念模型、主题域、类、属性、关系与数据类型、元数据规范等。国家级医学信息的框架标准是在国家层面上,将所有需要收集、存储和发布的医学信息,在概念上分解为具有隶属关系的"条块"结构。

(2) 基础标准(fundamental standard)

基础标准是实现功能互通性的特定标准,如交换标准、业务流程标准、功能规范、网络标准、IC 卡标准、安全标准等。

(3) 操作标准(operational standard)

支持医学事务处理、国际(国家)统一的信息表达与信息分类的标准,通常与统计数据和卫生机构的各种直接信息紧密关联,如术语标准、代码标准和统计分类标准等。

2. 医学信息标准化

医学信息标准化是指围绕医学信息技术的开发、信息产品的研制和信息系统建设、运行与管理而开展的一系列标准化工作。医学信息标准化活动是在一定范围内,对医学信息的表达、采集、传输、交换和利用等内容,通过标准的制定、发布和实施,达到规范统一,有利于对医学信息进行准确、高效、科学的处理。

医学信息标准化在一定范围内使人们能够共同使用统一的对医学信息相关的描述或表达,同时,还涉及整个信息处理的过程,包括信息传递与通信、数据流程、信息处理技术与方法、信息处理设备等,如患者的标识符(Patient Identifier,PID),医学数字成像和通信(Digital Imaging and Communications in Medicine,DICOM)。

根据医学信息标准和标准化的定义,可以将医学信息标准大致分为以下三类:

① 信息表达标准:信息标准化的基础,包括命名、分类、编码等。

② 信息交换标准:解决信息传输与共享问题,如 HL7、DICOM 标准。

③ 信息处理与流程标准:信息技术方面的标准,用来规定不同系统之间、部门之间或者企业

之间等信息共享的标准。

信息的分类和编码、医学术语和医学专业词汇的汇编以及医学信息硬件和软件的标准化是构成医学信息标准化的基础。因此,医学信息标准化有以下特点。

(1) 完整性与唯一性

在标准化的过程中,不管是一个或是一组客体,都应该有且仅有一个确定的代码与之对应,不能重复出现,否则就会出现信息错乱的现象。

(2) 科学性

要完成某一客体的分类编码,往往也依赖于对该客体的本质的认识,也是人类长期观察、研究、实践活动的总结。

(3) 权威性

信息标准需要由具有行政管理权威的部门制定和颁布,并且要求在一定的范围内强制执行。例如,涉及卫生医疗方面的信息标准化,一般由国家卫生健康委员会、世界卫生组织制定。

(4) 实用性

制定标准的最终目的是应用于实践,因此要掌握好科学与应用之间的关系,要调整好该标准可能在不同用户之间存在矛盾的问题,也要能够合理实现现实环境应用于远景发展的需求。

(5) 可扩展性与可维护性

标准制定后不是一成不变的,要根据客观情况的变化进行调整、修改或补充,否则该标准就会因其落后、实用性不强而无法推广使用。

标准化是构筑全球信息社会的基石,是信息化建设的基础,只有实现标准化才能做到信息共享,真正实现信息化。医学信息标准化的意义主要体现在以下几点。

① 医学信息标准是卫生标准的重要组成部分,是国家的一项重要的技术标准;医学信息的标准化是卫生信息化的一个重要组成部分,是进行预防性和经常性卫生行政、卫生执法和卫生监督的重要依据。

② 标准化是医学信息互联开放的基本保证,是医学信息化建设的重要基础,有利于系统内部以及与其他系统之间的信息交流,促进医学信息资源的共享和完善。

③ 医学信息标准化水平反映管理水平。医学信息系统数据标准统一,可实现各个医院信息系统之间,或医院信息系统与卫生行政部门、政府部门等系统之间快速、及时地交换信息,公共卫生信息可在网络上有效交流与应用,卫生管理部门能快速、及时地获取完整的信息,并应用于管理。

3. 国际医学信息标准

(1) SNOMED CT(the Systematized Nomenclature of Medicine—Clinical Terms,医学系统命名法——临床术语)

1974 年形成了第一版 SNOMED,包含解剖学、形态学、症状及疾病体症等,共 6 个模块。1998年,修订到了第 3.5 版,共 12 个模块。2002 年 1 月,SNOMED RT(SNOMED Reference Terminology,医学系统命名法——参考术语集)与英国国家卫生服务部(National Health Service,NHS)的临床术语(Clinical Terms,又称为 Read Codes)进行合并,并且通过互相的扩充和重组结构后,形成了SNOMED CT。SNOMED CT 成为当前国际上应用最为广泛且全面的一种临床医学术语标准,收录超过 344 000 个概念,涵盖了包括疾病、微生物、药物、操作等方面的临床信息。SNOMED CT 采用了基于描述逻辑的形式化语言来定义和描述各类医学概念,以及各个概念之间的链接或关系。这些概念及关系可以确保能够在整个卫生体系范围内对卫生信息加以协调一致,准确无误而又安全可靠地采集和保存。SNOMED CT 的每一个术语均有一个编码与之对应,在疾病/诊断轴内,很多疾病概念还提供了其他术语的交叉参照关系。

(2) DRG(Diagnosis Related Groups,诊断相关分组)

DRG 是专门用于医疗保险预付款制度的分类编码标准。DRG 根据病人的年龄、性别、住院天数、临床诊断、病症、手术、严重程度、合并症与并发症以及转归等因素将病人分到诊断相关组。通过分级上的科学测算,给予定额预付款。DRG 付费制度是医疗保险机构就病种付费标准跟医院达成协议,医院在收治参加医疗保险的病人时,医疗保险机构就该病种的预付费标准向医院支付费用,超出部分由医院承担的一种制度。因此,DRG 不仅对医疗保险改革提供了重要的数据库,同时,为进一步全面掌握医院的住院消耗实况提供可实用的措施,也为研究制定控制医疗过度服务的方法奠定基础。DGR 能够根据病人的不同病种、不同病情、不同医疗需求、不同治疗等确定不同的医疗出产量,能反映出病种诊断和病情以及医疗服务中所投入的医疗资源和医疗技术。这种付费方式既兼顾了病人、医院、医保等各个方面的利益,在控制费用、保证质量的同时,也提高了医院的管理水平。这种方式通过统一的疾病诊断分类的定额支付标准的制定,达到医院资源利用标准化。

(3) LOINC(Logical Observation Identifiers Names and Codes,观测指标标识符逻辑命名与编码系统)

LOINC 也称观测指标标识符逻辑命名与编码系统,最初由 Regenstrief 研究院发起,现仍与 LOINC 委员会协作,对 LOINC 数据库及其支持文档和 RELMA 映射程序进行开发、编制和维护工作。LOINC 是一种临床检查编码系统,主要用来辨识检验(laboratory test)和临床观察(clinical observation)结果的国际标准,用于标识实验室及临床观测指标。LOINC 数据库旨在促进临床观测指标结果的交换与汇集,使其更好地服务于临床医疗护理、患者结局管理以及科学研究工作。其中 LOINC 术语涉及用于临床医疗护理、医疗管理和临床研究等目的的各种临床观测指标,如血红蛋白、血清钾、各种生命体征等。

LOINC 数据库实验室部分所收录的术语涵盖了化学、血液学、血清学、微生物学(包括寄生虫学和病毒学)以及毒理学等常见类别或领域;还有与药物相关的检测指标,以及在全血细胞计数或脑脊髓液细胞计数中的细胞计数指标等类别的术语。LOINC 数据库临床部分的术语则包括生命体征、血流动力学、液体的摄入与排出、心电图、产科超声、心脏回波、泌尿道成像、胃镜检查、呼吸机管理、精选调查问卷及其他领域的多类临床观测指标。

(4) ICD-11

ICD(International Classification of Diseases,国际疾病分类)由世界卫生组织编写并由世界卫生组织疾病分类合作中心负责修订、推广。ICD 是根据疾病的某些特征(主要包括病因、部位、病理、临床表现),按照规则对疾病进行分门别类,并且通过编码的方式来进行表示的系统。截至目前,世界卫生组织对 ICD 进行了第十一次修订,于 2018 年 6 月 18 日发布《国际疾病分类第十一次修订本(ICD-11)》,共收录了 55 000 个编码,远多于 ICD-10 的 14 400 个。中国国家卫生健康委员会组织编译后,形成了 ICD-11 中文版,并要求各级各类医疗机构在 2019 年 3 月 1 日起全面使用。ICD 是医院信息系统(HIS)的重要组成部分,它集医学和分类规则于一身,是将最初的原始医学资料加工成为信息的重要工具。ICD 编码的正确与否直接影响医院医疗信息数据的准确性和可比性,甚至影响病案的检索和分析研究利用。

2019 年 5 月 25 日,在瑞士日内瓦召开的第 72 届世界卫生大会审议通过了《国际疾病分类第十一次修订本(ICD-11)》,首次将起源于中医药的传统医学纳入其中,这是中国政府和中医专家历经十余年持续努力取得的宝贵成果。新纳入的中医相关信息将会在 2022 年世界卫生组织成员国实施,这就意味着中医在全球范围将会成为主流疗法,而不再仅仅是作为手术、放疗等补充替代疗法。中医进入"国际标准"体系也标志着以世界卫生组织为代表的整个国际公共卫生系统对包括中医药以及来源于中医药的这部分传统医学价值的认可,同时也是对中医药在中国、在国际上应用越来越多这一现实的认可。

(5) UMLS(Unified Medical Language System,一体化医学语言系统)

UMLS 通过规范医学用语和建立概念的上位与下位及相关关系,解决了不同的人或者在不同的数据库中可能存在的不一样的表示方式,以及因数据库分散造成的检索不完整的问题。目前,UMLS 已经被应用于电子病历、生物医学文献分类、临床基础、卫生服务等研究领域,并促进了医院不同系统之间的通信交流,为生物医学文献系统提供了解析作用。同样,UMLS 是计算机化的情报检索语言集成系统,其汉化后也对我国的医学事业发展产生了深远的影响。它不仅是语言翻译、自然语言处理及语言规范化的工具,而且是实现跨数据库检索的词汇转换系统,它可以帮助用户在线连接情报源,包括计算机化的病案记录、书目数据库、事实数据库以及专家系统,对其中的电子式生物医学情报进行一体化检索。

UMLS 包括 4 个部分:超级叙词表、语义网络、情报源图谱和专家词典。其中超级叙词表是生物医学概念、术语、词汇及其含义、等级范畴的广泛集成。1997 年,第 8 版的超级叙词表收录了来源于 30 多种生物医学词表和分类表能表达的 33 万多个概念的 739 439 个词汇,词汇量达到空前规模。而语义网络则是为建立概念术语间相互错综复杂关系而设计的,是为超级叙词表中的所有概念提供语义类型及相互关系结构的工具。

(6) IHE(Integrating the Healthcare Enterprise,医疗健康信息集成规范)

IHE 技术框架是基于现有成熟的标准制定的一套集成方案,通过规范 DICOM、HL7 等标准的实现方式来促进医院信息系统的工作流集成,为不同系统的无缝集成提供指导。IHE 以其强大的互操作性和集成性对医学信息行业信息化建设起着至关重要的作用。

(7) HL7(Health Level Seven,卫生信息交换标准)

HL7 是一种标准化的卫生信息传输协议,是应用于医疗领域不同系统之间电子传输的协议。通过设计各个应用软件之间接口的标准格式,使得各个医疗机构之间,医疗机构与病人、医疗事业行政单位、保险单位及其他单位之间,在异构信息系统之间能够实现数据交换。

我国于 2000 年加入了 HL7 组织,并开始了 HL7 标准的推广和本地化研究工作。经过多年的研究与发展,HL7 标准逐渐被大家认识并应用,加入推广和本地化研究工作的人也越来越多。HL7 标准基于信息机制进行数据交换,在技术层面不需要进行本地化,本地化的工作主要存在于信息内容的定义和信息内容的编码上。其目标是在不同的计算机应用程序之间实施公用的接口,使那些在医疗应用系统中交换的某些关键数据集合的格式和协议标准化。

（8）DICOM（Digital Imaging and Communication in Medicine，医学数字成像和通信）

DICOM 是医学图像及其相关信息的通信标准。建立此标准的目的是推动开放式的医疗数字影像的传输与交换，促使影像存储与传输系统（PACS）的发展与各种医院信息系统的结合，允许所产生的诊断资料库能广泛地经由不同地方的设备来访问。

4. 我国医学信息标准

目前，我国卫生行政管理部门、医疗卫生服务机构已经全面应用现代化信息技术，然而信息化建设的领域较为广泛，涉及的内容繁杂，为促进其健康、有序、良性发展，就必须建立统一的标准。因此，医学信息标准化工作也是一项紧迫、重要和长期的工作，也是提高我国医疗卫生工作水平、实现医学信息化的关键。经过不断的探索，我国已经初步建立了卫生信息标准的业务体系和组织管理体系。

我国原卫生部于 1997 年印发公布了《医院信息系统软件基本功能规范》，制定此规范的主要目的在于为卫生部信息化工作领导小组评审医院信息系统提供一个基本的依据，也为各级医院进行信息化建设提供了指导意见，成为各级医院信息化建设程度的基本标准。但随着计算机网络技术的飞速发展以及医改政策的实施和医疗模式的转变，原来的《医院信息系统软件基本功能规范》已经不能适应当前形势的需要。2001 年 3 月，原卫生部信息化工作领导小组办公室组织卫生信息化主管人员、医院信息化主管人员、工程技术人员以及临床医生共同组成了专家组，着手修订《医院信息系统软件基本功能规范》。结合国际医院信息化的发展趋势和我国医院信息化发展的现状和需求，经过反复的讨论、论证后，形成了新的《医院信息系统基本功能规范》（2002 年修订版）。新修订的《医院信息系统软件基本功能规范》突出了标准化在医院信息化建设中的重要地位，增加了外部接口的部分，加强了法制意识。同时，还根据医院以病人为中心的服务宗旨，增加了由医生工作站、护士工作站等组成的临床信息系统部分。

此外，相关标准还有全国卫生系统医疗器械仪器设备分类与代码、化学药品分类与代码、全国医疗服务价格项目规范、卫生信息数据元目录及值域代码、卫生信息共享文档规范、区域卫生信息平台和医院信息平台技术规范、居民健康档案和电子病历基本数据集等。

1.3 信息系统与医学信息系统

为适应信息化的发展，培养素质全面、创新型的综合型人才，高校将计算机技术、信息科学与医学相互融合，开设了一门新的学科——医学信息学，而医学信息系统则是其中重要的分支。21 世纪是一个高度信息化的世纪，随着信息技术的迅速发展，信息化、数字化已经进入了各行各业和人们生活中的许多方面，医药卫生也不知不觉地进入了数字化和信息化时代。人们不仅可以看到 CT、MRI、彩超等大型的数字化医疗设备在医院中广泛使用，还可以看到从单机到计算机网络的各种医疗收费系统、管理系统和医疗信息处理系统等正在普及。因此，正确理解医学信息系统在医学中的意义，才能适应信息技术快速发展的需要，跟上世界发展的潮流，不断创新，提高医疗卫生工作效率和管理水平，提高医疗卫生的科研、技术水平。

1.3.1　信息系统

1. 信息系统的概念

信息系统是指由计算机硬件、网络和通信设备、计算机软件、信息资源、信息用户和规章制度组成的以处理信息流为目的的人机一体化系统。可由信息源、信息处理器、信息用户、信息存储器、信息管理者和传输通道组成，其中信息管理者起着主导作用。信息系统功能是把信息从一个地方传输到另外一个地方，包括数据采集、数据传输、数据处理、数据存储、数据输出等，通过信息的广泛交流和使用，进而为行动提供管理、决策信息。

信息系统在计算机和网络广泛应用后得到了飞速的发展，信息处理能力得到了很大程度的提高，支持着人类社会生产活动的日常作业、管理和决策等。信息系统结合最新的计算机技术和现代化通信技术，经过不断地发展，逐渐形成了独立的理论和技术体系，其应用范围也深入到社会生活的各个领域，成为人类社会生活、工作中重要的一部分。

信息系统是人类在生产活动中进行信息交流的过程中产生的，是与信息加工、信息传递、信息存储以及信息利用等有关的系统。信息系统可以不涉及计算机等现代技术，甚至可以是纯人工的。然而，现代通信与计算机技术的发展，使信息系统的处理能力得到很大的提高。现在各种信息系统中已经离不开现代通信与计算机技术，因此现在所说的信息系统一般均指人、机共存的系统，即信息系统是以提供信息服务为主要目的的数据密集型、人机交互的计算机应用系统。

2. 信息系统的类型

按信息处理的对象进行划分，可以把信息系统分为数据处理系统、管理信息系统、决策支持系统和办公自动化系统。

（1）数据处理系统（Data Processing System，DPS）

数据处理系统是由设备、方法、过程以及人共同组成并完成特定的数据处理功能的系统。它包括对数据进行收集、存储、传输或转换等过程，如数据的识别、复制、比较、分类、压缩、变形及计算活动等。

（2）管理信息系统（Management Information System，MIS）

管理信息系统是收集、存储和分析信息，并向组织中的管理人员提供有用信息的系统。它是部门的管理工具，重点是管理方法和技术的应用，提高信息处理的速度和质量，从而提高管理的效率和能力。管理信息系统的基本特征是具有协助各级管理者的一个信息中心，具有结构化的信息组织和信息流动，可以按职能统一集中电子数据处理作业，通常拥有数据库，具有较强的询问和报告生成能力。管理信息系统是在切实了解客观系统中信息处理的全面实际状况的基础上，合理地改善信息处理的组织方式与技术手段，以达到提高信息处理的效率，提升管理水平的目的。

（3）决策支持系统（Decision Support System，DSS）

决策支持系统是把数据处理的功能和各种模型等决策工具结合起来，以帮助决策的计算机信息处理系统。例如临床决策支持系统，包括知识库、推理机和人机交流接口部分，可以帮助医务工作者深入分析病历资料,从而帮助其做出最恰当的诊疗决策。因此,临床决策支持系统能评估和提高医疗质量,减少医疗差错,从而控制医疗费用的支出。它能够在复杂的迅速变化的外部环境中,给各级管理人员或决策者提供有关的信息资料,并协助决策者制定和分析决策。其基本特征是能够协助管理者或决策者,特别是协助高层管理者制定决策;系统的重点在于易变性、适应性以及快速的响应和回答。决策支持系统面对的是决策过程,它的核心部分是模型体系的建立,它提供了方便用户使用的接口。广泛地建立和应用决策支持系统,将极大地提高决策的科学水平。

(4) 办公自动化系统(Office Automation System,OAS)

办公自动化系统是由计算机、办公自动化软件、通信网络、工作站等设备组成,使办公过程实现自动化的系统。计算机是整个系统的核心,包括硬件设备、操作系统、数据库和网络软件等。办公自动化软件具有办公、信息管理以及决策支持等功能,因此可以说,办公自动化系统是数据处理系统、管理信息系统和决策支持系统的综合应用。其主要作用是代替办公人员传统的部分手动或重复性的操作,优质且高效地处理办公事务和业务信息,提高工作效率和质量。通信网络可采用局域网或其他网络,以适用于不同部门、不同区域的需要。一个比较完整的办公自动化系统含有信息采集、信息加工、信息传输和信息保存 4 个基本环节,其核心任务是向各层次的办公人员提供所需的信息,所以该系统综合体现了人、机、信息资源三者之间的关系。

1.3.2 医学信息系统

1. 概述

医学信息系统与其他工业系统有很大的不同。广义的医学信息系统是涵盖整个与医疗、卫生有关的信息加工、传递、存储以及利用等相关的信息系统,包括公共卫生信息系统、医疗服务信息系统和卫生管理信息系统,如图 1-2 所示。狭义的医学信息系统一般是指包含管理信息系统、临床信息系统、实验室信息系统、医学影像系统和远程医疗、病床监护等子系统的医院信息系统。

2. 医学信息系统的特点

(1) 高速实时传输

一个高度信息化的医院,在正常运行期间,离不开医学信息系统。从行政管理,到财务管理、物资管理、药房药库管理以及各个临床部门等,各个部门、各个系统之间互相协作配合,为确保医院工作效率和服务效能,医学信息系统就必须保证各个环节之间的数据能够实现高速实时传输,且不能出现丢包、高延时等现象,这样才能使得医院各项工作流程正常运行。

(2) 大容量高速存储

医学信息系统在运行期间每天会产生大量的数据,这些数据对医院管理、临床决策起到了重要作用。如电子病历系统,因电子病历信息数据类型多且复杂,集中存储了病人的各项诊疗数据,因此对存储量、调阅速度要求非常高。

(3) 标准化程度高,信息充分共享

随着医学信息化的普及,现阶段医院各个部门逐步使用信息系统代替原来的手工管理模式。

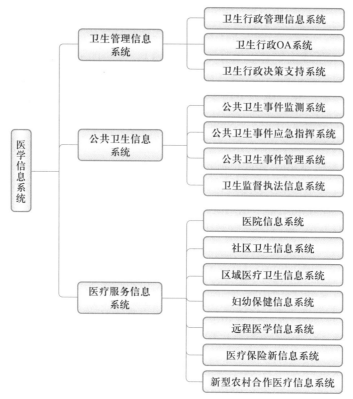

图 1-2　医学信息系统组成

但医院是一个整体,各个部门之间互相协同、默契配合才能完成工作流程,给患者提供优质的服务。因此,要求各个信息系统必须满足当下规定的一些标准、规范和政策法规,使得各个系统之间能够建立联系,实现互相通信、信息共享。

(4) 安全性能高,私密性强

医学信息系统中不仅包括个人、家庭的基本隐私信息,如姓名、性别、身份证号、联系电话、地址等信息,还包括患者在医院的诊疗信息,且诊疗信息具有法律意义。因此,对医学信息系统的安全要求特别高。

3. 医学信息系统的意义

(1) 完善公共卫生环境

医学信息系统的建设与应用,事关解决公共卫生事件应急指挥和预防治疗、计划生育、优生优育等关系国计民生的大事。医疗服务信息化是以患者信息为中心的信息化,其内容包括病人症状、检查结果、检验结果、医生诊断和治疗计划等相关信息。而公共卫生所关注的是整体人群的信息、人群健康状态变化、健康相关行为、健康影响因素,以及措施干预效果等信息,需要研究的是如何发现影响健康的危害因素以及居民行为对健康的影响等问题。随着卫生信息工作的发展,公共卫生与医疗服务二者之间的联系越来越紧密。

(2) 提升医疗服务整体水平

一方面提高医院的管理水平,优化工作流程,实现医院工作人员高效化、部门之间协作关系简单化、科室收益透明化、诊疗信息电子化,使得医院服务过程更加高效、有序、规范。另一方面,解决了患者看病花费时间长、流程烦琐等问题。医学信息系统给医院和患者提供了全新的诊疗环境和更加完善的医疗服务。

(3)促进教学、科研发展

医学信息系统中产生的临床、财务、行政等方面的数据能够更完整、更直接、更有效地提供给教学、科研团队进行教学和科学研究,为促进教学、科研的发展提供了基本支撑。

(4)完善医疗服务体系

目前的医疗卫生服务体系呈现出了碎片化的问题,如公共卫生机构、医疗机构之间的分工协作机制不够健全,数据缺乏联通共享。各级各类医疗卫生机构合作不够、协同性不强,导致难以有效地处理各种慢性疾病健康与管理问题。医学信息系统的建设,逐步实现了医疗信息化,使得医疗信息共享成为可能,促使医疗服务体系逐渐完善。

4. 医疗卫生信息化的挑战

2021 年,国务院办公厅印发了《关于深化医药卫生体制改革 2021 年重点工作任务的通知》,其中的第十六条提到"推进全民健康信息化建设",要求"制定全国医疗卫生健康信息互通共享实施方案,破除信息壁垒,促进数据共享互认。加强智慧医院建设,推动人工智能、第五代移动通信(5G)等信息技术应用。"第十七条提出"深入推进'互联网 + 医疗健康'。"这一方面要求充分利用现代信息化技术加快医疗信息化的建设,实现医疗信息化数据共享。这对于医疗机构以及医疗信息化开发者来说,是一个新的难题和挑战。另一方面,也对全民的信息素养提出了要求,要更好、更快地适应信息化的发展,会用、用好信息化改革带来的产物。对于当代医学生而言,不仅要加强医学专业知识和技能的学习,掌握计算机的基本操作,同时也要不断提升自身的信息素养,掌握获取、处理医学数据、信息、知识的基本方法,熟练掌握医学信息系统的业务流程和操作技能。

【课后习题】

扫描二维码,查看本章课后习题。

课后习题

第 2 章　信息素养与医学信息素养

2.1　信息素养

随着信息技术的飞速发展,面对各种海量信息,人们需要具备足够的获取、识别和有效利用信息的能力,这就需要不断培养和提高一种新的素养,即信息素养。信息素养的教育和培训越来越受到各国的重视,从小学到大学的教育目标和评价体系都开始增加信息素养的相关内容,信息素养已成为评价人才综合素质的重要指标。

2.1.1　信息素养的定义

信息素养,也称为信息素质,最早在 1974 年被提出时的定义为“使用大量信息工具和主要信息资源来解决问题的技术和技能”。然而,这一时期对信息素养的定义大多强调信息获取、信息定位和信息利用的技能。

20 世纪 80 年代,信息素养的内涵进一步拓展和丰富,不仅包括信息技术和技能,还包括个人对待信息的态度(如信息意识)、信息的确定和使用、信息价值的评估和判断、信息的合理使用。1989 年,人们重新概括了信息素养的含义:“具有信息素养的人能够充分认识到何时需要信息,并能够有效地检索、评估和利用所需的信息”。20 世纪 90 年代以后,信息素养的概念得到了进一步完善,并逐渐与终身学习能力联系起来。

2015 年 2 月,信息素养被重新定义为:信息素养是对信息的反思性探索,是对信息如何产生和评价的理解,以及利用信息创造新知识和合理参与学习团体(社区)的一系列综合能力。

在信息时代,互联网已成为人们获取和使用信息的主要方式。然而,人们往往会发现,在获取信息的过程中,有效的、可利用的资源极少,各种无用的信息干扰极其严重,许多信息充斥着铺天盖地的广告,并且它们是不准确的、片面的。如果想要判断这些信息的真实性、准确性和完整性,则需要较高的批判性思维能力。批判性思维是指人们对自己的思维过程持批判性态度,保持开放、反思和进步,认识到自己思维的局限性,以公平公正的态度做出最终结论。信息是判断的基础。具有批判性思维能力的人应该能识别信息真实性和发现可靠信息。信息素养要求对所需信息和信息来源进行评估,包括通过分析信息的清晰性、正确性、准确性、相关性、重要性和道德合法性等,并最终形成指导行动的判断。批判性思维能帮助人们实现这个目标,也就是说,通过批判性思维,人们可以确定为什么需要信息,需要什么样的信息,所需信息来自何处,以及如何有效地收集和利用这些信息来完成具体的任务。

只有具备真正的信息素养,人们才能独立思考如何解决问题,并最终完成具体任务。当人们与各种信息进行互动,需要筛选所需信息的时候,批判性思维将有助于做出合理和正确的决策。

2.1.2 信息素养的内涵

根据当前公认的观点,信息素养的内涵一般包括信息意识、信息知识、信息能力和信息社会责任4个方面。

1. 信息意识

信息意识是指个体对信息的敏感度和对信息价值的判断力。具备信息意识的人,能了解信息及信息素养在现代社会中的作用与价值,主动地寻求恰当的方式捕获、提取和分析信息,以有效的方法和手段判断信息的可靠性、真实性、准确性和目的性,对信息可能产生的影响进行预期分析,自觉地充分利用信息解决生活、学习和工作中的实际问题,具有团队协作精神,善于与他人合作、共享信息,实现信息的更大价值。

信息意识是人们在信息社会必备的概念和意识,包括信息主体意识、信息获取意识、信息传播意识、信息守法意识和信息创新意识,这主要体现在对信息价值的自觉理解和敏锐的判断分析方面。信息意识的强弱还体现为:是否认识到信息的价值,是否有信息需求的欲望,是否对信息现象敏感,是否能够使用信息。能否自觉培养和不断提高信息意识,能否深刻认识到系统性的、及时的、正确的信息是学习、研究和科研决策的基础,决定着人们获取、判断和使用信息的自觉程度。信息意识是信息素养的前提。

2. 信息知识

信息知识是指与信息活动有关的一切基本理论、知识和方法。信息知识是对信息的一种态度。它是关于信息的特征和类型、信息交流与传播的基本规律和方法、信息的功能和作用、信息检索等方面的知识。只有具备一定信息知识的人,才能有效地收集和利用信息,激活原有的学科和专业知识,使文化知识和专业知识发挥更大的作用。信息知识是信息素养的基础。

3. 信息能力

信息能力是指人们有效利用信息服务和信息资源获取信息、处理信息和创新信息的能力,包括信息工具使用能力、基本信息能力、利用信息解决问题的能力和信息沟通能力。其中,医学生的信息工具使用能力是指利用常用书目数据库、全文数据库、循证医学数据库、药学相关数据库和其他生物医学常用数据库,以及常用的有价值的生物医学专业网站的检索能力;基本信息能力包括收集、分析、处理和显示信息的能力,熟悉现代文献检索技术,能够根据自己的需要从网络上选择和获取信息;利用信息解决问题的能力主要包括综合利用信息、创新信息和解决实际问题的能力;核心是形成终身学习能力和知识创新能力;信息沟通能力是指在传递信息的过程中掌握沟通渠道和方法,通过各种渠道向他人传递新信息,与他人沟通和共享,促进更多新知识和新信息的产生的能力。信息能力强的人能够从大量无序的信息中识别出自己需要的信息,快速有效地获取和使用信息,创造新的信息。信息能力是信息素养的核心内容和重要组成部分。

4. 信息社会责任

信息社会是指随着信息科技的发展和应用,人类迈入的新型技术社会形态。信息社会责任是指在信息社会中,个体在文化修养、道德规范和行为自律等方面应尽的责任。具备信息社会责任的人,在现实世界和虚拟空间中都能遵守相关法律法规,信守信息社会的道德与伦理准则;具备较强的信息安全意识与防护能力,能有效维护信息活动中个人、他人的合法权益和公共信息安全;关注信息技术创新所带来的社会问题,对信息技术创新所产生的新观念和新事物,具有积极学习的态度,能从社会发展、职业发展的视角进行理性的判断和负责任行动的能力。

在信息社会中,虚拟空间与现实空间并存,人们在虚拟实践、交往的基础上,发展出了新型的社会经济形态、生活方式以及行为关系。信息社会中的法律法规、人与人交往的伦理道德准则涉及网络礼仪、交往中的尊重原则,己所不欲、勿施于人的原则等都是信息社会的责任制度,每个信息社会成员都需要明确其身上的信息社会责任,树立良好的信息社会责任意识,发展信息社会责任能力,养成良好的信息社会责任习惯,理解信息社会制度,最终形成信息社会责任文化。

信息素养的 4 个方面是统一的整体,密不可分。学校应开展信息素养相关培训,利用线上、线下方式不断拓展教育内容,开展多种形式的信息素养教育活动,帮助教师和学生不断提高利用信息和信息技术进行学习、研究和工作的能力。

2.2　医学信息素养

在医学教育领域,早在 1985 年有关研究表明,计算机和医学信息检索系统的应用将在医学实践中产生根本和重要的变革,信息素养应该成为未来医生医疗实践中的一项必备技能,它强调了信息素养在医学领域的重要性。

2.2.1　医学信息素养概述

21 世纪以来,医学与生命科学已成为科技领域发展进步最迅速的学科。医学科技的日新月异,伴随而来的是医学文献信息的急剧增长。医学知识"老化"进程和更新周期不断加快,信息技术在医学领域日趋广泛应用,临床医疗和医学相关科研工作信息化程度越来越高,未来医生及研究人员面临着不断扩大的工作领域和日益复杂的临床诊疗和科研等工作。以医学信息获取、评价和利用等处理能力为核心的信息素养是今后医学人才综合素养的核心,信息素养作为一种获取、评价和利用信息资源解决问题的能力,也是今后临床医疗及医学相关科研工作的必要条件和必备素质。对于医学生与医务工作者而言,医学信息素养不仅包括平时必须具备的关于信息方面的一般观念、意识、知识与技能,还包括在从事医疗工作中所具备的信息处理技能,对信息进行筛选、鉴别和利用的能力,以及进行医学科学研究中所应具备的获取、分析、利用和创造信息的综合能力。

2001 年,国际医学教育专门委员会发布了《全球医学教育最低基本要求》文件,为各国在医学教育标准方面的互认搭建了一个国际性平台。"最低基本要求"从医学教育过程和教育结果的角度,对世界各地医学院校培养的医学生提出了基本要求,也涵盖了对医学生信息素养能力的具体要求,它包括 7 个宏观的教学结果和能力领域:① 职业价值、态度、行为和道德;② 医学基础知识;③ 沟通技能;④ 临床技能;⑤ 群体健康和卫生系统;⑥ 信息管理;⑦ 批判性思维和研究。其中,以信息管理为代表的信息素养是一个重要的组成部分。

2.2.2　医学信息素养的内涵

医学信息素养内涵丰富,主要包括以下几个方面。

(1) 在信息意识方面,医学生应具有良好的信息意识,积极认识和重视信息和信息技术在临床医学、科学研究和管理中的重要作用,养成良好的信息习惯,善于捕捉、分析、利用信息,判断和吸收医学领域的信息知识,具备对医学信息的敏感性和洞察力。

(2) 在信息知识方面,医学生应掌握的一般包括:

① 医学信息基础知识,包括信息的概念、内涵和特点,医学信息源知识(即不同信息源的特点和适用性),如医学文献数据库、教材、参考文献、专家诊断系统、网络医学资源、医学信息检索工具知识、医学数据库(如电子病历)知识等。

② 现代信息技术知识,包括信息技术的原理、功能、发展及其在医学领域的应用,以及医疗和科学研究中涉及的信息技术知识(如医院信息系统、电子病历、现代医学技术知识)等。

(3) 在信息能力方面,医学生应掌握的包括:

① 使用常用信息工具和信息技术的能力:包括能够使用文字处理工具、浏览器、搜索引擎、电子邮件等,能够利用相关信息和通信技术解决医学和科学研究问题。

② 信息获取和识别能力:医学生可以根据自己的需要确定合适的信息源,掌握信息检索的常用方法和技巧,并使用多种方式从信息源中提取自己需要的有用信息。

③ 信息处理能力:医学生能够从特定目的和需求的角度,结合医学专业知识,对获取的信息进行分类、识别、筛选和重组,并以适当的方式进行存储。

④ 创造和传递新信息的能力:医学生能够根据获取和整理的信息,形成新的医学信息知识体系,使之应用于医疗和科研,并与同学、同行、教师和患者进行有效沟通和交流的能力。

⑤ 信息素养和终身学习能力:医学生应当终身不断学习,关注专业领域的前沿进展。

(4) 在信息社会责任方面,医学生应掌握的主要包括:

① 了解与信息相关的道德、法律问题。

② 在获取、存储、交流和使用信息的过程中遵守法律和道德规范,包括遵守医学信息行为准则,尊重患者隐私,并接受道德约束。

2.3　信息素养的评价标准

信息素养评价标准是指导信息素养教育的实践和评价个人信息素养能力的指南。目前,国内外已有与高等教育相关的信息素养标准或指标体系,但尚无系统的医学生信息素养评价标准或指标体系。现有的医学生信息素养评价大多采用高等教育信息素养评价标准,并将信息管理能力纳入全球医学教育的最基本要求。接下来主要介绍国内外高等教育信息素养评价标准和医学生信息素养评价标准。

2.3.1　国外评价标准

随着国外信息素养教育的快速发展,许多国家相继制定了相应的高等教育信息素养能力标准,其中最具代表性的是于 2015 年 2 月发布的《高等教育信息素养框架》。它采用了"阈概念""元素养""元认知"等新概念,其核心内容由 6 个子框架组成:

① 对话式学术研究。学术和专业领域研究的形成是一个漫长的过程,研究观点被反复提出、讨论和比较,最后通过诠释、对话和交流,实现思维创新和新发现。高校学生可通过对不同观点的交流与对话,探索更多样的观点。

② 探究式研究。研究是反复探究的过程,需要掌握不同甚至相互矛盾的观点,高校学生需要对这些观点进行有效的评估,最终形成自己的观点,即将探究活动、研究方法及最佳实例有机结合而增进知识。

③ 战略探索式检索。信息检索具备一定的灵活性和多样性,让高校学生学会通过各种资源进行检索,并在获得知识后能灵活地变更检索渠道或工具,努力寻求其他可被替代的、更好的途径。

④ 信息的价值属性。信息的创造和生产建立在原创思维的基础上,其在成为一种知识产权前需要时间、精力和物质作为基础。因此,高校学生在利用信息进行创新时,必须对信息和知识持尊重态度。

⑤ 信息创建的过程性。信息创建过程是复杂的且独一无二的,不同信息的格式、方式、产生过程与环境不同,产生的影响与结果也不同。因此高校学生要对整个科研流程、学术交流方式等有一个总体的认识。

⑥ 权威的构建性与情境性。权威是构建的,不应盲目跟从,且权威性是随着新看法、新声音不断进入和吸收而不断发生转变的。因此,高校学生对权威要持怀疑和批判态度,面对各种观点持开放性态度。

首先,高校信息素养教育让受教育者知道在现今信息生态环境中,研究是一种对话,是一种探究;其次,高校中任何学习尤其是课题研究需要战略探索式检索;最后,检索者在检索过程中要明白信息是有价值的、信息的创建是有过程的,以及对权威信息要持动态、开放和扬弃的态度。

2.3.2 国内评价标准

我国也在积极探索构建信息素养标准的思路和方法,提出了信息素养能力评价的指标体系。21世纪初,北京大学图书馆完成了《北京地区高校信息素质能力指标体系》,指出具备信息素质的学生应满足如下7个维度的要求:

① 能够理解信息以及信息素质能力在现代社会中的作用、价值和力量。

② 能够确定所需信息的性质和范围。

③ 能够有效地获取所需的信息。

④ 能够正确评价信息及其来源,将所选取的信息整合到自己的知识系统中,重建新的知识系统。

⑤ 能够有效地管理、组织和交流信息。

⑥ 作为个体或群体的一员,能够有效地利用信息完成特定的任务。

⑦ 了解与信息检索和利用相关的法律、道德和社会经济问题,能够合理合法地检索和利用信息。

2.3.3 医学生信息素养评价标准

医学生信息素养评价标准是对医学生应具备的信息素养能力具体化、细化的一套指标体系。它是开展相关指标评价的依据,是评价医学生信息素养能力和指导医学生信息素养教育实践的指南。目前,国内外尚缺乏完善的医学生信息素养能力评价方法体系,尤其是标准或指标体系。仅采用高等教育信息素养能力标准不能很好地反映医学生信息素养教育的特点。以下简要介绍《全球医学教育最基本要求》中关于医学生信息素养评价标准的信息素养评价相关内容,以及中国医学科学院医学信息研究所初步建立的《医学生信息素养能力指标体系(修订稿)》。

1. 全球医学教育最基本要求

1999年6月9日,国际医学教育组织成立,其主要工作是在确定"全球医学教育的最基本要求"方面发挥主导作用。通过"最基本要求",在任何国家培训的医生都可以满足医学知识、技能、专业态度、行为和价值观方面的最基本要求。2001年11月,国际医学教育特别委员会正式发布了《全球医学教育最基本要求》。它包括7个宏观教学成果和能力领域,其中第6个领域——信息管理主要涉及医学生信息素养的评价。主要内容如下:医疗实践和卫生系统管理依赖于有效和持续的知识和信息。计算机和通信技术的进步为教育和信息的分析和管理提供了有效的工具和手段。计算机系统的使用有助于从文献中查找信息,分析和联系患者的数据。因此,医学毕业生必须了解信息技术和知识的用途与局限性,并能够合理地将这些技术应用于解决医疗问题和决策。医学毕业生应该能做到以下几点:

① 检索、收集、组织和分析来自不同数据库和数据源的相关卫生、生物医学信息。

② 从临床医学数据库中检索特定患者的信息。

③ 利用信息和通信技术手段,帮助诊断、治疗和预防,以及调查和监测健康状况。

④ 了解信息技术的应用与局限性。

⑤ 保存医疗工作记录,以便后续分析和改进。

2.《医学生信息素养能力指标体系(修订稿)》

2007 年以来,中国医学科学院医学信息研究所开展了建立医学生信息素养能力指标体系的研究。通过对医学生信息素养能力现状的调查,借鉴国内外高等教育信息素养能力评价标准和全球医学教育的最基本要求,初步建立了医学生信息素养能力指标体系,主要包括 7 个一级指标、19 个绩效指标和 66 个指标说明,其中一级指标和绩效指标如下。

指标 1:具备信息素养的医学生能够确定他们所需信息的性质和范围。

绩效指标:

① 能够明确表述信息需求。

② 熟悉各种类型的信息源及其特点。

③ 能够考虑影响信息获取的因素。

指标 2:具备信息素养的医学生能够有效获取所需信息。

绩效指标:

① 可以选择最合适的信息获取方法或信息检索系统来查找所需信息。

② 可以组织和实施有效的检索策略。

③ 可以在必要时修改检索策略。

④ 可以根据自己的需要使用适当的信息服务来获取信息。

指标 3:具备信息素养的医学生能够正确评估信息及其来源。

绩效指标:

① 可以从收集的信息中总结要点。

② 可以使用初步标准来评估信息及其来源。

③ 可以确定新知识是否对其个人价值体系产生影响,并采取措施消除差异。

④ 可以通过与他人、学科专家和 / 或专家的讨论有效地解释和理解信息。

指标 4:具备信息素养的医学生能够管理他们获得的信息,并能够以适当的方式交流和表达信息。

绩效指标:

① 能够有效地管理和组织信息。

② 能够有效地与他人交流信息。

指标 5:具备信息素养的医学生能够将所选信息整合到自己的知识体系中,形成新的知识体系,并将其应用到医疗实践中。

绩效指标:

① 可以将所选择的信息整合到自己的知识体系中,重构新的知识体系,综合主要观点,形成新的概念。

② 可以将选定的可靠信息应用到医疗实践中,并通过医疗实践进一步验证这些信息。

指标 6:具备信息素养的医学生能够理解信息素养是终身学习的重要组成部分,并关注专业领域的最新进展。

绩效指标：

① 能够不断吸收和积累这一领域的知识。

② 可以通过各种方法和新兴技术掌握该领域的发展趋势。

指标 7：具备信息素养的医学生能够合理合法地检索和使用信息。

绩效指标：

拓展阅读
元素养

① 能够理解与信息相关的伦理、法律和社会经济问题。

② 在获取、存储、交流和使用信息的过程中能够遵守法律和道德规范。

根据医学生的特点，《医学生信息素养能力指标体系(修订稿)》设置了相应的指标。医学生可以根据指标体系进行自我评价，了解自身信息素养能力的现状和不足，通过学习和实践不断提高信息素养，成为具有信息素养的医学人才。

【课后习题】

课后习题

扫描二维码，查看本章课后习题。

第 3 章　医学信息检索

3.1　信息检索

3.1.1　信息检索的概念

信息检索（information retrieval）是指把信息按一定的方式组织起来，并根据用户的需要找出有关信息的过程和技术。信息检索是用户进行信息查询和获取的主要方式，是查找信息的方法和手段。狭义的信息检索仅指信息查询（information search），即用户根据需要，采用一定的方法，借助检索工具，从信息集合中找出所需信息的查找过程。广义的信息检索是指把信息按一定的方式进行加工、整理、组织并存储起来，再根据用户特定的需要将相关信息准确地查找出来的过程，又称信息的存储与检索。一般情况下，信息检索指的就是广义的信息检索。

信息检索起源于图书馆的参考咨询和文摘索引工作，从 19 世纪下半叶首先开始发展，至 20 世纪 40 年代，索引和检索已成为图书馆独立的工具和用户服务项目。随着 1946 年世界上第一台电子计算机的问世，计算机技术逐步走进信息检索领域，并与信息检索理论紧密结合起来；脱机批量情报检索系统、联机实时情报检索系统相继研制成功并商业化。20 世纪 60—80 年代，在信息处理技术、通信技术、计算机和数据库技术的推动下，信息检索在教育、军事和商业等领域高速发展，并得到了广泛的应用。Dialog 国际联机情报检索系统是这一时期信息检索领域的代表，至今仍是世界上最著名的信息检索系统之一。

在信息社会，人们把信息、物质与能量一起称为人类社会赖以生存发展的三大要素。信息是促进社会经济、科学技术以及人类生活向前发展的重要因素。一个国家的科技进步和社会发展越来越取决于对信息的开发与利用，谁能充分开发和有效地利用信息资源，谁就能抢占科学技术发展的制高点。社会的信息化环境使社会对人才的要求更高，信息素质成为现代化人才必备的基本素质之一。当今，信息呈爆炸式增长，不仅如此，信息载体也发生了巨大的变化，除传统纸介质信息外,每天都有大量的磁载体信息、电子版信息及各类网上信息涌现出来,这些浩如烟海的信息的多样性、离散性与无序性及其复杂的检索界面和使用方法,增加了信息利用的难度,极大地影响了人们获取信息的质量与效率。

1. 大学生信息检索能力的现状

(1) 大学生信息素养有待提高

《教育信息化 2.0 行动计划》明确提出"推动从教育专用资源向教育大资源转变、从提升师生信息技术应用能力全面向提升其信息素养转变、从融合应用向创新发展转变"。其中,要求提高师生信息素养及信息化运用水平。随着信息化技术与教学的深度融合,培养学生的信息素养,强化他们的信息意识显得尤为重要。要让学生掌握基本的信息获取、信息分析、信息整合、信息利用方法,能够鉴别信息的真伪、正确地评价信息。要让其根据自己的实际需要确定学习目标,熟悉学习信息资源的类型、获取方式等,能够充分利用泛在学习环境提高自己的学习效果。

(2) 大学生信息能力偏低

现今网络信息资源非常丰富,高校学生获取信息的途径呈现出多样化趋势,大多数学生都拥有简单的信息检索能力,在一定程度上,可以满足对资料的基本需求。但在海量信息面前,当需要更专业、准确的数据信息时,就会出现一些大学生检索能力较差而无法收集足质足量信息的情况。具体表现为:不知如何利用学校的数字资源、搜索引擎以及开放性可获取资源去查询所需要的信息;不知怎样对所收集的众多信息进行筛选,容易导致信息臃肿;缺乏对信息的鉴别能力,无法辨别信息的适用性,导致信息的不恰当使用;缺乏信息创新能力;等等。

(3) 提升大学生信息素养能力形式较为单一

需要增强大学生信息检索的意识。信息检索意识是自觉获取所需信息的意识,大学生具备较强的信息检索意识,才能在解决问题时主动地捕捉、判断和利用信息。信息意识高的学生平时会注重培养自己使用信息的能力,日积月累地提高信息检索的效率。因此,增强大学生的信息检索意识是首要的,也是必要的。目前高校多以开设相关检索类课程为主,高校可以因地制宜地采取多种方法来培养大学生信息检索意识,例如高校图书馆对刚入校新生进行入馆教育活动,开设文献检索课程,完善信息检索基础设施,开展信息化素养能力比赛,等等。

2. 提升信息检索能力的意义

21 世纪,人类将进入知识经济时代,社会经济的发展主要靠知识和科技的推动。随着科技的飞速发展,知识不断更新,专业技术人员需要学习的知识和必须掌握的技术也越来越多,因此提高当代大学生的信息素养和信息技术运用能力相当重要。新世纪所需人才的各种素质与能力都有赖于全面信息素质的培养,包括信息基本知识理论素质的培养和信息能力培养(信息的收集和获取、加工处理、组织管理、分析评价、创新能力培养和信息意识的增强等)。作为一种综合能力的具体体现,信息检索不仅关乎个人在信息社会的生存与提高,同时也关系到整个人类社会的进步与发展,因此,信息检索与信息检索教育在国内外逐渐得到重视。《高等职业教育专科信息技术课程标准(2021 版)》针对学科核心素养提出了明确的要求,其中第一点就是对大学生的"信息意识要求"。信息意识是指个体对信息的敏感度和对信息价值的判断力。具备信息意识的学生,能了解信息及信息素养在现代社会中的作用与价值,主动地寻求恰当的方式捕获、提取和分析信息,以有效的方法和手段判断信息的可靠性、真实性、准确性和目的性,对信息可能产生的影响进行预期分析,自觉地充分利用信息解决生活、学习和工作中的实际问题,具有团队协作精神,善于与他人合作、共享信息,实现信息的更大价值。因此,提升信息检索能力具有十分重要的意义。

(1) 避免重复研究或走弯路

科学技术的发展具有连续性和继承性,不关注研究热点可能会重复别人的劳动或者走弯路。因此,研究人员在选题开始就必须进行信息检索,了解别人在该项目上已经做了哪些工作,哪些工作目前正在做,谁在做,进展情况如何等。这样,用户就可以在他人研究的基础上进行再创造,从而避免重复研究,少走或不走弯路。

(2) 节省学习者的时间

科学技术的迅猛发展加速了信息的增长,加重了用户收集信息的负担。有些学者在承接某个课题之后,也意识到应该查找资料,但是他们以为整天泡在图书馆"普查"一次信息就是信息检索,结果浪费了许多时间,而有价值的信息没有查到多少,查全率非常低。信息检索是研究工作的基础和必要环节,成功的信息检索无疑会节省大量时间,使其能用更多的时间和精力进行科学研究。

(3) 是获取新知识的捷径

大学生在校期间,已经掌握了一定的基础知识和专业知识。但是,"授之以鱼"只能让其享用一时。如果掌握了信息检索的方法便可以无师自通,找到一条吸收和利用大量新知识的捷径,把学生引导到更广阔的知识领域中去,对未知世界进行探索。是谓"授人以渔",才能终身受用无穷。图书馆是人类智慧和知识的宝库,是收集、整理、典藏和向读者提供文献资料的机构。历来人们都把图书馆看成读书治学的场所,借助图书馆在学问、事业上有所成就的大有人在。而大学生要掌握开启图书馆宝库的钥匙,就需要掌握良好的信息检索的技巧。

3.1.2　信息检索的分类

1. 按照存储的载体和查找的技术手段进行划分

(1) 手工检索(manual retrieval)

手工检索是用人工方式查找所需信息的检索方式。检索的对象是书本型的检索工具,检索过程由人脑和手工操作相配合完成,匹配是指人脑的思考、比较和选择。

(2) 机械检索(mechanical retrieval)

机械检索是利用某种机械装置来处理和查找文献的检索方式。

① 穿孔卡片检索(punch card retrieval):穿孔卡片是一种由薄纸板制成的、用孔洞位置表示信息,通过穿孔或轧口方式记录和存储信息的方形卡片。

② 缩微品检索:把检索标志变成黑白点矩阵或条形码,存储在缩微胶片或胶卷上,利用光电效应,通过检索机查找。

③ 计算机检索(computer-based retrieval):把信息及其检索标志转换成电子计算机可以阅读的二进制编码,存储在磁性载体上,由计算机根据程序进行查找和输出。

计算机检索的对象是计算机检索系统针对数据库进行,检索过程是在人与计算机的协同作用下完成的,匹配是由机器完成的。这里,检索的本质没有改变,变了的只是信息的媒体形式、存储方式和匹配方法。计算机检索又可分为脱机检索、联机检索、光盘检索和网络检索等几类。

- 脱机检索:成批处理检索提问的计算机检索方式。
- 联机检索:检索者通过检索终端和通信线路,直接查询检索系统数据库的机检方式。
- 光盘检索:以光盘数据库为基础的一种独立的计算机检索,包括单机光盘检索和光盘网络检索两种类型。

④ 网络检索:利用 E-mail、FTP、Telnet、Archie、WAIS、Gopher、Veronica、Web 等检索工具,在 Internet 等网络上进行信息存取的行为。

手工检索查准率较高,而查全率较低;计算机检索查全率较高,而查准率较低。

2. 按照存储与检索的对象进行划分

(1) 文献检索(document retrieval)

文献检索是指将文献按一定的方式存储起来,然后根据需要从中查出有关课题或主题文献的过程。文献检索是以文献为检索对象的一种相关性检索。相关性检索的含义是指系统不直接解答用户提出的问题本身,而是提供与问题相关的文献供用户参考。文献检索又分为书目检索和全文检索两类。

- 书目检索:以文献线索为检索对象。换言之,检索系统存储的是书目、专题书目、索引和文摘等二次文献,此类数据库(检索工具)有 EI、SCI、《中文期刊数据库》《全国报刊索引》《中国科技成果数据库》《中国专利公报》等。
- 全文检索:以文献所含的全部信息作为检索内容,即检索系统存储的是整篇文章或整部图书。

(2) 数据检索(data retrieval)

以事实和数据等浓缩信息作为检索对象,检索结果是用户直接可以利用的数据。这里的所谓数据,不仅包括数值形式的实验数据与工业技术数据,而且包括非数值形式的数据,如概念名词、人名、地名、化合物分子式、化学结构式、工业产品设备名称、规格、科学论断等,此类数据库有《中国科技名人数据库》《常用材料性能数据库》《中国拟建和在建项目数据库》《中国宏观经济统计分析数据库》等。

也有将数据检索细分为数据检索和事实检索。数据检索的结果是各种数值型和非数值型数据;而事实检索的结果是基于文献检索和数据检索基础上的对有关问题的结论和判断,是在数据检索和文献检索的基础上,经过比较、判断、分析、研究的结果。

(3) 事实检索

事实检索是以文献中抽取的事项为检索内容的信息检索,或称事项检索。事实检索要求检索系统不仅能够从数据(事实)集合中查出原来存入的数据或事实,还能够从已有的基本数据或事实中推导、演绎出新的数据或事实。例如该系统中存储有如下事实:① 李明是 A 校的学生;② A 校的学生都学外语。如果该系统是一个事实检索系统,则它应当能回答某用户提出的"李明学外语吗"这种问题。事实检索是情报检索中最复杂的一种。它要求系统中的数据和事实以自然语言或接近于自然语言的方式存储。不仅要存入各种数据或事实单元,还要存入各单元之间的语义关系、句法关系以及各种有关的背景知识。允许用户用自然语言提问,并能用自然语言作答。更重要的是,系统必须具有一定的逻辑推理能力和自然语言理解功能。

事实检索是一个相当复杂的过程,目前通常依靠人工来完成。具体做法是:首先利用检索工具、参考工具书、数据库或其他途径查出有关的原始数据、事实或文献;然后进行分析比较,去粗取精,去伪存真;最后把得到的"事实"提供给用户。

文献检索所回答的是诸如"已建成的高铁有哪些"之类的问题;数据检索回答的是诸如"中国高铁最高时速是多少"之类的问题;事实检索回答的是诸如"中国高铁时速最快的是哪一条"之类的问题。一般来说,数据检索和事实检索应使用参考工具来完成,而文献检索应使用文献检索工具来完成,但有时数据检索、事实检索与文献检索互有交叉。例如,要完成某一事实检索或数据检索,往往需采用文献检索的方式来完成,因为大部分信息内容记载在文献中。可以肯定的是,信息检索的范围比文献检索广泛,而文献检索是信息检索中最重要的部分。

3.2　信息检索基础

3.2.1　信息检索的基本原理

信息检索的基本原理是通过一定的方法和手段,使信息存储和检索这两个过程所采用的特征和标识达到一致,以便有效地获得和利用信息。

广义的信息检索包括信息的存储和检索两个过程,如图 3-1 所示。信息存储过程是将原始信息进行分析而提炼出信息主题;通过信息检索语言对主题词进行标引,形成信息特征标识;将众多信息特征标识进行排序,形成信息检索系统。信息检索过程是对用户的信息需求加以分析而提炼出检索主题,通过信息检索语言将主题概念转化为检索提问标识,然后在信息检索系统中循序匹配,当检索提问标识与信息特征标识一致或被它包含时,则为命中结果。检索是存储的逆过程。存储是为了检索,而为了快速且有效的检索,就必须存储。没有存储,检索就无从谈起。可见,信息存储与信息检索是相辅相成、相互依存的辩证关系。

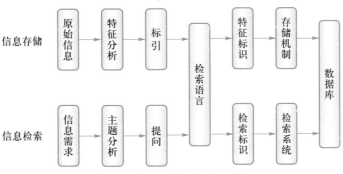

图 3-1　信息存储与检索示意图

　　具体来说,信息的存储包括对信息的著录、标引及编排正文和辅助索引等。信息的著录是指按一定的规则对信息的外表和内容特征加以简单明确的表述。信息的标引是对其内容按一定的分类表或主题词表给出分类号或主题词。信息的存储是实现信息检索的基础,这里要存储的信息不仅包括原始文档数据,还包括图片、视频和音频等,首先要将这些原始信息进行计算机语言的转换,并将其存储在数据库中,否则无法进行机器识别。信息检索过程则是根据用户信息需求按照同样的主题词表或分类表及其所组配的原则分析,形成检索提问标识,根据检索系统提供的检索途径,从信息的集合中查找文献线索,最后对其进行逐篇筛选,确定所需信息的过程。这两个过程是密切联系、不可分割的。信息存储是信息检索的前提和基础,而信息检索是信息存储的目的。

3.2.2　信息检索的方法与途径

1. 信息检索语言

　　信息检索的基本原理是将用户的检索提问词与数据库文献记录中的标引词进行对比,当提问词与标引词匹配一致时,即为命中,检索成功。由此可见,能否准确地检索出用户所需信息,关键在于能否准确地选择检索词。这里所说的"准确",是指用户所选的检索词必须与数据库中标引文献记录所用的标引词一致。然而实际工作中,从事信息存储的人员与从事信息检索的人员绝大多数情况下不可能进行直接的交流,因而会造成存储信息与检索信息所依据的规则不一致,导致存入的文献检不出。为了避免这种情况的发生,在信息标引人员与信息检索人员之间必须制定一种共同遵守的规则,即一种约定的相同标识和线路,这就是信息检索语言。

　　信息检索语言是信息组织与信息检索时所用的语言,也称文献检索语言、情报语言等。信息资源在存储过程中,其内容特征(分类、主题)和外部特征(如书名、刊名、题名、著者等)按照一定的语言来加以表达,检索文献信息的提问也按照一定的语言来表达,为了使检索过程快速、准确,检索用户与检索系统需要统一标识系统,这种在文献信息的存储与检索过程中,共同使用、共同理解的统一标识就是信息检索语言。

　　(1) 信息检索语言的分类

　　人们一般把信息检索语言分成规范化语言和非规范化语言两种。规范化语言也叫受控语言,是对信息检索用语的概念加以人工控制和规范,对同义词、多义词、近义词等进行规范化处理,用同一个词表达一个或几个相关的概念,如主题词等。美国《医学主题词表》和我国的《中医药主题词表》都是规范化的信息检索语言。非规范化语言也叫自然语言,对同义词、多义词、近义词等不加处理,如关键词等。用关键词法编制的索引有带上下文的关键词和不带上下文的关键词两种。

　　① 按描述文献特征分类,可分为描述文献外部特征的信息检索语言和描述文献内容特征的信息检索语言两种。

　　描述文献外部特征的信息检索语言是以文献信息上标明的、显而易见的外部待征,如以题名、著者姓名、机构名称、文献号和文献出处等作为文献的标识和检索依据;描述文献内容特征的信息检索语言包括分类语言和主题词语言。与外部特征语言相比,内容特征语言在揭示文献特征与表达信息提问方面具有更大的深度；在用来标引与检索信息时，更需要依赖标引人员与检索人员的智力判断内容特征语言的结构与使用规则，远比外部特征语言复杂。因而，对内容特征语言的研究成为信息检索语言研究的主体与核心。

②按标识组配方式分类，可分为先组式信息检索语言和后组式信息检索语言两种。

先组式信息检索语言是指报道文献主题概念的标识在检索之前就已经事先固定好的标识系统，如体系分类语言等；后组式信息检索语言是指描述文献主题概念的标识在检索之前未固定组配，在检索时根据检索的实际需要按组配规则临时进行组配的标识系统，如叙词语言等。

③按结构分类，可分为分类语言和主题词语言。

分类语言以分类号作为文献主题概念标识的标识系统，包括体系分类语言、分类语言和混合分类语言等。主题词语言以主题词（标题词、关键词、叙词等）作为文献主题概念标识的标识系统，如标题词语言、关键词语言、叙词语言等。

手工检索中常用的主要有分类语言、标题词语言、关键词语言和叙词语言等。计算机检索所使用的语言主要有叙词语言、标题词语言和关键词语言。在信息存储过程中，用各种信息检索语言对文献的内容特征和外部特征进行描述，得到各种不同的文献标识，将大量的文献标识按一定的规则及次序排列起来，就产生各种类型的索引。

(2) 几种常用的信息检索语言

①主题词语言。主题词语言是指以自然语言的符号为字符，以名词性术语为基本词汇，用名词性术语作为标识的一种信息标识系统。

与体系分类语言相比较，主题词语言有两大特点：一是直接用能表达、描述文献内容特征的名词性术语作为标识来揭示文献的内容特征；二是把这些标识按词顺排列成主题词表，以此作为标引、检索文献的工具。

主题词语言是一种描述语言，即用自然语言中的名词、名词性的词或词组描述文献所论述或研究的主题。文献的主题则是文献研究、讨论、阐述的具体对象或问题，主题词是主题词语言的核心，是用以描述文献主题概念的名词性术语，这些名词性术语取自自然语言，并经过规范化处理。

②标题词语言。标题词语言是指用经过规范化处理并具有固定组配关系的名词性术语来描述文献主题内容的语言。以标题词为标识来存储和检索文献的信息标识系统称为标题词语言，这是最早出现的一种按主题标引检索文献的主题词语言，与体系分类语言同属于先组式信息检索语言，但它不用分类号，而改用词语作为文献标识。

标题词的结构通常由主、副标题词组配构成，这种结构可称为两级标题。两级标题是按"事物——事物的方面"的原则组成，即以"事物"为主体作为主标题词，以"事物的方面"为辅作为副标题词，用以进一步限定、修饰、细分主标题词，标题词的排列顺序首先按主标题词的字顺排列，同一主题的文献必然集中在一起，然后再按副标题词字顺排列，这样就使存储在检索工具中的文献形成按"事物——事物的方面"的排检系统。

③关键词语言。关键词是指从文献的篇名、文摘和正文中抽取出的对表达文献主题有实质意义并在揭示和描述文献主题内容上起关键作用的词和词组。关键词属于未经规范化处理（或仅进行极少量的规范化处理）的自然语言，因此不像标题词、叙词那样编有词表，不能体现关键词之间的等级关系和相关关系。以关键词为标识来存储文献、检索文献的信息标识系统称为关键

词语言。关键词语言属于先组式检索语言,其最大的优点是适用于电子计算机自动抽词标引,编制各种类型的关键词索引,可缩短检索工具出版的时滞。

现代科学技术飞速发展,新理论、新观点、新技术、新产品层出不穷,检索词的控制已面临许多困难,关键词则可避免这些困难。此外,关键词是科技工作者习惯使用且容易接受的自然语言中的词语,用户易于掌握。但由于关键词未经规范或仅进行极少量规范,既不显示词间的等同关系,也不显示属种和相关关系,易造成标引与检索之间的歧义与误差。关键词语言采用轮排方式编制索引,将文献中的一些主要关键词抽出,然后将每个关键词分别作为检索标识,以字顺排列而形成一种检索工具。

④ 叙词语言。叙词语言是指具有组配功能并经过规范化处理的表示单元概念的名词或名词性的词、词组。以叙词为标识,用于存储文献和检索文献的信息标识系统称为叙词语言。叙词语言是主题词语言的高级形式,它将经过严格规范化处理的自然词语作为概念组配单元的标识,用来存储文献和检索文献。叙词语言是一种后组式信息检索语言,它吸收了分类语言、标题词语言和关键词语言的优点,现在已占据主题词语言的主导地位,特别适用于计算机检索。

⑤ 体系分类语言。体系分类语言是运用概念划分的方法,按文献内容所属学科、专业性质的逻辑次序,以分类号为标识,用来存储文献和检索文献的一种信息标识系统,体系分类语言的具体表现是体系分类法。体系分类法的分类体系,通常以分类表的形式体现,因此,一般对分类法和分类表不予严格区分。

(3) 信息检索语言的功能

信息检索语言是为查找信息服务的,因此它必须具备以下功能。

① 能表示文献内容、数据或其他信息形式。为了满足不同信息用户的需要,信息检索语言应能根据不同的信息需求,表达不同的类型。例如,检索某种器材的性能时,信息检索语言应能表达某些数据指标;而在检索某种物质结构时,又能表达物质名称和物质结构方式。

② 有专用概念表示用户的信息提问。信息检索不单纯是字面上的组合,而是一种概念上的匹配。例如"计算机绘图",这里有两个名词,既可拆又可合。拆开后,依据"计算机"可查出"计算机解题""计算机控制""计算机维修""计算机绘图"等信息;但"绘图"却涉及美术绘图、工程绘图、计算机绘图等,检索不集中。在信息检索语言中,概念组配"计算机绘图"只表示一种概念,这样专指性强,命中率高。

③ 能指示计算机执行查询与检索。检索者用语言项概念表达了信息提问后,要根据检索系统的功能编写成检索策略,使检索系统能顺利、快速地查到信息提问所需要的信息。

2. 信息检索方法

信息检索方法多种多样,检索者可根据不同的检索目的和要求,选择不同的检索方法。常见的检索方法有以下几种。

(1) 顺查法

顺查法是按照确定的起始年代由远及近,顺序查找,直到获得最新所需信息的一种检索方法。此法适合于研究主题较为复杂、研究范围较大、研究时间较长的科研课题的信息检索,可以系统地了解某一课题的发展情况。应用顺查法的查全率较高,漏检可能性较小,但费时费力,工作量大,效率比较低。例如,已知某课题的起始年代,现在需要了解其发展的全过程,就可以用顺查法从最初的年代开始,逐渐向近期查找。

（2）倒查法

倒查法与顺查法正好相反,它是从当前开始逐年向前,逆时间顺序查找,直到获取满意信息的一种检索方法。此法主要用于了解某些课题的最新研究进展或寻找研究工作中所遇特定问题的解决方法。应用倒查法的检索效率要比顺查法高,且节省时间,但容易造成漏检。

（3）抽查法

抽查法是针对某一学科的发展特点,选择其特定的研究阶段或学科发展高峰期检索所需信息的一种检索方法。此法是在检索者了解某课题研究发展的历史背景或学科发展峰期的前提下,用以解决在较短时间内快速查到较多相关文献的检索方法。一般抽查几年或十几年,检索时间短,检索效率高。

（4）追溯法

追溯法又称引文法,是直接利用某些文献(如综述、述评或专著)后所附的参考文献作为线索,找到所需的相关文献,再根据这些相关文献后的参考文献,逐级追溯检索所需信息的方法。这种利用引文索引工具检索信息的方法,又称为引文索引追溯法。应用追溯法检索信息漏检率高,所获文献不全面,且往前追溯的年代越远,所获得的信息就越陈旧。

（5）循环法

循环法又称分段法、交替法,它是在检索信息时,先利用检索工具查出一批相关文献,然后通过筛选,选择与课题相关性较强的文章,再按其后所附的参考文献进行追溯查找,分期分段地交替使用这两种方法。

3. 信息检索途径

一般而言,文献的特征有两点:一是文献的内容特征,指的是文献所论述的主题、观点、见解、结论及文献内容所属的学科范围等,通常使用主题词、关键词或分类号等形式来表达文献的主题概念,揭示文献的内容特征,并建立严格有序的排检序列,为检索者提供重要的检索途径;二是文献的外部特征,包括题名、作者、出版者以及某些特种文献自身的特征标识,如专利号、标准号、报告号等。而检索者的检索要求通常也不外乎两种:一是要查找具有已知文献外部特征的文献,如书名、著者等检索信息;二是要检索具有所需内容特征的文献,即根据所需文献的主题概念检索信息。为此,在信息检索系统的设计和建设时,正是按照文献的内容特征和外部特征进行标引,形成不同的索引系统,以建立满足检索者这两种需求的各种不同的检索途径。信息检索途径主要有以下几种。

（1）分类途径

分类途径是按照文献信息的主题内容所属学科分类体系的类目、分类号及分类索引进行信息检索的途径。大多数检索工具或检索系统的正文是按分类编排的,其目录或分类表即是分类索引,提供了从分类角度检索信息的途径。使用分类途径的关键在于正确理解检索工具中的分类体系,明确课题的学科属性,从而获得相应的分类号,然后按照分类号逐级查找。该途径便于从学科体系的角度获得较系统的文献线索,具有分类检索的功能。

（2）主题途径

主题途径是根据文献内容的主题特征,利用各类主题索引进行信息检索的途径。主题索引指的是将表达文献内容特征的主题词按字顺(字母顺序、音序或笔画顺序等)组织起来的索引系统。检索时只要根据课题确定主题词,便可像查字典一样逐一检索,从主题词之下的索引款目查到所需的文献线索。使用主题途径的关键在于分析课题,提炼主题概念,确定主题词。该途径具有直观、专指、方便等特点,能够满足复杂概念的课题或交叉边缘学科的信息检索需求,具有特性检索的功能。

(3) 关键词途径

关键词途径是指以关键词作为检索标识,通过关键词索引来检索信息的一种途径。检索时,只要根据课题要求选择关键词(包括同义词、近义词、形容词形式及不同拼写法等),按字顺在关键词索引中找到该关键词后,再根据其说明语或上下文,即可找到所需的文献线索。

(4) 著者途径

著者途径是以著者姓名、学术团体及机构名称作为检索标识,利用著者索引来检索文献信息的一种途径。通过著者索引可以查到同一著者的多种著作或论文,对于全面了解某一著者或团体机构的学术观点、研究成果和科研动态极有帮助。著者索引是按照著者姓名的字顺排列的,容易编制、检索直接、查准率高。但由于世界各国的语种繁多,风俗各异,对姓名的写法也不一样,故在使用著者途径检索文献时应遵循著者索引的编制规则。编制规则主要有以下几点。

① 著者姓名的次序。欧美国家的著者发表文献时,署名习惯是名在前、姓在后,但在检索工具中,必须按照姓在前、名在后的次序组织排列,与中国著者的署名习惯相同,且规定姓不能缩写,名字可以缩写,名字缩写之间加圆点,姓名之间加逗号。

② 合著者与多著者。一篇文献有两个著者时,按原文献著者的次序著录;有 3 个或 3 个以上著者时,只著录第一著者的姓名,其余的用 "et al." 表示,并在其姓名下著录文献的篇名;不是第一著者的其他著者,无论多少,只在索引中著录姓名,不著录篇名,而用 "see" 引见到第一著者名下查找原文线索。

③ 团体著者。团体机构著者按原名著录,加国别以示区别,按名称字顺排列。

④ 音译规则。因语言文字不同,拼音发音各异,为了统一标准,许多国家的检索工具常将各种文字的著者姓名加以翻译,以便统一著录,且都制定了音译规则。中国人的姓名,均按汉语拼音著录。

⑤ 前缀。姓前有前缀冠词的,与姓名一起著录,并按字顺排列。

⑥ 无著者。有的文献无著者,则按文献名字顺附在有著者的文献之后。

(5) 题名途径

题名途径是以书名、刊名或文献题名作为检索标识,通过书名目录、刊名目录或篇名索引进行文献检索的途径。

(6) 序号途径

序号途径是指利用文献的各种序号作为检索标识,如专利号、标准号、报告号、化学物质登记号、国际标准书号(ISBN)、国际标准连续出版物号(ISSN)等进行所需信息检索的途径。使用序号途径进行信息检索,具有明确、简短、唯一等特点,是一种较为实用的检索途径。

(7) 其他检索途径

其他检索途径包括化学分子式索引、生物体索引、药品名称索引等。

3.2.3 信息检索的步骤及效果

1. 信息检索步骤

（1）分析研究课题，制定检索策略

首先要了解课题的目的、意义，明确课题的主题和研究要点以及主要特征，然后根据课题研究的特点和检索要求制定检索策略。检索策略是根据检索要求所采取的检索方针和检索方式，包括检索概念的组配、检索工具的选择以及检索范围的限定等，具体表述为检索式。检索式将各个检索概念之间的逻辑关系、位置关系等用检索系统规定的各种组配符连接起来，成为人与机器可识别和执行的命令形式。检索词是构成检索式的基本单元，能否准确选择至关重要。检索词应满足内容匹配和形式匹配两方面的要求。内容匹配要求，即由主题概念转化而成的检索词应能准确、完整地表达检索课题的内容，这是由信息需求所决定的；形式匹配要求，即检索使用的语言和检索系统中使用的语言一致，检索词才能被系统认识，这是由检索系统来决定的。

（2）确定检索方法，利用检索工具

检索方法应根据课题研究的需要以及所能利用的检索工具和检索手段确定。在拥有大型检索系统或检索工具较为丰富的情况下，一般选择顺查、抽查或倒查等常用方法；在已获得针对性很强的文献时，可选择追溯法。在已有的检索系统中，根据检索课题的主题和学科范围再选择对口的检索工具或数据库。这就要求检索者对各种检索系统或数据库所覆盖的学科范围有所了解，从文献的类型、语种、出版时间等方面来考虑选择利用哪种检索系统。选择检索系统也可以通过《工具书指南》《书目指南》《数据库目录》等获得帮助。

（3）选择检索途径，查找文献线索

根据已经构成的检索式，选择相应的检索途径查找有关的索引，如主题索引、分类索引、作者索引等；再根据索引指示的地址（如文摘号、题录号）在正文部分查得相应的文献线索，如题目、摘要、作者、作者单位、文献来源等。

（4）评价检索结果，索取原始文献

在检索过程中，检索者对每次检索的结果要做出评价和判断，并对检索策略做出相应的修改和调整，直至获得比较满意的结果。例如，当文献检出量太多时，需要考虑适当缩小检索范围，可通过增加限定性检索词或选用概念专指的检索词等方法，以减少文献检出量；反之，如果文献检出量太少，则应考虑相反的措施。

由于目前的检索手段所获得的文献信息一般是文献的题录或文摘，题录的信息量很少，根本不能满足检索者的研究需要，即使是文摘，也不能代替原始文献。因此，如何利用检索到的文献线索获取原始文献，成为当今信息检索者必须关注的最后一个步骤。首先，要根据文献线索中已有的信息判断文献的出版类型；同时整理好文献出处，将文献出处中的缩略语、音译刊名等还原成全称或原刊名；然后，利用文献收藏机构（如图书馆、情报所）的馆藏目录、联合目录或全文信息检索系统确定所需文献的国内外收藏情况，联系索取。亦可向作者本人索取，一般都会得到大力帮助。

2. 信息检索效果

信息检索效果是检索系统实施信息检索的有效程度,反映了检索系统的能力。信息检索效果包括技术效果和经济效果。技术效果是由检索系统完成其功能的能力确定的,主要指系统的性能和服务质量;经济效果是由完成这些功能的价值确定的,主要指检索系统服务的成本和时间。相关专家在分析用户基本需求的基础上,提出了 6 项评价系统性能的指标,即收录范围、查全率、查准率、响应时间、用户负担和输出形式。其中,查全率和查准率是两个最主要也是最常用的指标。

（1）查全率（recall ratio）

查全率又称检全率、命中率,是指检出的相关文献数与检索系统中相关文献总数的百分比。可用以下公式表示:

$$查全率(R)= \frac{检出的相关文献数}{检索系统中相关文献总数} \times 100\% = \frac{a}{a+c} \times 100\%$$

式中,a 为检出的相关文献数;c 为未检出的相关文献数。

（2）查准率（precision ratio）

查准率又称检准率、相关率,是指检出的相关文献数与检出的文献总数的百分比。可用以下公式表示:

$$查准率(P)= \frac{检出的相关文献数}{检出的文献总数} \times 100\% = \frac{a}{a+b} \times 100\%$$

式中,a 为检出的相关文献数;b 为检出的非相关文献数。由此可见,查全率和查准率之间存在着互逆关系。如果检索时所用检索语言的泛指性强,检出的文献多,那么查全率将会提高,但误检率也同时增大,因而查准率降低;如果检索语言的专指性强,查准的文献多,则查准率提高,但漏检率也同时增大,因而查全率降低。所以,欲达到较好的检索效果必须兼顾二者,不能单纯追求其中某一个评价指标。实践证明,在检索过程中查全率为 60%~79%,查准率为 40%~50%,其检索效果较佳。

3.3 信息检索技术

布尔逻辑
检索

3.3.1 常用的信息检索技术

信息检索技术,或称检索技巧,指为了获得比较理想的检索结果而采用的各种技术措施。

1. 布尔逻辑运算符（boolean operator）检索

布尔逻辑运算符（boolean operator）检索是指用布尔逻辑运算符将检索词（关键词、主题词）、短语或代码进行逻辑组配,凡符合逻辑组配所规定条件的为命中文献,否则为非命中文献。它是信息检索中最常用的一种检索方法。逻辑运算符主要有以下几种。

（1）逻辑与（AND）

逻辑与,或称逻辑乘,检索式为 A AND B 或者 A*B,表示要求检出的文献中既含有检索词 A,又含有检索词 B。所表示的是一种交叉和限定关系。其作用是缩小检索范围,提高查准率。

（2）逻辑或（OR）

逻辑或,或称逻辑和,检索式为 A OR B 或者 A+B,表示要求检出的文献中含有检索词 A,或含有检索词 B,或含有检索词 A 和检索词 B。所表示的是一种并列关系,其作用是扩大检索范围,增加命中文献数,提高查全率。

（3）逻辑非（NOT）

逻辑非,检索式为 A NOT B 或者 A−B,是指要求检出检索词 A 的文献中不含有检索词 B 的内容,即凡检索词 A 的文献中含有检索词 B 者都被排除。所表示的是一种排斥关系,其作用是缩小检索范围。布尔逻辑运算关系如图 3−2 所示。

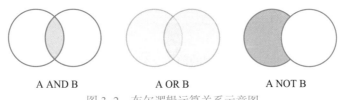

A AND B　　　　　A OR B　　　　　A NOT B

图 3−2　布尔逻辑运算关系示意图

（4）运算符的优先级

对于一个包含了多个布尔逻辑运算符的逻辑检索式,检索系统的处理是从左向右进行的。在有括号的情况下,先执行括号内的运算;有多层括号时,先执行最内层括号中的运算,逐层向外进行;在没有括号的情况下,默认是按 NOT 优先、AND 其次、OR 最后的运算次序。

2. 截词（truncation）检索

截词检索是指用给定的词干作检索词,查找含有该词干的全部检索词的记录,也称词干检索或字符屏蔽检索。截词检索是预防漏检、提高查全率的一种常用检索技术,大多数系统都提供截词检索的功能。截词是指在检索词的合适位置进行截断,然后使用截词符进行处理,这样既可节省输入的字符数目,又可达到较高的查全率。尤其在西文检索系统中,使用截词符处理自由词,对提高查全率的效果非常显著。截词检索一般是指右截词,部分支持中间截词。截词检索能够帮助提高检索的查全率。

截词的方式有多种,按截断部位可分为右截断、左截断、中间截断、复合截断等;按截断长度可以分为有限截断和无限截断。

（1）右截断

右截断是指截去某个词的尾部,是词的前方一致比较,也称前方一致检索。例如:输入"comput？"（？ 为截断符号）,将会把含有 computer、computers、computing 等词的记录检索出来。若输入"PY=199？",会把 20 世纪 90 年代的记录全部查出来。

（2）左截断

左截断是指截去某个词的前部,是词的后方一致比较,也称后方一致检索。例如:输入"？

computer"能够检出含有 minicomputer、microcomputer 等词的记录。

（3）中间截断

中间截断是指截去某个词的中间部分，是词的两边一致比较，也称两边一致检索。例如：输入"organi？ation"可以检出 organization、organisation；输入"f？？t"可查出 foot、feet 等。

（4）复合截断

复合截断是指同时采用两种以上的截断方式。例如：输入"？ chemi？"可以检出 chemical、chemist、chemistry、electrochemistry、electrochemical、physicochemical、thermo-chemistry 等。

（5）有限截断

有限截断是指允许截去有限个字符。例如："acid？？"表示截去一个字符，它可检出 acid、acids，但不能检出 acidic、acidity 等词。又如"comput？？？？"可检出 compute、computer、computers、computing 等词，不能检出 computable、computation、computerize 等词。要注意的是，词干后面连续的数个问号是截断符，表示允许截去字符的个数；最后一个问号是终止符，它与截断符之间要有一个空格，输入时一定要注意。

（6）无限截断

无限截断是指截去某个词的尾部，是词的前方一致比较，也称前方一致检索。在检索词（关键词、主题词）词干后加 1 个截词符"？"或"*"，表示该词尾允许变化的字符数不受任何限制。例如：comput* 可检索出 computer、computing、computers、computering、computeriation 等词的记录。

综上所述，任何一种截词检索，都隐含着布尔逻辑检索的"或"运算。采用截词检索时，既要灵活、又要谨慎，截词的部位要适当，如果截得太短（输入的字符不得少于 3 个），将增加检索噪声，影响查准率。另外，不同的检索系统使用的截词符不同，各数据库所支持的截断类型也不同。

3. 位置（proximate）检索

位置检索是在检索词之间使用位置算符（也称邻近算符，adjacent operator）来规定算符两边的检索词出现在记录中的位置，从而获得不仅包含指定检索词而且这些词在记录中的位置也符合特定要求的记录。这种方法能够提高检索的准确性，当检索的概念要用词组表达，或者要求两个词在记录中位置相邻／相连时，可使用位置算符。

文献记录中词语的相对次序或位置不同，所表达的意思可能不同。同样，一个检索表达式中词语的相对次序不同，其表达的检索意图也不一样。布尔逻辑运算符有时难以表达某些检索课题确切的提问要求。字段限制检索虽能使检索结果在一定程度上进一步满足提问要求，但无法对检索词之间的相对位置进行限制。位置检索不仅可以表达检索词与检索词之间的邻近关系，并且可以不依赖主题词表而直接使用自由词进行检索。

常用的位置算符简介如下。

（1）"（W）"算符

"W"的含义为"with"。这个算符表示其两侧的检索词必须紧密相连，除空格和标点符号外，不得插入其他词或字母，两词的词序不可以颠倒。"（W）"算符还可以使用其简略形式"（ ）"。例如：检索式为"communication（W）satellite"时，系统只检索含有"communication satellite"词组的记录。

（2）"（nW）"算符

"（nW）"中的"W"的含义为"word"，表示此算符两侧的检索词必须按此前后邻接的顺序排列，顺序不可颠倒，而且检索词之间最多有 n 个其他词。例如：laser（1W）printer 可检索出包含"laser printer""laser color printer""laser and printer"的记录。

（3）"（N）"算符

"（N）"中"N"的含义为"near"。这个算符表示其两侧的检索词必须紧密相连，除空格和标点符号外，不得插入其他词或字母，两词的词序可以颠倒。例如：information（n）retrieval 可以检出 information retrieval 和 retrieval information。

（4）"（nN）"算符

"（nN）"表示允许两词间插入最多 n 个其他词，包括实词和系统禁用词。例如：econom？？？（2n）recovery 可以检出 economic recovery、recovery of the economy、recovery from economic troubles。

（5）"（F）"算符

"（F）"中"F"的含义为"field"。这个算符表示其两侧的检索词必须在同一字段（例如同在题目字段或文摘字段）中出现，词序不限，中间可插任意检索词项。例如：happiness（f）sadness and crying；又如：pollution（f）control/ti,ab。

（6）"（S）"算符

"（S）"中的"S"算符是"sub-field/sentence"的缩写，表示在此运算符两侧的检索词只要出现在记录的同一个子字段内（例如，在文摘中的一个句子就是一个子字段），此信息即被命中。要求被连接的检索词必须同时出现在记录的同一子字段中，不限制它们在此子字段中的相对次序，中间插入词的数量也不限。例如："high（W）strength（S）steel"表示只要在同一句子中检索出含有"high strength 和 steel"形式的均为命中记录。

4. 限制（range）检索

限制检索是通过限制检索范围，达到优化检索结果的方法。限制检索的方式有多种，例如进行字段检索、使用限制符、采用限制检索命令等。

（1）字段检索

字段检索是把检索词限定在某些字段中，如果记录的相应字段中含有输入的检索词则为命中记录，否则显示为无命中记录。

例如：查找微型机和个人计算机方面的文章。要求"微型机"一词出现在叙词字段、标题字段或文摘字段中，"个人计算机"一词出现在标题字段或文摘字段中，检索式可写为 microcomputer？？/de,ti,ah OR personal computer/ti,ab。又如查找 Wang Wei 写的文章，可以输入检索式 au=Wang Wei。

（2）使用限制符

使用限制符是指用表示语种、文献类型、出版国家、出版年代等的字段标志符来限制检索范围。例如：要查找 2021 年出版的英文或法文的微型机或个人计算机方面的期刊，则检索式为（microcomputer？？/de,ti,ab OR personal computer/ti,ab）AND PY=2021 AND（LA=EN OR FR）AND DT=Serial。

（3）使用范围符号

范围符号包括 Less than、Greater than、From to 等，如查找 2010—2021 年的文献，可表示为

PY=2010 : 2021 或者 PY=2010 to PY=2021。又如查找 2015 年以来的计算机方面的文献,可表示为 computer？？ And Greater than 2014。再如查找在指定的文摘号范围内有关地震方面的文献,可表示为 earthquake？ /635000—800000。

　　(4) 使用限制指令

　　限制指令可以分为一般限制指令(limit)和全限制指令(limit all)。一般限制指令对事先生成的检索集合进行限制;全限制指令是在输入检索式之前向系统发出的,它把检索的全过程限制在某些指定的字段内。

　　例如:Limit S5/328000—560000 表示把先前生成的第 5 个检索集合限定在指定的文摘号内。又如:Limit all/de, ti 表示将后续检索限定在叙词和题名字段。

5. 加权检索

　　加权检索是指根据检索词对检索课题的重要程度,事先指定不同的权值,是某些检索系统中提供的一种定量检索技术。加权检索同布尔检索、截词检索等一样,也是文献检索的一种基本检索手段,但与它们不同的是,加权检索的侧重点不在于判定检索词或字符串是不是在数据库中存在、与别的检索词或字符串是什么关系,而是在于判定检索词或字符串在满足检索逻辑后对文献命中与否的影响程度。运用加权检索可以命中核心概念文献,因此它是一种缩小检索范围、提高检准率的有效方法。检索时,系统先查找这些检索词在数据库记录中是否存在,并对存在的检索词计算它们的权值总和;凡是在用户指定的临界值(阈值)之上者作为命中记录被输出。临界值可视命中记录的多少灵活地进行调整,临界值越高,命中记录越少。

　　加权检索的基本方法是: 在每个检索词后面加写一个数字,该数字表示检索词的"权"(weight)值,表明该检索词的重要程度。在检索过程中,一篇文献是否被检索中,不仅看该文献是否与用户提出的检索词相对应,而且要依据它所含检索词的权值之和来决定。如果一篇文献所含检索词权值之和大于或者等于所指定的权值,该文献命中;如果小于所指定的权值,则不命中。

6. 精确检索

　　精确检索又可称为词组检索或字符串检索,是指检索结果要与输入的词组或字符串完全一致的检索技术。精确检索源于 2019 年经全国科学技术名词审定委员会审定发布的《图书馆·情报与文献学名词》。与"模糊检索"相对,精确检索的检索词和返回结果的检索字段字符和长度完全一致。相对于模糊检索,精确检索的查准率较高,但查全率会下降。在许多系统中用英文双引号""来表示,可在搜索完整的名言名句、英文单词等情况下使用。

3.3.2　信息检索技术的发展趋势

　　早期的数据库管理系统,一般在大型计算机环境下运行。在这种系统中,各台计算机由于承担的任务不同,功能和性能也各不相同,分为主机和终端两大类,整个数据库管理系统的核心以及数据库和应用系统均放在主机上,用户需要通过终端来并发存取数据库,共享数据库资源。这种系统称为主从式或主机 / 终端式系统,是一种集中式数据库管理系统的体系结构。

　　自 20 世纪 80 年代以来,人类创造的信息量高速增长,以缩微品、声像带、磁盘、光盘等形式记录的非纸质媒介信息急剧增长。伴随计算机进入多媒体时代,信息科技也步入了多媒体发展时期。长期以来的手工检索方式依靠"手翻、眼看、大脑判断"已很难全面适应当今信息的发展,计算机信息检索必然得到应用与发展,特别是以 Internet 为代表的全球互联网络的迅猛发展,更进一步推动了信息检索技术的发展,这既是对手工检索的扩展,也是时代的需要。

计算机信息检索,包括信息的组织、表现、查询、存取等各个方面,其核心为文本信息的索引和检索。从历史上看,信息检索经历了手工检索、计算机检索到目前网络化、智能化检索等多个发展阶段。信息检索的对象从相对封闭、稳定一致、由独立数据库集中管理的信息内容扩展到开放、动态、更新快、分布广泛、管理松散的 Web 内容;信息检索的用户也由原来的情报专业人员扩展到包括商务人员、管理人员、教师、学生、各专业人士等在内的普通大众,他们对信息检索从结果到方式提出了更高、更多样化的要求。适应网络化、智能化以及个性化的需要是目前信息检索技术发展的新趋势。

另外,人工智能技术随着网络技术的更新突飞猛进,给信息检索领域带来了许多便捷之处。信息检索智能化发展将是以自然语言检索和可视化检索为基本形式的,机器根据用户所提供的自然语言表述的检索要求进行分析,而后形成检索策略进行搜索,能够代替或辅助用户完成诸如选词、选库、构造检索式,甚至在数据库中进行自动推理查找等功能。未来用户需要做的仅仅是告诉计算机想做什么,至于怎样实现则无须人工干预,这意味着用户将彻底从烦琐的规则中解脱出来。信息检索技术的智能化在未来还具有相当大的发展潜力,应用前景比较广阔。信息检索的发展趋势如下。

1. 智能化

智能化是网络信息检索未来主要的发展方向。近几年来,智能信息检索(intelligent information retrieval)作为人工智能(AI)的一个独立研究分支得到了迅速发展。在 Internet 技术迅速普及的今天,面向 Internet 的信息精准化获取已成为当代计算机科学与技术领域中迫切需要研究的课题,将人工智能技术应用于这一领域是人工智能走向应用的一种新的契机与突破口。

2. 可视化

可视化(visualization)的历史可以追溯到 2 400 多年前。哲学家柏拉图指出,人们通过看来识别物体。据统计,人获取信息有 70%~80% 靠视觉。用图像(visual)取代文字帮助人们检索的优点在于:图像的表达方式生动、形象、准确、效率更高,能从多角度揭示。而纯文字的表达方式是模糊、一维的。

3. 简单化

未来家用计算机将朝着智能化、网络化、人性化和绿色环保的方向发展;操作系统的用户友好性将不断增强,很多公司都在致力于操作系统网络化研究,以便使其中的任一应用程序都能"连接"进行"网络检索",并与网络"交互";各搜索引擎检索界面更加"傻瓜化",使用户学习和进行网络信息检索更加容易;网上自动标引、自动文摘、自动跟踪、自动漫游、机器翻译、多媒体技术、动态链接技术、数据挖掘和信息推拉等技术逐步发展、完善,会越来越方便用户及时准确地检索信息。这些硬件与软件技术的发展都有利于网络信息检索的简单化。

4. 多样化

多样化首先表现在可以检索的信息形态多样化,如文本、声音、图像、动画。目前网络信息检索的主体是文本信息,基于内容的检索技术和语音识别技术的发展将使多媒体信息的检索变得逐渐普遍。

多样化的第二个表现是检索工具向多国化、多语种化方向发展。网络的迅速发展,使得整个世界变成了地球村,世界各地上网人数的不断增多,使得英语已无法满足所有用户的需要,语言障碍越来越明显。

多样化的第三个表现是网上检索工具的服务多元化。网上检索工具已不仅仅是单纯的检索工具,正在向其他服务范畴扩展,比如提供天气预报、新闻报道、股票点评、各种黄页(如电话号码)、航班和列车时刻表、地图等多种面向大众的信息服务,以多种形式满足用户的需要。无论是在国际还是在国内,检索工具都在朝多元化方向发展,为用户提供全方位服务。

多样化还表现在网络信息检索可以间接地服务于其他行业。例如数据挖掘技术可用于分析历史数据的变化趋势,预测未来发展方向,发现大量数据中潜在的模式规律,为投资、科研、项目评估等提供有力的依据;还可以系统地、定量地分析目前较为热门的研究发展领域及查询频繁更新的文献资料种类,可使信息中心、图书馆等信息服务机构不断调整文献资料及图书的订阅、收集工作,有的放矢,向以需求为驱动的方向发展,建立一套更为系统、科学的管理方式。

5. 个性化

个性化指各网站注重内容的特色化和注重个性化的服务。网络资源的指数级膨胀,使得用户在获得自己需要的信息资源时要花费大量的时间和精力。随着互联网的飞速发展,每个人的不同信息需求将突显于标准化、单一的"大众需求"之上,并成为各个搜索引擎或网站努力追求的目标。不同的打有消费者个人烙印的产品将成为某个消费者区别他人、感觉自我存在及独特的外在标志,个性化服务成功的实质在于提供了真正适应用户需要的产品,贯彻了以用户为中心的理念。

6. 商业化

网络检索系统拥有全世界数量众多的用户,吸引了大量的广告,为电子信息的增值服务提供了广阔的空间。网络检索系统已成为新的投资热点。网络检索系统不再仅仅是一种检索工具,而且成为一项产业,它的商业利益成为推动系统完善和扩展的主要动力,网络信息的检索与利用由公用性转向商业化。

3.4　常用医学文献信息检索工具

3.4.1　常用的中文医学信息检索工具

我国现代医学检索工具在新中国成立后得到了迅速发展,1956 年,中国科学技术情报研究所成立,标志着我国检索刊物的编辑出版工作开始走上有组织、有计划的发展道路。20 世纪 60 年代初,中国科学技术文献编译委员会出版了《科学技术文献索引》和《国外医学文摘》系列检索刊物。随着现代信息技术进入检索领域,20 世纪 80 年代末至 90 年代初,中文软盘数据库问世。1992 年,出现了更为先进的光盘检索系统。1997 年 5 月,中国科技信息研究所大型全文数据库 Web 查询服务开通,用户可以使用浏览器在网上对不同专业的 80 多个数据库直接进行查询。从此,中文文献检索进入了网络检索阶段。随着信息技术的飞速发展,网络检索资源日趋丰富。

1. 中国国家知识基础设施(CNKI)工程

中国知识基础设施(CNKI)工程的概念,源于世界银行《1998 年度世界发展报告》。该报告指出,发展中国家应该着重建设国家知识基础设施(National Knowledge Infrastructure,NKI),以尽快缩小与发达国家的差距,提高国家知识和技术的创新能力,增强国际竞争力。CNKI 工程是以实现全社会知识资源传播共享与增值利用为目标的信息化建设项目,由清华大学、清华同方发起,始建于 1999 年 6 月。CNKI 工程集团经过多年努力,采用自主开发并具有国际领先水平的数字图书馆技术,建成了世界上全文信息量规模最大的"CNKI 数字图书馆",并正式启动建设《中国知识资源总库》及 CNKI 网络资源共享平台,通过产业化运作,为全社会知识资源高效共享提供丰富的知识信息资源和有效的知识传播与数字化学习平台。

CNKI 工程的具体目标,一是大规模集成整合知识信息资源,整体提高资源的综合和增值利用价值;二是建设知识资源互联网传播扩散与增值服务平台,为全社会提供资源共享、数字化学习、知识创新信息化条件;三是建设知识资源的深度开发利用平台,为社会各方面提供知识管理与知识服务的信息化手段;四是为知识资源生产出版部门创造互联网出版发行的市场环境与商业机制,大力促进文化出版事业、产业的现代化建设与跨越式发展。CNKI 系列数据库产品,是各类文献资源与知识网络服务系统(简称 KNS)的有机结合体。

CNKI 系列源数据库指以完整收录文献原有形态,经数字化加工,多重整序而成的专类文献数据库,如《中国期刊全文数据库》《中国优秀博硕士论文全文数据库》《中国重要会议论文全文数据库》《中国重要报纸全文数据库》等。CNKI 的主页如图 3-3 所示。

2. 万方数据知识服务平台

万方数据库是由万方数据公司开发的,涵盖期刊、会议纪要、论文、学术成果、学术会议论文的大型网络数据库;是和中国知网齐名的中国专业的学术数据库。万方数据知识服务平台是建立在因特网上的大型科技、商务信息平台,内容涉及自然科学和社会科学各个专业领域。用户既可以单库或跨库检索,也可以在所有数据库中检索,同时还可实现按行业需求的检索功能:万方数据知识服务平台的网址为 http://wanfangdata.com.cn。万方数据知识服务平台包含以下内容:

① 成果专利:内容为国内的科技成果、专利技术以及国家级科技计划项目。

② 中外标准:内容为国家市场监督管理总局、住房和城乡建设部信息中心提供的中国国家标准、建设标准等以及美、英、德、法国国家标准等。

③ 科技文献:包括会议文献、专业文献、综合文献和英文文献,涵盖面广,具有较高的权威性。

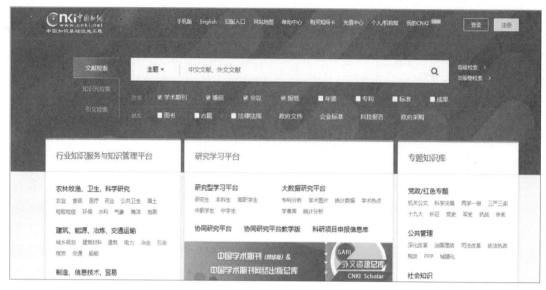

图 3-3　CNKI 主页

④ 机构：包括我国著名科研机构、高等院校、信息机构的信息。

⑤ 万方学位论文：万方学位论文库（中国学位论文全文数据库），该数据库收录我国各学科领域的学位论文。

⑥ 万方商务信息数据库："中国企业、公司及产品数据库"始建于 1988 年，由万方数据联合国内近百家信息机构共同开发。万方数据知识服务平台主页如图 3-4 所示。

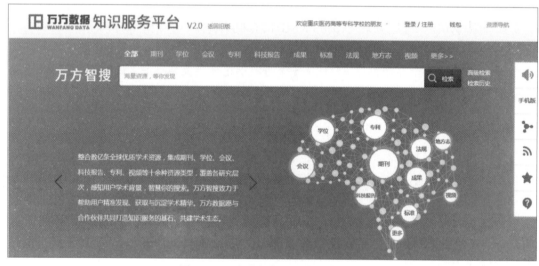

图 3-4　万方数据知识服务平台主页

3. 超星数字图书馆

超星数字图书馆成立于 1993 年，是国内专业的数字图书馆解决方案提供商和数字图书资源供应商。超星数字图书馆于 2000 年 1 月在互联网上正式开通。覆盖范围涉及哲学、社科总论、经典理论、民族学、经济学、自然科学总论、计算机等各个学科门类。

超星电子图书数据库是全球最大的中文在线图书馆，拥有丰富的数字图书资源，并且每日还在不断地增加和更新。它是目前国内高校使用普遍、广受师生欢迎的数字图书馆之一，为高校和科研机构的教学科研工作提供了大量宝贵的教学资料，也是学习娱乐的好助手。超星数字图书馆为满足用户的不同需求，提供了远程包库和本地镜像两种专业服务平台。超星数字图书馆主页如图 3-5 所示。

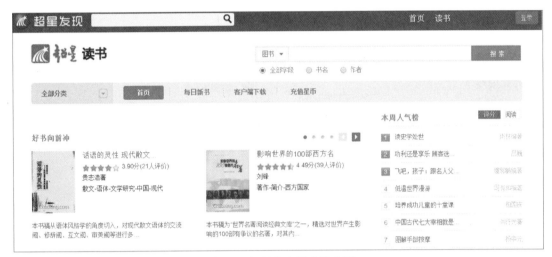

图 3-5　超星数字图书馆主页

4. 中国生物医学（CBM）文献数据库

中国生物医学文献数据库是由中国医学科学院医学信息研究所于 1994 年研制开发的综合性中文医学文献数据库。该数据库是国内第一个综合性中文生物医学文献光盘数据库，也是目前国内最大的医药卫生专业文献数据库。

学科覆盖范围涉及基础医学、临床医学、预防医学、药学、中医学及中药学等生物医学的各个领域。数据库每季度都要进行更新。中国生物医学文献数据库注重数据的规范化处理和知识管理，全部题录均根据中国中医研究院图书情报研究所出版的《中医药主题词表》、美国国立医学图书馆的《医学主题词表》进行主题标引，并根据《中国图书馆分类法》进行分类标引。

CBM 文献数据库的检索入口多，检索方式灵活，并提供主题、分类、期刊、作者等多种词表辅助查询功能，可满足简单检索和复杂检索的需求，并与生物医学国际数据库 PubMed 具有良好的兼容性。其网络版的主页如图 3-6 所示。

5. 国家科技图书文献中心（NSTL）

国家科技图书文献中心是科技部联合财政部等六部门，经国务院批准，于 2000 年 6 月 12 日成立的一个基于网络环境的科技文献信息资源服务机构。目前，NSTL 已经成为一个信息资源丰富、服务内容多样、服务对象广泛、质量优良、管理规范，在国内外受到高度赞誉，在国际上具有

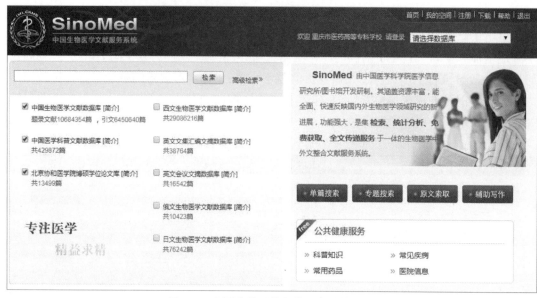

图 3-6　中国生物医学文献服务系统主页

一定影响的现代科技文献信息服务机构。

　　NSTL 建设的国家科技文献资源网络服务系统开通了外文期刊数据库、外文会议论文数据库、国外科技报告数据库、外文学位论文数据库、中文期刊数据库、中文会议论文数据库和中文学位论文数据库 7 个文献检索和提供原文的数据库,目前收藏有中外文科技期刊、会议文献、图书、科技报告和学位论文等各种类型的科技文献信息资源。NSTL 网络服务系统是一个公益性的科技文献信息服务平台,系统通过丰富的资源和方便快捷的服务满足了广大用户对科技文献信息的需求,向用户提供馆藏文献的阅览、复印、查询、检索和各项电子信息服务。NSTL 网络服务系统的主页如图 3-7 所示。

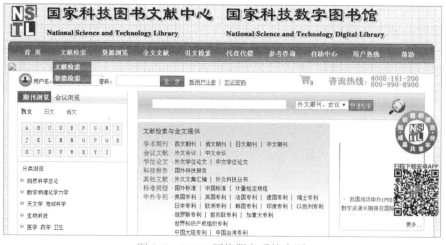

图 3-7　NSTL 网络服务系统主页

6. 重庆维普数据库

《中文科技期刊数据库》源于重庆维普资讯有限公司于 1989 年创建的《中文科技期刊篇名数据库》，其全文和题录文摘版一一对应。中文科技期刊篇名数据库是重庆维普公司开发的国内较大的期刊全文数据库之一，故又称维普全文数据库，收录了自 1989 年以来自然科学、工程技术、农业、医药卫生、经济、教育和图书情报等学科的文献资源。

目前，全国许多图书信息机构都订购了重庆维普数据库，并建有镜像站点，其主页如图 3-8 所示。

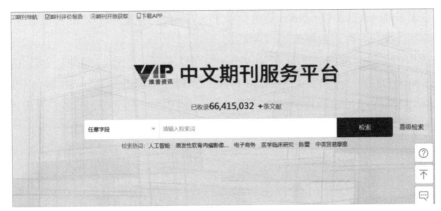

图 3-8　重庆维普数据库主页

3.4.2　常用的外文医学信息检索工具

网络不仅使人们能够方便地获取各种中文信息，而且将丰富的外文信息资源呈现在大家的面前。以 MEDLINE 为代表的国外医学文献检索工具以信息技术为依托焕发出了新的活力，提供给用户巨大的信息量和极为灵活的使用手段。然而，医学信息并不仅仅存在于医学专业数据库中，Elsevier、Science、EBSCO 等开发的综合性文献数据库同样可以提供医学信息。

1. Medline 与 PubMed

（1）Medline 数据库

Medline 数据库由美国国立医学图书馆（NLM）编辑建立，是世界上公认权威的大型生物医学文献数据库，收录全世界 80 多个国家和地区 40 多个语种的文献数据，Medline 涵盖了美国《医学索引》（*Index Medicus*）、《牙科文献索引》（*Index to Dental Literature*）和《国际护理索引》（*International Nursing Index*）印刷本的全部数据，内容涉及临床医学、基础医学、护理学、口腔医学、药理和药剂学、环境医学、职业病学、兽医学、卫生管理、食品营养、卫生保健、信息科学等领域。

（2）PubMed

PubMed 是 美 国 国 立 医 学 图 书 馆 附 属 国 立 生 物 技 术 信 息 中 心（National Center for

Biotechnology Information,NCBI）开发建立的生物医学文献检索系统，于 1997 年开始在网上向用户提供免费检索服务。PubMed 是 NCBI 开发的 Entrez 检索系统的重要组成部分之一。Entrez 是一个用以整合 NCBI 系列数据库中信息的搜寻和检索工具，这些数据库包括核酸序列、蛋白序列、大分子结构、基因组序列等。PubMed 主要用于检索包括 Medline 数据在内的期刊文献，其页面也提供了对 Nucleotide（核酸序列）、Prolein（蛋白序列）、Genome（基因组序列）、Structure（分子结构）、OMIM（孟德尔遗传在线）等数据库的链接。PubMed 系统可通过 NCBI 主页上的 PubMed 链接单击进入。

2. Embase 数据库

Embase（Excerpla Medica Database）是由荷兰 Elsevier 公司建立的 EM 书目型数据库。Embase 有光盘、国际联机数据库、网络数据库等多种形式。

Embase 是用于同时检索 Embase 和 Medline 的网络平台。它还与多个全文数据库建立了全文链接，如 Science Direct、Springer Link、Cell Press、KARGER Online Journals 等，以及 Open URL 期刊，还能链接到基因与蛋白质序列数据库、出版商及刊物的主页等，方便了读者使用。此外，Embase 还提供电子邮件定制服务。

3. Biomed Central

Biomed Central（BMC）是一个独立出版商，提供网上即时免费查阅经过同行评议的生物医学研究资料。BMC 众多的在线刊物组成了 BMC 刊物集团，内容囊括生物学和医学，其中包括 Journal of Biology、Genome Biology 以及 Arthritis。目前 BMC 有 200 多种生命科学和医学方面的期刊，这些期刊分为 3 种类型：All content open access，可以免费阅读全部全文；Subscription required freetrial available，可免费阅读部分全文；Subscription required，需注册付费才能阅读全文。所有发表在 BMC 刊物上的研究文章（research article）可随时在网上免费查阅，无其他任何限制。

【课后习题】

扫描二维码，查看本章课后习题。

课后习题

第 4 章　网络空间安全入门

4.1　网络空间及安全

网络空间的
含义

4.1.1　网络空间概念

美国科幻作家威廉·吉布森(William Gibson)在 1984 年写了一本名为《神经漫游者》(Neuromancer)的书。他在此书中讲述了一个离奇的故事,吉布森认为有一个庞大的三维信息库和各种信息在高速流动的空间。他把这个空间取名为"赛博空间"(Cyberspace),这是这个名词的首次出现。

网络空间是指"连接各种信息技术的网络,包括互联网、各种电信网、各种计算机系统,及各类关键工业中的各种嵌入式处理器和控制器。在使用该术语时还应该涉及虚拟信息环境,以及人和人间的相互影响。"它主要包括了 Internet、电信网、各类无线通信系统、大型网络化信息系统、空间信息系统、工业控制系统及相关的配套设施。这些是用于对信息获取、存储、传输、交互的信息基础设施及其配套设施。网络空间还有利用电磁波原理工作的无线电台、雷达、移动通信网络等。另外,网络空间将人与机器的距离无限拉近,使人与虚拟空间融合,其中对社会影响最大的就是各类社交网站。而网络空间最重要的价值就是其中存储、流动的代码及其相对应的数据。

可以看出,网络空间离不开通信线路、通信设备、有独立功能的计算机及软件支持,并能实现数据通信与资源共享。在网络空间中,人们凭借信息环境互相影响。它涉及信息世界和物理世界,并延伸到人类社会。通过物联网实现了物理世界与信息世界的融合;通过移动互联网、社交网络等实现了人类社会与信息世界的融合;而网格计算与云计算技术为物理世界、人类社会的信息存储和计算提供了实现的方法。

4.1.2　网络空间安全

网络空间安全主要包含信息安全和控制安全两个范畴,一般指的是信息安全和网络空间基础设施(cyber space infrastructure)安全两大部分。网络空间基础设施包括现在的互联网,也包括控制系统、计算机的硬件和软件以及各种服务。在此之上,是物理的基础设施,包括光纤通信等各种通信技术以及上层各种各样的应用技术。

进入 21 世纪,尤其是近年来信息通信技术发展迅猛,世界迈入了网络空间时代。网络空间安全是现代科学技术和信息技术安全发展的必然要求,通常意义的网络空间安全一般包括下面4 方面内容。

① 信息设备安全:保证信息处理及传输系统的相关设施设备的物理安全。它的安全性是指保证硬件设备在软件系统的支持下运行正常,防止因为软件系统的崩溃和硬件损坏而对系统存储、处理和传输的信息造成破坏和损失。避免由于电磁泄漏,产生的信息泄露干扰他人,或受他人干扰。

② 信息系统安全:保证信息处理和传输平台是可信的,数据库、操作系统等各类系统软件是安全的。信息系统具备口令鉴别、安全审计、权限控制、安全跟踪等功能,能够抵御计算机病毒、伪代码等恶意程序攻击。

③ 信息数据安全:通过数据加密、信源信宿认证、完整性等控制手段,确保数据不被篡改、删除、增加、泄露,保证信息系统承载的数据处于安全状态,并且能够随时被安全使用。

④ 信息内容安全:要求信息内容在道德层面符合中华民族优良的道德规范;在法律层面需要符合国家法律法规。

4.1.3　网络空间安全威胁

随着云计算、大数据、物联网、移动应用、智能制造等网络新技术、新应用不断涌现,信息化、智能化设备普及度越来越高。国际层面的网络危机管控和争端解决等相关机制处于空白状态,使国际上网络安全事件频发,同时也给我国社会发展、人民生活、国家安全带来了十分严重的威胁。主要体现在以下几方面。

我国网络
空间的主要
威胁

(1) 关键信息基础设施的安全威胁日益加剧

针对政府部门、事业单位、企业机构等重要信息系统的有组织攻击增多,针对关键基础设施如交通、金融、能源等行业的安全威胁日趋复杂。这些重要信息系统和关键基础设施一旦遭受攻击,不但会造成自身瘫痪,而且扰乱其他领域的正常运转。

(2) 针对工业控制系统的网络攻击数量增多

随着工业信息化的进一步发展,尤其是智能制造的深入推进。采用通用协议、通用硬件和通用软件的工业控制系统的数量越来越多,并以多种方式与公用网络进行连接,导致工业控制系统面临的安全风险日益加剧。"震网"事件的发生给全球工业控制系统敲响了安全的警钟。更让人震惊的是,"震网"病毒由于采用了自我保护、隐蔽等手段,至今并未找到谁是真正攻击者源头的证据,只能从发起的手段、攻击的规模、攻击的原因及国际政治因素等方面进行揣测。

（3）手机等移动互联设备面临着巨大的安全威胁

随着智能手机及智能终端的普及与迅猛发展，这种智能化的通信工具逐渐成为 IT 安全专家眼中的"定时炸弹"。手机木马、手机漏洞、伪基站等针对智能终端系统的各种新兴安全威胁蜂拥而至，用户防不胜防。"流量消耗"和"拦截窃取短信"木马激增；强发垃圾及诈骗短信的"伪基站"攻击泛滥；危及手机用户安全和泄露隐私的系统漏洞频现，这些爆出的安全漏洞，使得手机操作系统被控制及手机内照片、软件被泄露的风险剧增。

（4）线上社交媒体对网络安全环境影响愈加明显

非法势力会利用网络社交媒体，使其成为策动群体活动、放大现实问题、意识形态渗透和舆论进攻的新工具。

4.2　医疗信息安全

4.2.1　医疗信息泄露

随着健康中国战略实施，医疗健康大数据、卫生信息化建设以及"互联网＋医疗健康"服务等与信息技术密切联系的一系列行动，成为推动卫生健康事业发展的前进动力。安全是数字信息时代发展的重要保障，尤其是医疗健康大数据，涉及生物安全、国家战略安全、数据本身的安全以及群众的生命安全。对于数据安全，随着信息安全等级保护 2.0 的来临，所有从事医疗健康大数据和"互联网＋医疗健康"服务的企事业单位都应当对物理安全、网络安全、组织安全、应用安全、数据安全以及安全制度措施加以重点关注。但是由于医疗信息的价值远高于其他信息，导致国内外医疗行业信息泄露情况频频发生。据统计，近年来医疗行业数据泄露排名在数据安全事件中持续上升，占比达到 24%，排名第二而仅次于金融行业。医疗就诊信息的泄露，不仅会给患者造成安全威胁，医疗机构本身会面临患者的法律诉讼、声誉受损，严重的还会导致社会安全感下降。随着近年来医院上云、远程问诊等业务的开展，患者的病历及健康档案等信息也逐渐电子化，越来越多的个人健康信息进入网络。这虽然在很大程度上提升了便捷性，但同时也增加了病人信息泄露的风险。

1. 医疗行业信息泄露的主要途径

① 内部泄露是主要渠道。在世界范围内，医疗行业是内部威胁高于外部威胁的唯一行业，内部从业人员对医疗信息的泄漏达到了惊人的程度。内部人员泄漏信息的原因主要有三个：一是经济利益驱使；二是出于好奇或娱乐心理而窥视名人及其家人的隐私信息；三是缺乏保密意识。

② 黑客攻击也是安全隐患。据一家提供安全服务的技术公司报告显示：与 2019 年的数据相比，2020 年美国的医疗保健信息泄露事件数量增加了 55% 以上，达到 599 起，受影响总人数超过 2 640 万人。毫无疑问，医疗信息有着很高的价值，其中包含的患者姓名、年龄、居住地址、电话、病史、银行账户等信息，蕴含着重要的财富价值。医疗信息成为黑客的"香饽饽"是不争的事

实,这也是近年来医疗信息安全事件频频发生的重要原因。

2. 防范医疗信息泄露

在利益等因素的驱使下,医疗系统"内鬼"泄漏信息的事件频频发生。另外,黑客对这些数据也一直虎视眈眈。医疗信息安全措施也成为医院信息化的重点关注对象。

（1）加强身份管理

层出不穷的安全事件时刻提醒着人们,安全线就是生命线,其中的第一道防线就是身份认证。根据专业机构发布的 2017 年数据泄露调查报告,81% 的数据泄露与身份被窃取相关。在我国各级医疗机构中,因为工作人员身份被窃取之后而发生信息泄露的案例大量发生。

① 必须要加强员工的安全意识,做好身份认证。同时加强运维技术人员的监管。

② 加强医护人员的安全意识。

③ 杜绝医护人员共用账号的现象,否则如果出现安全事故,很难进行安全追溯。

④ 加强医疗机构对内部工作人员的管理。

⑤ 提高医疗系统账号安全等级,防范黑客的暴力破解、撞库、钓鱼邮件、木马病毒、SQL 注入等方式的攻击。

⑥ 加强信息化运维人员监管。在医疗行业信息化建设不断创新的同时,也随之带来了新的安全风险和威胁。保障医疗机构中 HIS、PACS、LIS、EMR 等重要业务系统正常运行的运维人员,也成了信息泄露的重要源头。因为运维人员可以接触到整个数据库信息,一旦操作不慎或监管不到位,就会造成敏感信息的泄露。

⑦ 实现人员密级管理。针对医院内部人员进行密级管理,可对医院内部人员、文件进行多个等级划分,低密级用户无法打开高密级文档。

（2）利用安全技术手段防止信息泄露,做到安全追溯、责任到人

① 通过数据库审计,实现有效的操作行为记录及事后取证。对医院敏感数据的分布、访问和活动情况进行全方位的监控和记录,如什么时候、哪个用户、在哪里、通过什么访问、访问了什么数据库操作信息,便于事后取证。及时发现数据的异常活动情况和风险,及时发出警报,同时输出可视化的报表,供监察人员审查。

② 通过动态脱敏,防止数据共享时的敏感信息泄露。动态脱敏是存在于信息化平台和医联体单位之间的安全层,可以对敏感信息通过脱敏规则进行数据的变形,在医疗信息不得不传递的过程中,可以将姓名、电话、门牌号、个人详细住址等信息进行内容遮盖,实现敏感隐私数据的可靠保护。这种方式确保医联体单位能够根据其工作所需和安全等级,恰如其分地访问生产环境敏感数据。

③ 通过数据库防火墙和加密,防止黑客及"内鬼"窃取数据。通过防火墙独立的授权管理机制和虚拟补丁等防护手段,及时发现和阻断 SQL 注入攻击和违反医院规范的访问请求。为了防止黑客或内部高权限用户整体拖库,造成大批量明文数据泄露,需对数据库中存储的敏感数据进行加密。通过数据库加密,对重要数据进行加密,即使核心数据被窃取或泄漏,没有解密,也不会造成大的安全风险。

④ USB 等移动介质管控。结合医院的实际情况,建立 USB 等移动介质管控。防止外部USB 等移动介质随意接入、内外网间交叉混用移动存储介质,造成内部信息泄露、病毒木马传播

感染等严重安全事件。对未注册移动介质接入行为进行阻断,对违规使用移动存储介质、违规信息泄密行为进行预警,协助网络安全管理人员加强 USB 等移动介质的管控和信息安全保密管理。

⑤ 严格管控敏感内容外泄,生成审计日志。对于医院系统里的敏感数据,涉及患者的姓名、联系方式、身份证号或统计方数据,禁止复制、打印、外发,并且对医院员工终端数据访问、网关数据传输、数据库访问等操作进行完整记录,实现数据全生命周期的安全流转与使用。通过数据库审计,便于事后取证,及时发现数据的异常活动情况和风险,产生预警报告上传管理人员,同时输出可视化的报表,供管理人员审查。

随着开展诊疗服务对信息系统的依赖程度越来越高,医院信息系统中存储了大量医疗数据和患者个人信息,因此必须确保其安全性才能保障医院正常运作和持续发展。需从管理与技术相结合的高度,制定合适的信息安全管理策略,才能提高医院网络信息系统的安全性。

4.2.2　患者隐私与信息保护

1. 医疗信息及患者隐私保护工作条例

由于医护工作的特殊性,医护人员常常能接触到患者生活经历、经济状况、患病情况、身体状态、生物信息(比如血型、指纹等)等更为广泛的个人信息。这不仅是普通意义上的信息,而且往往是患者的隐私。因此做好患者的相关信息及隐私保护,不仅是每一个医护人员的责任和义务,也是医德的一种具体体现。下面以某三甲医院的规定为例来了解作为一名医务工作者,应该如何在实际工作中保护患者信息及隐私。

① 不能将就诊患者及其家属的姓名、住址和个人病史公开或传播。

② 严禁向各类商家(如奶粉生产厂家、保险公司)透露患者的个人信息与统计资料。如患者电话、住址等。

③ 不得将含有患者识别信息的纸张在病区内、护士办公室、医生办公室及其他场所张贴或通过其他渠道公示。

④ 在询问患者隐私时,应当态度严肃,不得嬉笑、嘲弄。护理患者隐私部位时勿开玩笑,态度要严谨。

⑤ 在询问患者孕、产次数时,应单独轻声询问。在做产检、妇检时,询问尽量避开患者家属及其他患者。

⑥ 严禁将患者的隐私或治疗过程当作茶余饭后的谈资。

⑦ 不得在公共场所或向无关人员讨论、谈论患者与疾病相关的特殊生活经历。

⑧ 不得在公共场所或向无关人员讨论、谈论患者的病情、身世、生活状况、生理缺陷等。

⑨ 凡属国家允许的宗教信仰与民族习惯,在不影响医院工作和秩序的情况下,医务人员都要尊重和保护,不能用任何方式议论、嘲笑、歧视和干涉。

⑩ 进入房间时先敲门,离开房间时随手关门。

⑪ 对异性患者实施隐私处处置时,应有患者家属陪伴。男医师为女病人检查胸、腹、外阴部时,必须有其他医务人员在场。

⑫ 身体暴露较多的检查,如妇科检查、人流前准备、阴道 B 超、输卵管造影、肠镜、DSA 必须有围裙等保护。

⑬ 进行暴露性治疗、护理、处置等操作时,应关门或拉好布帘。危重病人在更换被服、衣物、翻身时,应尽量减少暴露。

⑭ 抢救病人时必须以布帘或屏风等遮挡。

⑮ 对于院内或科室内安排的涉及患者隐私的见习、学习等事项时,负责人应保护好病人隐私并征得患者本人同意,告之学习内容。

⑯ 因科研、教育等需拍摄视频时应首先征得患者的同意,播放时应以技术手段隐去患者双眼或脸部等能识别患者身份的特征部位。

⑰ 除实施医疗活动外,不得擅自查阅患者的病历,如因科研、教学需要查阅病历的,需经医务科同意,阅后应立即归还,不得泄露患者隐私。

⑱ 对病案的利用者加强资格审查,病案的借阅、复印按规定严格执行,未经许可不得向无关人员公示。

⑲ 严禁向患者未授权人员透露住院信息。

⑳ 对特殊疾病的患者,医护人员床头交接时不应交接医疗诊断,应为患者保守秘密。

㉑ 医师早查房时,讨论病情应避开其他无关人员,请探视者在外等候,只留一名陪护。

㉒ 出院患者的手腕带收回,放入黄色垃圾袋,不能乱扔。

㉓ 门诊就诊实行"一室一患",不得围观,诊治过程要关门。

㉔ 候诊区排队显示系统显示屏不能显示患者全名。

㉕ 特殊用药由临床药师为患者一对一提供药物咨询和使用方法等示教工作,必要时安排同性药师为患者服务。

㉖ 严格按照《处方管理办法》保存及销毁处方,避免处方信息泄露。退药上的标签要及时销毁,防止患者信息泄露。

㉗ 单位集体体检后的相关资料按个人一人一袋封存,直接交给本人,体检总表交给单位领导。

㉘ 清洁工、后勤人员等非医务人员进入病区或门诊时,对患者的隐私不得过问、不得谈论,对患者的隐私物品未经允许,不动、不摸。

医务人员涉及患者隐私无小事!隐私这条红线,务必要重视。对患者的人文关怀不应是空有情怀和口号,保护患者隐私既是显示彼此尊重的点滴之事,也是关系医护切身利益的大事。

2. 医务人员信息泄露的处罚

在我国,通过《医疗机构管理条例》《医师法》《民法典》《护士条例》《医疗事故处理条例》等相关法律法规,对保护病人医疗信息及隐私做了严格规定。

《民法典》第一千二百二十六条【违反患者隐私权和个人信息保密义务的医疗机构责任】规定:医疗机构及其医务人员应当对患者的隐私和个人信息保密。泄露患者的隐私和个人信息,或者未经患者同意公开其病历资料的,应当承担侵权责任。

2008 年 5 月 12 日起施行的《护士条例》中明确指出:护士在执业活动中泄露患者隐私的,

由县级以上地方人民政府卫生主管部门依据职责分工责令改正,给予警告;情节严重的,暂停其6个月以上、1年以下执业活动,甚至吊销其护士执业证书。

《个人信息保护法》要求在处理生物识别、医疗健康、金融账户、行踪轨迹等敏感个人信息时,应征得个人的单独同意。

4.3　个人网络信息保护常识

现实社会中,网络账号被盗、网络交友被骗等案例屡见不鲜。网络购物、会员卡、问卷调查、社交媒体等成了个人信息泄露的重灾区。新型木马层出不穷,钓鱼网站花样繁多,恶意软件恣意侵扰等让人防不胜防。诈骗电话、短信、恶意链接等让人烦不胜烦。网络谣言、虚假信息、色情网站、消极文化、网络暴力、网络恶搞等情形严重污染互联网生态。虚假网站、劣质产品、非法支付等让人真假难辨。网络安全风险隐含于云存储、二维码、移动 App、大数据等各类新的应用中。由于网络本身具有虚拟性、隐蔽性,导致犯罪成本低、取证难,在网络上安全问题比现实社会显得更为突出、频发。

但在实际生活中有以下几种思维的人大有人在:

① 不利用网络做坏事自己就是安全的。事实是,在网络的世界里,虽然你安分守己,但无孔不入想搞破坏的始终存在,无人能置身事外、独善其身。

② 本人无钱、也非重要人士,黑客就不会关注本人。事实是,黑客的攻击往往是搞无差别攻击地广撒网,没有自我保护,就很容易成为黑客网里的鱼;

③ 网络安全是专业人员的事,不需要自己搞明白,否则要他们干吗？事实是,再专业的网络安全防护碰上不给力的"队友",仍然逃不出被"黑"的下场。这如同一个小区里有最好的门禁系统、监控系统和保安,但是个人保管不好钥匙和门禁卡,或者出去不关门,前面那些措施都会归为零;

④ 网络安全意识不到位属于自己的问题,与其他人无关。事实是,个人如果网络安全意识不到位,不仅自己会成为受害者,甚至会沦为黑客攻入内部的跳板,成为攻击别人的"傀儡"、黑客的帮凶。所以,在生活和工作都与网络息息相关的环境下,每个人都不应是网络安全的旁观者。

值得忧虑的是,大多数网民的法律意识较为淡薄,不清楚网络上哪些行为违法,也不了解网络安全的相关法律法规。甚至当受到网络侵犯时,也不知道使用法律武器保护自己。国家领导人曾作出"国家网络安全工作要坚持网络安全为人民、网络安全靠人民"的重要指示。充分指出了人人参与对于网络安全的重要性。

信息技术发展到今天,几乎是"有人的地方就有网络""有网络的地方就有安全问题"。网络是双刃剑,不能因为它的方便快捷就忽视它的安全问题,但也不能因为安全问题就将其束之高阁。作为个人用户,只有掌握网络安全法律,增强网络安全意识,提高网络安全技能,才能保护个人上网、用网安全。

4.3.1　移动终端安全防护

1. 移动终端的安全问题

随着移动终端的普及,个人隐私、职业数据、生活数据都交织在手机里。它里面往往存储着重要的工作数据、金融信息、支付账户和电子邮件等。作为使用频率最高的工具之一,频繁上网很容易遇到恶意软件,但用户对手机中的恶意病毒的警惕性并没有随之加强,也导致它的安全问题日益严重。对智能移动终端中的个人数据保护不重视、安全设置不合理等已经让很多用户付出了代价。移动互联网络安全隐患主要体现在以下几个方面。

（1）终端本身具有隐患

一个带有问题的手机本身就可能是错误或者恶意配置的供应链,一些不法分子甚至可能违反相关管理部门的规定来恶意配置。

（2）恶意应用程序泛滥

有些应用程序在安装时宣称带有某些功能或执行某项任务,但安装之后并非如此,这就相当于植入了一个难以发现的漏洞。谷歌曾调查名为"Judy"的恶意软件,它会使设备产生大量的欺骗性点击广告,为背后的操纵者赚取利益。

（3）个人信息泄露风险

许多应用程序安装时虽然采用的是合法用途,但仍可能导致信息的盗用。例如,电话本中的联系人信息被盗,这无疑会带来许多麻烦。一些手机 App 应用程序也在过度收集用户的个人数据,导致信息泄露风险加大。

（4）勒索病毒可感染移动终端

由于勒索软件 WannaCry 是一种基于 Windows 系统的病毒,因此手机不会感染 WannaCry。但是这也并不代表手机用户就可以高枕无忧。和 PC 端的勒索病毒相比,移动端的勒索病毒开发门槛极低、操作简单,人们对手机安全意识要低于 PC,有非常成熟的扩散链条。手机勒索软件是一种通过锁住用户手机,使用户无法使用,并以此来胁迫机主支付解锁费用的恶意软件。其主要表现形式是:无法切换程序、触摸屏失灵等,这种病毒除了勒索用户钱财,还可能会破坏用户数据和手机系统。在现实中,已经有很多人中了手机勒索软件类病毒,其危害不容小视。

2. 手机中病毒后处理方法

① 及时关闭手机上包括 Wi-Fi 与运营商流量在内的所有网络。手机关机后,将用户识别（SIM）卡更换至另一手机中,防范病毒继续传播以及短信、通讯录等相关的个人隐私泄露。

② 通知好友,自己的手机中了病毒,请好友警惕防范;如有可能,尽量通知所有联系人。

③ 恢复出厂设置或者刷机是两种方法比较快速简单删除病毒的方法。也可参考手机厂商的刷机指导,或者到手机售后服务处,在专业人员指导下进行刷机操作。

④ 遇到经济损失或勒索信息,必须在第一时间报警。

3. 保护智能移动终端上的数据

保护智能移动终端的数据安全有很多方法,也可以借助第三方安全软件的支持。但就用户自身而言,养成如下良好的应用习惯尤其重要。

① 经常备份重要数据。要格外重视电话号码等数据安全,做到经常备份,以防因移动终端设备意外丢失而造成的数据丢失。

② 不要浏览不健康的网站。不健康的网站容易"挂马",风险性较高,是数据被盗的高危区。

③ 不要登录不安全的网络。在不安全的网络上,任何人都有可能访问你的移动终端设备,从而窃取信息。

④ 填写网络应用信息时,尽量不要选择"记住我"。网站大都具备"记住我"功能,会保存用户名和密码。

⑤ 安装杀毒软件,定期对智能移动终端进行安全检查。

4. 处理智能移动终端丢失后的安全问题

手机、平板等智能移动终端丢失后可以采取以下步骤:

① 打电话和发短信给自己的手机,看能否找回。

② 打电话给运营商,挂失手机号。

③ 若开通了手机银行业务,联系相关银行,按照相应操作,冻结相应的网银账户。

④ 尽快登录微信、微博等社交网络平台,修改密码;同时,告知好友手机丢失,提醒他们不要轻信通过你的账号在这些平台上发布的信息,防止好友受骗造成不必要的财产损失。

5. 安全扫描二维码

二维码是用特定的几何图形按一定规律在二维空间上分布的黑白相间的图形,在现代商业活动中得到了广泛应用。产品防伪、广告推送、网站链接、数据下载等都可以通过扫描二维码完成。但这也为不法分子留下了可乘之机。不法分子利用二维码生成器,可将病毒链接地址制作成二维码。为了伪装,再把病毒地址隐藏在正规软件地址内,当用户扫描二维码后,下载"正规软件"时,病毒也悄悄地被安装到了用户的手机上。因此,安全扫描二维码需要做到:

① 认真审核二维码来源。在扫描二维码之前,一定要确保二维码来自正规商家或者是已经确定的可以信赖的人,不能扫描来源不明的二维码。

② 安装手机防护软件。手机防护软件在一定程度上能够起到提示用户当前链接是否存在安全风险的作用,降低中毒风险。

③ "扫"前须思考,不能见"码"就扫,扫码后如果出现链接,要谨慎点击,确保安全。

6. 安全连接 Wi-Fi

大部分商店、机场等公共 Wi-Fi 热点并不安全,它们在提供"热点"的同时,也向网络犯罪者开放了入口。别有用心者可以借助开源的黑客工具,轻易地获取用户的隐私信息。所以要尽量避免使用公共 Wi-Fi。即使要用也要尽量避免使用可疑的或者不设密码的 Wi-Fi。相对于公共 Wi-Fi,家庭使用的或者私有的 Wi-Fi 网络安全性相对较高。尽管如此,也要防范黑客攻击或者

"蹭网"。安全连接 Wi-Fi 需要做到：

① 慎用公共 Wi-Fi。如果确认公共 Wi-Fi 是由正规机构提供的，也有相关验证机制才可连接使用。尽量避免使用那些没有密码或无须验证的公共 Wi-Fi。

② 为避免敏感信息遭到泄露，在使用公共场合的 Wi-Fi 热点时，尽量不要进行网络购物和网上银行的操作。

③ 在不使用 Wi-Fi 时尽量将其关闭，或者把 Wi-Fi 调成锁屏后不再自动连接。如果 Wi-Fi 处于打开状态，手机就会不断搜寻信号，一旦遇到同名的热点就会自动进行连接，存在被钓鱼的风险。

④ 不要使用默认的账户或密码，复杂的密码可大大提高安全性。同时，尽量选择 WPA2 加密认证方式。

⑤ 安装安全防护软件。安全防护软件具有保护智能移动终端安全、拦截有害信息，以及提示可能存在的危险等功能。

7. 避免移动支付中的安全风险

在移动支付时代，人们习惯绑定手机号、个人信息等，与智能终端应用建立联系。移动支付的确极大地方便了生活，但其带来的安全威胁更是不容忽视，主要体现在两方面：一是移动支付缺乏有效的身份识别，仅仅依靠手机动态密码来保护账户安全是否足够有效还有待考证；二是网络诈骗越来越多，用户防不胜防，尤其是一些欺诈短信极易诱使用户安装木马或者登录钓鱼网站，从而非法获取用户账号密码、资金情况等信息。要确保移动支付的安全应做到：

① 安装软件时选择正规的来源，不轻易点击陌生链接安装不明软件。

② 设置多重密码。将登录密码和支付密码分开，并提高密码复杂度，增强手机支付的安全性。

③ 使用数字证书、U 盾、手机动态口令等安全产品。虽然增加了使用的复杂性，但能够有效保证移动支付安全。

④ 谨慎保管个人信息，包括身份证、银行卡、手机验证码等隐私信息，避免泄漏。

移动支付快捷便利，但安全风险需要引起重视，安全意识更要时刻绷紧，避免因疏忽造成经济损失。

4.3.2   安全使用计算机常识

1. 计算机密码设置

密码的设置是一台计算机能安全使用的前提，是第一道安全防线，主要分为以下几类。

① 设置个人计算机开机密码。这里的开机密码指的是进入 CMOS/BIOS 时配置的计算机开机密码。

② 设置 Windows 系统登录密码。可先创建系统登录账户，再设置账户密码。

③ 设置屏幕保护密码。在使用计算机的过程中需要暂时离开，为了不让他人使用，一个最简单的办法就是通过 Windows 的屏幕保护程序来限制不速之客的入侵。

2. 消除流氓软件的侵扰

在使用计算机的过程中,有时会莫名其妙地弹出一些小广告,出现一些乱七八糟的程序。有些会一直提醒你继续安装某些应用服务,也有些会诱导你改变浏览器等软件的设置。这些情况很可能是由于计算机受到了"流氓软件"的干扰。为了避免安装流氓软件,需要做到:

① 尽量从其官网等正规渠道下载软件。如果不从官网下载,一些软件会捆绑一些并不需要的软件。

② 软件安装时需要谨慎。在软件安装过程中,在默认状态下会附带很多小软件安装到计算机中,所以切忌没看清楚选项就一味地选择"下一步",不需要的软件坚决不安装。

③ 安装软件完成后,应第一时间检查计算机是否有异常。如浏览器首页是否发生变化,快速启动栏或桌面是否多出几个图标,"开始"菜单里是否出现了不知名新软件等,这些都要引起注意。

④ 如果不慎安装了"流氓软件",可在计算机中找到安装的位置,使用系统自带工具或第三方软件删除。

3. 简单判断计算机中毒后的症状

① 浏览器打开后的页面非以往默认的页面。主页变成了陌生网址,而且很难改回自己默认的主页。

② 电脑桌面多出类似"免费电影""软件下载""在线小游戏"等广告图标,双击后会打开特定的网页。

③ 如果网络状况正常,联网时却常掉线。这有可能是有人在暗中试图盗取你的账号和密码。

④ 出现鼠标自己移动、硬盘灯无故闪烁、光驱无故弹出、摄像头自动打开现象,这都很可能是计算机被人远程控制了。

⑤ 计算机里的安全防护、病毒查杀软件都不起作用了。不管是单击快捷方式,或者直接运行启动程序均不能执行。

⑥ 浏览器并不会按所输入的访问地址进行访问,比如访问网站 A,打开的却是网站 B。这可能是因为感染病毒造成域名解析错误。

⑦ 计算机运行突然变慢,上网速度也变慢。"任务管理器"中多了些自己不认识的其他进程,并且无法停止。

当计算机出现以上症状时,基本可以断定为中毒。当然计算机中毒还有一些其他异常情况,若发现不妥要引起注意。

4. 防范蠕虫病毒

正常使用的计算机会有时突然变卡顿、出现蓝屏、频繁重启、甚至崩溃等情况,这很可能是因为中毒了。这类病毒一般属于蠕虫病毒。它是一种常见的计算机病毒,一般通过网络和电子邮件进行复制和传播,它能将自身的全部功能或部分功能传递到其他计算机系统中,对计算机程序和系统本身的破坏尤其严重。要防范它们,主要做到:

① 需要提高安全防范意识。

② 由于蠕虫病毒往往会伪装成大家感兴趣的链接,或者隐藏在邮件附件中。在单击某些不明链接或不明邮件的下载附件时需要格外小心。

③ 查杀蠕虫病毒一般需要借助第三方杀毒软件,可以安装对内存与邮件具备实时监控功能的杀毒软件。

④ 蠕虫病毒传播速度快、变种也多。病毒库需要定期更新,以便查杀最新病毒。

⑤ "安全模式"下查杀蠕虫病毒更好。开机时连续按 F8 快捷键,出现"启动菜单"时,选择进入安全模式,再启动杀毒软件。

5. 防范木马侵袭

木马也称木马病毒,其能够通过特定的程序(木马程序)控制另一台计算机。它不同于一般的病毒,木马不会自我繁殖,也不会感染其他文件,但是在通过伪装诱使用户下载执行后,可按施种者的意愿任意毁坏、窃取被种主机的文件,甚至远程操控被种主机。

根据木马的变种,木马病毒主要分为以下几种。

① 网上银行木马:针对网上交易系统编写的木马病毒,其目的是盗取用户的卡号和密码,甚至是安全证书。

② 网络游戏木马:采用记录用户键盘输入、Hook 游戏进程和 API 函数等方法获取用户的密码和账号之后,再通过发送电子邮件或者向远程脚本程序提交的方式将窃取的信息发送给木马作者。

③ FTP 木马:FTP 是文件传输协议的简称,用于互联网上控制文件的双向传输。FTP 木马将打开被控制计算机的 21 号端口(FTP 默认端口),然后每个人都可以通过一个 FTP 客户端程序,在不需要输入密码的情况下直接连接到受控制端计算机,并且可以进行最高权限的上传和下载,窃取受害者的文件。

要防范木马病毒,主要做到:

① 不登录不良网站,不随意打开不明网页、链接,这些往往是木马病毒最"喜欢"的地方。

② 不随意接收陌生人的文件。若必须要接收,可通过取消"隐藏已知文件类型扩展名"功能查看文件扩展名及类型。

③ 在大型可信软件网站或者登录官方网站下载软件,在打开或安装来历不明的文件或软件前,必须先杀毒。

④ 安装的杀毒软件应定期查杀病毒、扫描系统,及时升级系统补丁、更新病毒库。

⑤ 重要资料定期备份,以便在遭到病毒严重破坏后可以迅速恢复。

6. 防范一般性网络攻击

普通用户防范网络攻击的方法如下。

① 安装防病毒产品并及时更新病毒库。首次安装防病毒软件时,一定要对计算机做一次彻底的病毒扫描。建议至少每周更新一次病毒库,因为防病毒软件只有更新病毒库的才最有效。

② 插入 U 盘、光盘和其他可插拔介质前,一定对其进行病毒扫描,不能对任何资料都无条件接受。

③ 不要从不可靠的渠道下载软件。尽量从正规、知名的网站下载软件,此外,软件在安装前先进行病毒扫描。

④ 经常关注操作系统和应用软件的漏洞发布信息,及时升级补丁,不断增强个人计算机的免疫能力。

7. 安全使用电子邮件

电子邮件服务的出现方便了日常交流,已成为一种非常流行的联络方式。因此,邮件里承载了大量的信息,除了涉及日常生活的一般性信息,还会涉及公司的内部信息和个人的敏感信息。这些信息一旦泄露,势必会带来不良后果。

电子邮件的信息内容泄露原因有很多,如下几种情况需要特别注意:一是使用了垃圾邮件泛滥的电子邮件账户;二是忘记删除浏览器的缓存、历史记录及密码;三是使用了不安全的电子邮件账户收发敏感信息。要做到安全地使用电子邮件,主要从以下几方面入手。

① 由于病毒经常会通过电子邮件传播,所以建议使用反病毒软件,以大大减轻邮件病毒肆虐的程度。

② 登录电子邮件时一定要查看网站是否正确,在确保安全后,再输入账号和密码。这么做主要是为了回避钓鱼攻击,防止用户名和密码被盗。

③ 使用电子邮件附件功能是传送文件的一种简单方法,接收和发送邮件附件时可按照如下方法正确操作:尽量不要使用超大附件;下载附件后,应尽量删除电子邮件;打开附件前,首先用反病毒软件进行扫描;避免给接收人转发他们不能访问的附件;不要随意打开不明附件,即使附件名称看起来无异常,例如 . jpg 文件。Windows 系统允许用户在文件命名时使用多个后缀,而许多电子邮件程序只显示第一个后缀。例如,用户看到的邮件附件名称可能是 wow. jpg,而其实它的全名是 wow. jpg. vbs,打开这个附件意味着运行了一个恶意的病毒,并不是使用了图片查看器。

8. 安全使用云存储

云存储是一种网络存储技术,它能够为用户提供在任何时间、任何地点、通过任何可以连网的装置连接到云进行数据存储和业务访问的功能。常见的云存储有百度网盘、腾讯微云、阿里云等。然而,云存储在为人们提供便利的同时,也带来了很多安全风险。云存储造成信息泄露的原因主要有 3 种类型:

① 存储账户和密码被非法盗取、破解;

② 存储和传输数据过程中并没有加密或简单加密;

③ 云存储服务器被攻击。

面对云存储可能造成的信息泄露,应该注意:

① 不上传敏感的信息到云端,如工作业务秘密、个人私密照片、银行卡信息等。这些敏感的信息可以在 U 盘、光盘等与外界有物理隔离的介质上备份。

② 保护好账户和密码。设置较为复杂的账户和密码,并严格保存,不随便将其告诉他人。

③ 对网盘内容加密。目前,大多数云存储网盘都提供文件加密功能,登录网盘后,还需要输入密码才能查看文件。

④ 不要选择"自动备份"功能。很多手机的服务商都为用户提供了可以自动将手机的照片、通讯录、数据等定期备份到云端的选择，这样就容易造成隐私信息的误上传。

云存储作为一种新兴的信息服务技术，在使用时一定要留心有可能带来的数据泄露风险。

4.3.3　个人信息安全常识

1. 判断属于个人信息安全的内容

个人信息可以分为个人一般信息和个人隐私信息。个人一般信息指的是可以公开正常使用的个人普通信息，如姓名、年龄、性别、兴趣爱好等。个人隐私信息是指对于个人及群体有敏感反应和影响的个人信息。具体内容应根据个人主体意愿和各行各业的特点来界定，某个人的一般信息也可能在特定环境下变成隐私信息。一般而言，个人隐私信息包括手机号码、身份证号码、种族、政治观点、宗教信仰、基因数据、指纹、密码等。一旦泄露或被修改，会对个人主体或相关群体造成不良影响。通常，人们对自己的姓名、住址、身份证号等一些信息保护得相对较好，但对于手机号码、电子邮件、血型、基因等信息却容易忽视。

应当有意识地保护个人信息，切忌轻易将信息透露给他人，这不仅是保护自己，更是保护自己的家人和朋友。

2. 防范个人信息泄露

处在信息时代，人们经常会在一些场所填写个人信息，如办理银行卡、手机充值、旅馆住宿、网上购物等。可能会导致个人信息在多处被记录，如果个人信息遭到无意或有意泄露，并被不良利用的话，就可能带来严重后果。不法分子可能向获取到的手机号群发各种违法短信，诱惑你上当受骗，甚至成为他们的帮凶。可能会利用你的个人身份信息，在银行等金融机构办理各种信用卡，并恶意透支消费，造成经济损失。可能会通过电话通信记录，向亲属谎称遭遇不测或突然生病，需要汇款解救和医治，实施这类已屡见不鲜的电话诈骗。还可能将个人的隐私信息、照片等发到网上，给当事人造成极大困扰。他们甚至可能会利用获取的个人详细信息，直接实施抢劫、敲诈勒索等严重暴力犯罪活动。由于在当前的网络环境下，个人信息极易在不经意间泄露，从而给生活带来麻烦，甚至造成经济损失和人身威胁，因此必须引起每个人的高度重视。

（1）避免"会员卡"成为帮凶

在生活中，各式各样的商店都有自己的会员卡。会员卡可以打折，可以积分获得优惠，充满吸引力。有些超市用户在结账时如果没带会员卡，只要准确说出匹配的手机号码就可以，这种将手机号和个人信息与会员卡绑定的行为虽然十分方便，但同时也会产生疑虑：个人信息是否会泄露？因此，为了避免不必要的烦恼，不是必须使用的会员卡尽量不办理。另外，在办理会员卡时，要注意保护个人信息，尤其是不要轻易提供身份证号。同时，要选择信誉好、规模大、常去消费的商场或场所办理相应的会员卡。

（2）发现网络问卷的"醉翁之意"

对于问卷调查，人们都不会陌生。很多时候，调查者为了能让问卷更加有说服力，更加真实，或者是为了将来能获取反馈信息，都会让被调查者填写自己的个人信息，如电话号码、邮箱地址、

QQ 号、身份证号码等。为了保护自己的个人信息和隐私，防止类似的情况发生，在填写这些网络问卷时，一定要注意：

① 首先要注意所填写的网络问卷是否与自己有较大的联系，不填写不必要的问卷。

② 填写前应先了解问卷调查的目的及个人信息的保密问题等。

③ 如果问卷上涉及的问题包括身份证号、QQ 号、微信号等显然与调查内容无关的项目，尽量不要填写，以防个人信息泄漏。

(3) 避免网上购物中的个人信息泄露

进行网上购物时，必然会填写自己的真实姓名、家庭地址、联系方式、银行卡号等。这些个人信息给了不法分子可乘之机。应该怎么做才能在网购时最大限度保护个人信息的安全呢？

① 在可信赖的终端和网络上进行网购操作，如自己的个人计算机和私有网络等。公共网络和公用计算机容易存在钓鱼软件或漏洞，导致个人隐私泄漏。

② 不要使用任何容易破解的信息作为密码，如生日、电话号码等。密码口令最好是一串包含数字、字母和符号的组合。

③ 使用正规的大型电子商务网络系统。这些电子商务公司一般都会发布隐私保护条款，需要仔细阅读，了解其收集了自己哪些信息和如何使用这些信息，做到心中有数。

④ 使用信用卡和借记卡进行网上交易，这样不但方便，同时其受到相关法律保护，相对来说比较安全。如果发现提款有问题，可立即提出质疑，并在问题解决之前拒绝付款。

⑤ 时刻保持维权意识，发现问题应立即与电商取得联系，提出质疑。一般在电子商务的网站上都会提供客服的电话、邮箱地址、在线即时通信链接等。

(4) 防范个人信息在社交媒体中泄露

在使用社交软件时，应该防范个人信息的泄露。

① 关闭终端定位功能，在发布朋友圈、微博消息的时候也不要轻易添加地址信息。

② 关闭自动获取通讯录权限，否则说不定下一秒就多了很多"朋友"。

③ 一定不要轻易添加不认识的好友或公众号，否则自己的信息就可能会在不知不觉中泄露。

④ 设置自己的个人信息权限，如不允许陌生人查看自己的信息，这也是一种保护个人隐私的重要方式。

3. 防范电信诈骗

生活中，可能会收到一些诈骗的电话和短信，这给日常生活带来了一些困扰。通常此类电话诈骗手法如下：冒充国家机关工作人员，如警察、法官等实施诈骗；冒充电信工作人员，以电信欠费、送话费等为由实施诈骗；冒充熟人，如被害人的亲属、朋友、领导，编造其生病或发生车祸等意外事件急需用钱，从而实施诈骗；冒充银行工作人员，假称被害人银联卡在某地刷卡消费，诱使被害人转账实施诈骗；冒充网购交易平台售后人员，以退费为由获取被害人银行卡及密码等。针对这些情况，可通过以下方法来防范。

① 克服"贪利"思想，不要轻信陌生来电中提到的中奖、送礼品等活动。

② 注意隐私，不要轻易将个人身份、通讯录等敏感信息泄露给他人。对自称是亲人和朋友发出的求助、借钱等内容的短信或电话，需仔细核对。

③ 接到银行卡升级、招工、婚介等类似信息时，需提高警惕。如果需要登录网站，应注意是

否为正规官网,辨别是否为仿冒网站。例如工商银行的官方网站应是"icbc.com",而非"icbcacc.com"。

④ 不要轻信涉及加害、举报、反洗钱等内容的陌生短信或电话。

⑤ 不要相信"推销"特殊器材、发票及其他违禁品的电话或短信。

⑥ 不向陌生人或不明账户汇款转账。

此外,遇到诈骗类电话或信息时,应及时记下其电话号码、邮件地址、QQ 号及银行卡账号等信息,并记住犯罪分子的口音、语言特征和诈骗的手段、经过等,及时向公安机关报案,积极配合公安机关开展侦查破案和追缴被骗款等工作。

【课后习题】

扫描二维码,查看本章课后习题。

课后习题

第5章　医院信息系统

5.1　医院信息系统的定义

医院信息系统（Hospital Information System，HIS）在国际学术界已经被公认为是新兴的医学信息学（Medical Informatics，MI）的重要分支。

原卫生部（现国家卫生健康委员会）于2002年公布的《医院信息系统基本功能规范》中对医院信息系统的定义是：医院信息系统是指利用计算机软硬件技术、网络通信技术等现代化手段，对医院及其所属各部门的人流、物流、财流进行综合管理，对在医疗活动各阶段中产生的数据进行采集、存储、处理、提取、传输、汇总、加工，生成各种信息，从而为医院的整体运行提供全面的、自动化的管理及各种服务的信息系统。医院信息系统是现代化医院建设中不可缺少的基础设施与支撑环境。

医院要实现全院的科学化管理，离不开信息系统的全面支持。完整的医院信息系统对信息的处理包括3个过程：第一个是数据收集，收集的数据包括医院人、财、物的行政管理业务产生的数据，也包括门急诊、住院病人产生的医疗数据；第二个是数据处理和分析，这一过程是为了满足医院的科室所承担的繁重管理任务需要，通过自动收集，按照管理人员的需要对这些数据进行加工处理后，生成能够支持科室管理工作的分类统计报表或报告等；第三个是决策咨询与决策支持，这是面向医院的领导层的过程，信息系统把涉及整个医院的数据，如医疗、财务、临床等各个方面的数据重新组织起来，提供方便、灵活的检索与查询手段，满足医院领导层对信息的综合查询和辅助决策的需求。

5.2　医院信息系统的发展历程

医院信息系统起源于美国，最初是将计算机应用于医院财务管理，后来才应用于处理病人信息、医疗信息、医技信息、医学图像信息等。国内从 1976 年开始应用,上海肿瘤医院、南京军区总医院等是国内最早应用计算机处理医院信息的单位。

5.2.1   国外 HIS 的发展历程

20 世纪 50 年代中期,美国首先将计算机应用于医院财务管理方面,与医保系统联网。从那时起,计算机在医院得到广泛的应用,逐步形成医院信息系统。然而随着医疗费用上升,一个病人住院的时间越长,接受的服务越多,那么消耗的费用也就越多,因此,医疗保险制度成为了当时的热点问题。医院为解决这一问题,对医院信息系统进行了改进和升级,大大促进了医院信息系统的发展。20 世纪 60 年代后期,医院信息系统进一步升级,增加了病人诊断和病人的其他信息。随后,一批完整的、一体化的医院信息系统不断涌现,包括门诊收费系统、住院收费系统、住院病人登记系统等。20 世纪 70 年代初,医院信息系统分别在日本、欧洲多国开始得到了快速的发展。

1980~1983 年,分别在日本东京、英国伦敦、荷兰阿姆斯特丹召开了世界医药信息学大会,强力推动了医院信息系统的发展。这时的医院信息系统不仅涉及门诊信息、住院信息、费用信息的管理,而且还涉及医技信息的管理,例如检查、检验信息的管理,此后,处理内容还扩展到医学图像及远程医学信息。

为促进医院信息系统更好的发展,实现医学信息共享,业界开展了一系列的医学信息标准与标准化工作。1975 年,有关机构在日内瓦对《国际化标准疾病和死亡原因编目》进行了第九次修订,即公布了 ICD-9。1985 年美国 ACR-NEMA 联合委员会发布了 DICOM(医学数字成像和通信)标准,实现不同制造商的设备间的数字图像信息通信,实现了医院信息系统的交互。当时,芬兰赫尔辛基大学医院已经具有医生工作站,在医生工作站上可以随时提取病人的临床检验信息及其他检查信息。同时,法国的医生已经开始应用电话线传输 X 片的图像照片。1987 年,HL7(Health Level Seven)组织成立,制定了 HL7 标准,这种标准化的卫生信息传输协议实现了医疗领域不同应用之间的电子传输。1989 年,统一的医学语言系统(UMLS,Unified Medical Language System)发布,该系统解决了类似概念的不同表达问题、从医学数据源中提取信息的问题。1990 年,在世界卫生大会上讨论并通过了国际疾病及健康统计分类的第十次修订本,即 ICD-10。1992 年,世界卫生组织正式发布 ICD-10。

近年来,国外医院信息系统已经将探索的重点转向电子病历中的面向社区及面向偏僻地区的远程医疗、协助管理与诊断的计算机辅助决策支持,用自然语言来处理医生记录临床信息的方式促使数据处理逐渐从规范化回归到拟人化等方面。

5.2.2   国内 HIS 的发展历程

伴随计算机技术和网络技术的发展,我国的医院信息化建设在近 30 多年里经历了 3 个发展阶段:最初是单机单用户的单 PC 阶段;接下来是多机、多部门独立系统的应用,即 PC + FoxBASE+ 局域网 + 部门级信息系统的应用阶段;目前处于第三个阶段,即局域网络化全院级应用阶段,通常采用的是 C/S、B/S 架构的一体化医院信息系统。国内的医院信息系统的发展也经历了 3 个阶段：第一是以医院为中心的管理信息系统阶段；第二是以病人为中心的临床医疗信息系统阶段；第三是以医疗信息共享为目的的区域医疗信息系统。目前，我国各大中型医院已经实现了由部门信息化管理向全院信息化管理的过渡，部分小型医院还有待发展。

医院信息化建设最初体现在 1976 年的上海肿瘤医院，利用计算机进行 X 线放射剂量的计算。1978 年，该院与复旦大学合作建立了计算机病史存储、检索和分析系统。

1981 年以来，中国医药信息学会（China Medical Information Association，CMIA）、中国计算机用户协会医药卫生分会、中国医院管理学会等学术性团体相继成立，极大推动了我国的 HIS 的发展。并且，原卫生部下达了医院信息系统相关课题，一批有志于推进中国医院信息化建设的专家，通过各种学术会议发表了大量关于 HIS 的论文，并在这一领域进行了广泛交流与探索。

1988 年，首次全国医院管理计算机应用学术会议召开。同年，原卫生部医政司主持的医院信息系统开发计划列入"八五"攻关课题。1993 年，由原国家计委牵头，原电子工业部协调，正式下达国家重点攻关课题"医院综合信息系统"的研究。1995 年，原卫生部制定《卫生系统计算机应用发展纲要》。1995 年，北京医科大学附属人民医院进行了大型 HIS 的建设试点工作。1996 年，原卫生部正式启动"金卫工程"，其中医院信息系统是主要内容之一。于 1996 年推出的"中国医院信息系统"成为当时中国 HIS 的典型代表。1997 年，原卫生部颁发了 HIS 功能规范实施标准，并对 HIS 进行评审。

20 世纪 90 年代以来，我国 HIS 进入快速发展期，许多城市的大中型医院自行开发或购买引进 HIS，各地的 HIS 软件开发公司纷纷成立，积极参与研发和推广。经过一段时间的快速发展，原卫生部于 2001 年对我国 6 921 家医院进行了抽样调查，有 2 179 家医院使用了信息管理系统，占 31%。如果以医院的规模进行统计，省级以上医院建设 HIS 的达 84%，地市级医院达 37%，县级医院达 34%。国内一些大型医院 HIS 的技术水平和应用程度已接近或达到了国家的平均水平。

原卫生部在 2002 年召开了全国卫生信息化工作会议，会上颁发了重新修订的《医院信息系统基本功能规范》，这一规范对 HIS 的运行基本要求和功能进行了描述。因此，这也对我国 HIS 的建设产生了深层次的影响。

随着 HIS 的发展，不仅医院热衷于医院信息系统的开发，高校、科研院所与各类有条件的公司也都加入开发医院信息系统的热潮。系统运行与操作的软、硬件条件也都与时俱进，整个系统的开发向着大型化、网络化、标准化、精细化、快速化与实用化的方向不断发展。

5.3 医院信息系统的特性

医院的所有工作事务和管理行为都是围绕人、财、物、知识这 4 方面展开的，因此，人、财、物、知识组成了医院管理的四大要素，也是组成医院管理信息系统的核心。这 4 个要素之间不是各自孤立的，它们交织起来组成了具体的工作事务。这些要素中的人是最重要、最复杂、能动性最强的，因此也是核心要素。而在建设医学信息系统的过程中，就需要处理好人、财、物、知识的关系，才能保证医院信息系统的正常运行。医院信息系统的特性如下。

1. 复杂性

医院信息系统的建立,涉及现代管理科学、系统论、信息论、计算机技术、网络通信技术、医院管理学等许多学科范畴,同时还牵涉医院各部门管理业务、管理制度等。因此,医院信息系统的建立是一个艰难而复杂的过程。尽管如此,还是要坚定地建立医院信息系统,因为如果一个现代化医院管理体系没有信息技术的支持,就难以适应新的医院运行机制的转变,即由社会福利型向经营核算型转变。另一方面,根据国家政策的要求,也要求医院管理者由经验管理向现代化科学管理转变。

2. 实用性

评价一个医院信息系统的好坏,最主要的标准就是实用性。医院信息系统的建立要符合现行医院体系结构、管理模式和运作程序,才能满足医院一定时期内对信息化的需求。要实现医院现代化的管理,其中最重要的、必不可缺少的一部分就是医院信息系统的建立,它不仅能提高医疗服务质量、工作效率、管理水平,同时也能给医院带来一定的经济效益和社会效益。

3. 规范化

医院信息系统的建立,是将原来医院当中一些通过手工执行和管理的事务、制度等,利用信息化的手段转移到信息系统中进行管理。因此,在建设医院信息系统之前,医院必须首先规范自身的管理制度和运行模式,再通过医院现代化管理模式采用科学化、信息化、规范化、标准化理论完成设计和实现。因此,医院信息系统建设的过程,同时也是自身规范管理模式和管理流程、提高工作效率、不断完善运行机制的过程。

4. 综合性

医院信息系统的应用软件功能包含了医学各个学科,且涉及国家有关部委制定的法律、法规,包括医疗、教育、科研、财务、会计、审计、统计、病案、人事、药品、保险、物资、设备等,综合性较强。因此,评价医院信息系统首先必须保证与我国现行的有关法律、法规、规章制度相一致,并能满足各级医疗机构和各级卫生行政部门对信息应用的要求。

5.4 医院信息系统的内容和功能

统计管理

一个完整的医院信息系统应该既包括医院管理信息系统(HMIS),又包括临床医疗信息系统(CIS),这两个大系统又各自包括若干个小系统,共同组成了一个完整的医疗信息化体系。由于临床医疗工作与医院管理工作有着千丝万缕的联系,无法完全区分两者之间的边界,在医院当中,涉及的实际工作事务主要包括行政管理事务和医疗活动事务,而对与行政管理和医疗活动关联都较多的工作事务的管理,多数会放在 HMIS 中。HMIS 和 CIS 的划分,主要是基于逻辑上的,在物理的子系统中,两者之间是互相关联的。通常情况下,CIS 的部分功能会通过接口或外挂方式嵌入 HMIS 子系统流程中。

5.4.1　门急诊管理

门急诊管理系统是对门诊、急诊中快速建档、充值、挂号、收费等进行综合管理的系统。该系统直接为门急诊病人服务,减少病人排队时间,同时提高挂号、划价和收费的效率和服务质量,帮助挂号人员提高工作效率。另一方面,也优化了执行财务监督制度的流程,加强了医院的管理。

1. 系统结构

门急诊管理系统应该包括初始化、基础目录、挂号、收费、账户管理、查询、门诊排班、报表统计等功能模块。另外设有与西药房、中药房、医技及门诊医生站、门诊护士站、输液和治疗工作站的软件接口。门急诊管理系统的系统结构如图 5-1 所示。

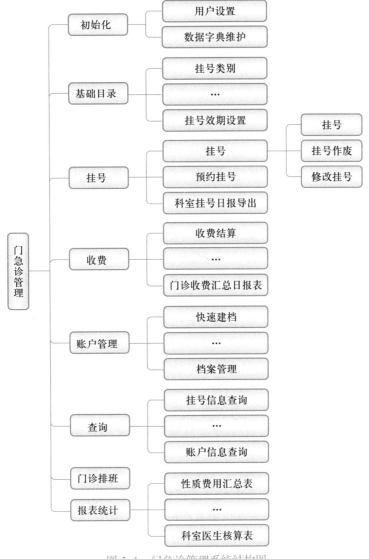

图 5-1　门急诊管理系统结构图

下面将分别介绍各个模块的系统结构。

（1）初始化模块

该模块应该包括用户设置、数据字典维护等功能子模块。

① 用户设置子模块：该模块主要支持对使用该系统的用户组及其用户进行设置。要求根据使用权限的不同建立不同的组，对各个用户组赋予一定的权限，再在相应的组上建立用户。

② 数据字典维护子模块：该模块主要支持对一些数据字典进行维护。门急诊管理系统需要维护的字典包括社会关系、民族、国籍、籍贯、婚姻状况、职业、学历、政治面貌、职称、职务、执业类别，以及其他字典等。

（2）基础目录模块

该模块包括挂号类别、分诊区域设置、挂号效期设置、过敏源设置、分级诊疗病种、排班人员设置等功能子模块。

① 挂号类别子模块：该模块的功能主要包括对挂号类别进行设置，可以新增、修改、查看、删除、打印、导出挂号类别。

② 分诊区域设置子模块：该模块的功能主要包括对分诊区域进行设置，可以新增、修改、查看、删除、打印、导出分诊区域。

③ 挂号效期设置子模块：该模块的功能主要包括对挂号效期进行设置，可以新增、修改、删除、查看、打印、导出挂号效期。

④ 过敏源设置子模块：该模块的功能主要包括对过敏源进行设置，可以新增、修改、删除、查看、打印、导出过敏源。

⑤ 排班人员设置子模块：该模块的功能主要包括对排班人员进行设置，可以打印、导出排班人员名单。

（3）挂号模块

该模块包括挂号、预约挂号、科室挂号日报导出等功能子模块。

① 挂号子模块：该模块主要支持患者的挂号及收费处理，包括了普通挂号和急诊挂号。挂号支付支持银联支付、健康卡、现金或微信支付等多种方式。同时可根据不同类型的患者分别进行不同的挂号操作：如果为初诊患者，则应先建立患者档案，再进行相应的挂号处理；如果为复诊患者，可直接输入患者的健康 ID 号，获得患者姓名、性别等基本信息，进行挂号处理。

● 挂号时选择挂号科室、挂号类型及相应的医生进行挂号处理。如果患者挂多个号，系统可合并收费。如果患者有账户，则用账户结算；否则用现金、银联等其他方式结算。

● 挂号作废：该模块主要支持对挂号进行作废和退费处理。操作员输入健康 ID 号，调出患者挂号信息，包括患者姓名、挂号科室、挂号费、诊疗费，确认后回收相应的挂号单据，退给患者相应的挂号费和诊疗费。作废处理完成后，系统自动删除指定患者等候诊列。对于医生已接诊的患者，则不允许作废处理。

● 修改挂号：该模块主要支持修改挂号信息。操作员输入患者的健康 ID 号，系统将显示患者的挂号类别、挂号日期、挂号科室、挂号医生。操作员只能对挂号诊室进行修改。

② 预约挂号子模块：该模块主要支持患者的提前预约挂号，包括网上预约、电话预约和现场预约等。现场预约时，操作员输入患者的健康 ID 号，设置预约日期、类别，系统调出所有在预约日期挂号的科室。选择科室挂号，若该科室还设有就诊医生名单，则还需选择就诊医生。

③ 科室挂号日报导出子模块：该模块主要支持统计操作员任意时间段内挂号收费数据导出功能。可导出的内容包括挂号状态、挂号日期、是否就诊、单据编号、发票编号、健康 ID 号、姓名、科室、医生、诊室、挂号类别、收费金额、支付方式等明细数据。同时，可以筛选任意时间和操作员进行查询和导出。

(4) 收费模块

该模块包括收费结算、发票作废处理、患者退费处理、操作员收费日报表、门诊收费汇总日报表等功能子模块。

① 收费结算子模块：该模块主要支持对患者的处方、检查和检验等进行划价和收费。系统支持现金支付、健康卡支付和银行卡支付等多种付款方式。

② 发票作废处理子模块：该模块主要支持在发票未打出或打出后发现划价错误，需重打发票，对原发票进行作废处理。在进行发票作废处理时，操作员需输入要作废的发票号码。已发药的和已执行项目的发票不能作废。另外还应包括取消作废，即取消已作废的发票，一般用于发票作废误操作。

③ 患者退费处理子模块：该模块主要支持对已收费的处方进行退费处理。在进行患者退费处理时，操作员需要输入退费的发票号码。药房没有发药的发票，一般直接进行退费处理，而已发药的处方需在药房先进行退药处理，门诊才能进行退费处理。检查单可直接进行退费处理。

④ 操作员收费日报表子模块：该模块主要支持统计操作员当天的收费情况，包括发票起止范围、按病人性质统计收费金额、作废发票等信息。

⑤ 门诊收费汇总日报表子模块：该模块主要支持统计全院的门诊收费情况，包括挂号和划价收费情况，其中还包括退号情况、退费和发票等信息。

(5) 账户管理模块

该模块包括快速建档、档案管理、家庭账户、账号充值等功能子模块。

① 快速建档子模块：该模块主要支持为各类性质的门诊患者建立自己的健康档案。

② 档案管理子模块：该模块主要对门诊患者的健康档案进行管理，可以对个人档案进行修改、删除、查看、档案解锁、查看就诊记录、打印等。还支持对全部档案进行导出。

③ 家庭账户子模块：该模块主要支持新增、解除、暂停家庭账号。支持费用流水查看、密码修改、导出等功能。

④ 账号充值子模块：该模块主要支持处理账户充值、退费、修改密码、查看、打印和导出等功能。

⑤ 账户挂失子模块：该模块主要支持办理患者卡号遗失后的账户挂失手续。操作员通过健康 ID 号调出账户患者的所有信息进行账户挂失处理。

⑥ 取消挂失子模块：该模块主要支持取消患者的卡号挂失手续，即为账户挂失的反操作。

(6) 查询模块

该模块主要查询挂号、收费和账户信息，包括挂号信息查询、预约挂号查询、挂号分类统计、收款发票查询、账户信息查询等功能子模块。

① 挂号信息查询子模块：该模块主要支持根据用户设置的条件查询挂号信息。可以按照就诊号码、门诊号码、挂号员、患者姓名和挂号时间等单个或多个查询条件进行查询。

② 预约挂号查询子模块：该模块主要支持根据用户设置的条件查询预约挂号信息。可以按

照患者姓名、预约时间、预约类别等单个或多个查询条件进行查询。

③ 挂号分类统计子模块：该模块主要支持根据用户设置的条件查询挂号统计信息。可以按照挂号科室、挂号性质、挂号分类、挂号时间等条件统计，以图表的形式显示出统计结果。

④ 收款发票查询子模块：该模块主要支持根据用户设置的条件查询收款发票信息。可以按照发票号码、门诊号码、患者姓名、患者性质、患者证号、收费日期、收款员等单个或多个查询条件进行查询。

⑤ 账户信息查询子模块：该模块主要支持查询患者账户卡内金额的借贷情况。可以按照患者卡号、门诊号码等方式查询，可以查询账户患者的所有收支明细。

（7）门诊排班模块

该模块主要提供按周、月的方式进行排班，提供排班、修改排班、删除排班、审核排班、作废排班、复制排班、查看排班、打印排班和导出排班的功能。

（8）报表统计模块

该模块主要提供多种方式的汇总表、统计表和核算表，包括性质费用汇总表、单位费用汇总表、挂号分科统计表、医生挂号统计表、科室医生核算表等功能子模块。

① 性质费用汇总表子模块：该模块主要支持根据用户设置的患者性质查询费用信息。统计方式分为明细和汇总。如果统计方式为明细时，显示的数据为该段时间内某种性质患者的每张发票的明细，即每张发票对应一条统计信息。如果统计方式为汇总时，显示的数据为该段时间内某种性质患者的各张发票的汇总数据。

② 单位费用汇总表子模块：该模块主要支持根据用户设置的单位名称查询各个单位的费用信息。统计方式分为明细和汇总。如果统计方式为明细时，显示的数据为该段时间内某单位患者的每张发票的明细，即每张发票对应一条统计信息。如果统计方式为汇总时，显示的数据为该段时间内某单位患者的各张发票的汇总数据。

③ 挂号分科统计表子模块：该模块主要支持根据用户设置的科室类别查询挂号信息，可以统计某段时间内各挂号科室的挂号人次及挂号金额。该报表需做过门诊收费汇总日报表后才能统计出数据。

④ 医生挂号统计表子模块：该模块主要支持根据用户设置的条件查询医生挂号信息，统计各个医生的挂号人数及挂号金额。该报表需做过门诊收费汇总日报表后才能统计出数据。

⑤ 科室医生核算表子模块：该模块主要支持根据用户设置的条件统计各科室及医生的工作信息。统计方式分为按开单科室、按开单医生、按执行科室和按执行医生 4 种。按医生统计的报表中显示的科室为医生所在科室，而不是收费员在收费时输入的医生科室。选择明细科室则只统计该科室的报表；若选择的为某级科室，如住院科室，则统计住院各个科室的报表。该报表需做过门诊收费汇总日报表后才能统计出数据。

2. 业务流程

综合分析各个医院门急诊挂号的流程，大致可以总结为以下几个步骤：首先是对患者进行建档，登记患者的基本信息。为更好地管理门诊患者的资料，系统在完成建档后会自动生成一个健康 ID 号，这个 ID 号是患者在医院的唯一标识号。身份登记完成后，就可以进行挂号和挂号支付，然后到相应的科室候诊。医生接诊后为患者诊断，包括询问患者病情、体检、诊断、开具门诊医嘱等环节。然后患者根据医嘱前往收费处缴费,患者根据需要完成检查、检验、治疗和手术、取药等诊疗过程。门诊就诊业务流程如图 5-2 所示。

（1）建立档案

对未在医院建档的患者,需要给患者新建档案,登记基本信息,如姓名、性别、民族、身份证号、出生年月、联系电话、联系地址等。完成建档后,系统就会自动生成一个唯一的标识符,即健康 ID 号,在医院信息系统中只要输入患者的健康 ID 号就可以查询到患者的基本信息或诊疗信息。

（2）门急诊挂号

如果患者已经在医院建立了档案,就可以通过输入患者的健康 ID 号查询病人的基本信息。在挂号时,需选择病员类型、科室、医生、挂号类别、诊室信息,即可完成挂号。但对年龄小于 14 岁的患者,则必须登记患者监护人及联系方式。完成挂号后,进入挂号支付界面,挂号支付时可选择病员费别(如普通病员、新农合、职工医保、居民医保等),选择支付方式(如现金支付、医保支付、健康卡支付、银联支付等)。支付完成后,系统将挂号信息发往门诊分诊系统。

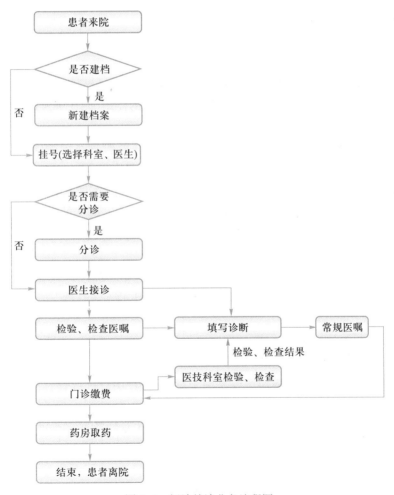

图 5-2　门诊就诊业务流程图

（3）医生接诊

完成挂号后，患者到医生工作站候诊。医生可通过输入患者的健康 ID 号进行快速接诊，了解病人病情、病症体征后，如涉及检验、检查医嘱，患者缴完检验、检查费用后即可到相应的科室进行检验、检查，得到结果后将结果返回门诊医生处，门诊医生进行读片诊断后，即可填写诊断和开具常规医嘱。如不涉及检验、检查医嘱，医生即可直接填写诊断、医嘱等病历信息，生成电子处方，同时电子处方信息也将发送到门诊收费处。

（4）门诊缴费

患者完成就诊后，即可到缴费处进行缴费。在进行门诊缴费时，也可通过输入患者的健康 ID 号查询到患者的费用清单。一般情况下，可通过现金、银联、微信、支付宝或健康卡等方式进行缴费。目前，大部分医院提供自助缴费终端，患者可直接通过刷身份证或医疗卡等完成认证后，查询到相关费用清单，即可完成自助缴费。

（5）药房取药

通常情况下，门诊就诊的最后一步就是药房取药，在完成缴费后，患者的电子处方将自动发送到药房，药房即可完成摆药、发药。如涉及治疗的，就由门诊护士进行治疗；如不涉及治疗，即可离院。

5.4.2　住院管理

住院管理系统是面向患者、临床人员、医院管理的一个计算机应用程序，是医院信息系统中一个必不可少的部分，对医院的运行和管理起到非常重要的作用，能在很大程度上提高住院管理人员的工作效率。

住院管理系统涉及患者的医疗和费用等信息，因此住院管理系统的建立必须保持各项数据准确，且能够与其他各个系统之间实现数据实时传输，具备较强的交互性。因为不同地区、不同医院之间的管理模式存在一定的差异，所以在进行设计时，要根据医院的实际需要和管理模式来进行定制开发，要从提高住院管理效率的角度设计出最佳的实施方案。

1. 系统结构

住院管理系统的主要功能包括对住院患者进行住院登记、交款、记账、结算、床位管理、出院等操作，系统结构图如图 5-3 所示。下面简要介绍各个模块的系统结构。

（1）初始化模块

初始化模块的功能包括用户管理、数据字典维护等功能子模块。主要完成住院管理系统基础数据的维护。

① 用户管理子模块：这一子模块主要是用于对用户组、用户进行设置，如建立住院科室、病区等，并在对应的用户组建立用户信息、床位信息等。

② 数据字典维护子模块：该子模块主要支持对住院涉及的数据字典进行维护，包括住院方式、收费项目、核算项目等字典。

（2）住院登记模块

住院登记模块根据医院的入院登记方式大致分为 3 种：住院预约、普通入院登记、门诊或留观转住院登记。

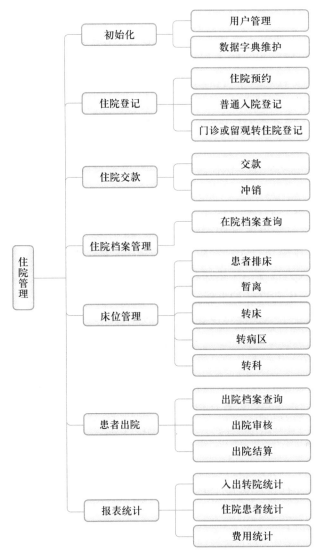

图 5-3 住院管理系统结构图

① 住院预约:通过输入患者的健康 ID 号后即可获得患者的基本信息,如姓名、性别、身份证号、年龄、联系方式、病员类型等信息。如果是未建档的患者,则需转到门诊管理处完成建档。住院预约必填项是预约科室、预约日期,且预约的日期至少要晚于当天。完成预约后,在入院当天即可在入院登记页面的"住院预约"处查询到预约患者的预约信息。

② 普通入院登记:这种方式是针对未预约、未转住院的患者在当天入院时的登记方式。在完成了建档的前提下,输入患者的健康 ID 号,获取患者的基本信息,再补充登记患者的住院信息,如入院科室、门诊医师、入院诊断、病员费别等信息,即完成住院登记。

③ 门诊或留观转住院登记:这种方式是针对门诊医生或留观医生对患者转住院操作的前提下,直接在转入记录里查询患者转住院的登记信息,选择患者后完善部分住院信息,即完成登记。

(3) 住院交款模块

住院交款模块是对住院患者预交款、冲销等费用的管理。一般情况下,患者在进行入院登记时,可进行第一笔预交款的支付。另外,在住院过程中,如出现住院预交金额不足的情况下,可以通过住院交款进行补交。通过输入患者的健康 ID 号、住院编号或者患者姓名等方式查询到患者,选择患者后点击"住院交款",输入交款金额,选择交款方式(现金、银联、支付宝、微信、健康卡等)即可完成,在住院交款列表中可查询到患者的所有交款费用信息。

同时,此模块还提供对已交的款项进行冲销的操作。筛选出患者后,选择已交款的费用信息,点击"冲销"后,输入冲销金额后即可完成操作。

(4)住院档案管理模块

住院档案管理模块的功能是提供在院档案查询,可多条件查看在院患者的基本信息,如根据科室、入院时间、主管医生等查看患者统计信息。

(5)床位管理模块

床位管理模块应该包括患者排床、暂离、转床、转病区、转科、床位属性等功能子模块。

① 患者排床:这一子模块是对已完成入院登记但还未分配床位的患者进行床位分配。选择患者入院的病区,在病区内选择一个空床位,单击"患者排床",在住院患者列表中选择需要排床的患者,并且分配主管医生和责任护士后,即可完成排床。

② 暂离:这一子模块主要是针对一些暂时离床患者的操作,暂离可以选择离床时间,以及是否保留床位和是否执行医嘱。一般情况下分为请假离床、暂离、其他原因。

③ 转床:这一子模块是对本病区内患者床位进行调整,如从内一病区的 1 号床位调整到 2 号床位。转床不涉及科室、病区的调整,因此,主管医师和责任护士不变。

④ 转病区:这一子模块是对患者在科室内不同病区间进行调整,相同科室不同病区的主管医师不变,责任护士不同,因此只需要调整该患者的责任护士。

⑤ 转科:在主管医生开具了转科医嘱后,护士才能对患者执行转科操作,将患者转到其他科室,如从内一病区转到外一病区。转科后,主管医师和责任护士都需要调整。

⑥ 床位属性:床位属性这一模块主要为责任护士提供查看床位的信息。

(6)患者出院模块

患者出院模块主要包括出院档案查询、出院审核、出院结算等功能。

① 出院档案查询:可多条件查看在院患者的基本信息,如根据科室、出院时间、主管医生等查看患者统计信息。

② 出院审核:出院审核主要是帮助住院护士对即将出院的患者进行费用、用药等审核的操作,确保患者在出院之前,完成医嘱执行、费用结算等。

③ 出院结算:对出院患者进行费用结算。

(7)报表统计模块

报表统计模块根据医院的管理需要,形成不同的统计报表,如入出转院统计、住院患者统计、费用统计等。这些统计信息方便了住院管理,提高了工作效率。

2. 业务流程

住院管理系统与住院医师站、住院护理站、病区药房、医学影像系统、医技科室、手术麻醉系统、财务系统等有着互相协作、密不可分的联系,并且与这些系统都配有标准的接口,以实现信息的实时传递和共享。患者入院后与其他各个系统之

住院管理 - 住院医师站

间的关系如图 5-4 所示。

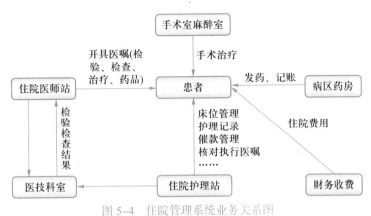

图 5-4 住院管理系统业务关系图

住院管理中涉及患者的费用信息,这些费用信息都来源于其他各个子系统,如处方治疗费用来源于住院医师站,检验、检查费用来源于医技科室,护理费用来源于住院护理站,以及手术室、麻醉室的手术治疗费用等。

住院管理系统的业务流程围绕住院患者展开。一般情况下,患者住院流程包括以下几个步骤:患者从入院登记、交预交款后完成入院手续,接下来就到了病房分配床位后正式入院。入院后由住院医师开具医嘱(检验、检查、治疗、药品等),护士核对医嘱、完成药品申领后执行医嘱。因此,在医院的整个治疗过程大致可以总结为如图 5-5 所示。

5.4.3 药库、药房管理

医院建立药库、药房管理系统的主要目的是协助整个医院完成对药品的全生命周期管理。主要任务包括对药库、药物制剂、门诊药房、住院药房、科室药房、药品价格、药品会记核算、药品调拨、库存盘点等信息的管理以及辅助临床合理用药,提供药物信息咨询、用药咨询等。

1. 药库管理

药库管理包括医院内药品库存的整体管理,包括从药品采购计划编制,到采购入库、科室领药、药房申领、零售调价、库存预警、库存盘点等,实现对药品在医院内的全生命周

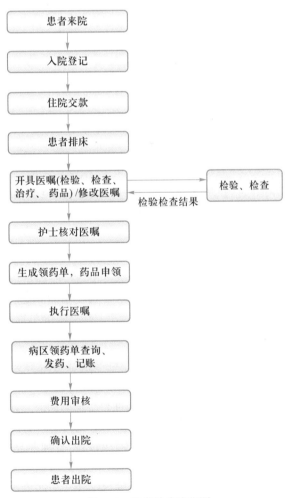

图 5-5 患者治疗流程图

期管理。主要功能如下：

（1）采购计划

采购计划子模块用于药品采购计划编制。以西药库采购计划编制为例，在该模块新建采购计划后，自动生成申请日期、申请科室（西药库），还需完善申请人、供货单位、药品名称、单价、数量等信息。其中药品名称可以通过输入拼音简码或五笔简码进行精确查找，选择后即可自动显示药库中关于药品的规格、厂家。另外该模块还提供移除药品、存为草稿功能。采购计划填写完成后可以临时保存。提交后的采购计划必须经过"过单"后才能入库。

药库管理 –
采购计划

（2）采购入库

采购入库子模块的主要功能是对药品进行入库处理。入库分为两种，一种是未在系统中制订计划需入库的药品，在系统中新建药品入库采购入库单，填写药品相关信息，如药品名称、规格、生产厂家、成本单价、零售单价、数量、生产日期、有效期等。另外一种是在完成采购计划和审核的基础上，对采购的药品进行入库处理。此类入库可直接通过选择采购计划中对应的计划单，即可将采购计划药品信息导入采购入库单中。

药库管理 –
采购入库
退货

（3）科室领药

科室领药子模块的功能是完成科室领药单的管理。以西药库为例，新建西药库领药单后，填写科室名称、领用人、药品名称、领用数量等信息，保存提交后发送至科室进行"过单"审核，审核通过后即完成领用。

（4）药房申领

药房申领子模块的功能是完成药房领药的管理。以西药库为例，新建西药库药房申领单后，填写申请药房（西药房）、药品名称、申领数量。药品的相关信息（如规格、单位、参考数量、单价等）在选择后自动显示。保存提交了药房申请单后发送至药房"过单"审核，审核通过后即完成申领。

药库管理 –
申领

（5）零售调价

零售调价子模块的功能是完成对零售药品的调价操作。新建药品零售调价单后，选择需要调价的库房名称、药品名称，选择药品后将自动填充药品规格、生产厂家、生产批号、成本单价、原来零售单价等信息。输入生效时间、调价原因、现成本价、现零售价后，单击保存提交。零售调价单提交后仍需要"过单"审核，通过审核后即完成调价。

药库管理 –
入库出库

（6）效期统计

效期统计子模块功能是对药品效期进行统计。选择药库名称、到期范围（如 30 天内），刷新后即可在统计列表中查看 30 天内即将过期的药品。在过期统计列表中可以查看已经过期的药品清单。

（7）库存预警

库存预警子模块功能是帮助药库管理药品库存和预警，包括库存预警查询和预警数量设置。

① 库存预警查询：输入库房名称（如西药库）、药品类型（全部、普通、毒麻等）、药品名称。如查询全部药库药品，则可不输入药品名称。刷新后即可在列表中查看到

药库管理 –
库存预警

预警药品名称,以及药品的库存数量、最低库存数量、最高库存数量等信息。

② 药品库存预警设置:选择库房名称(如西药库)、药品类型(全部、普通、毒麻等)、药品名称后刷新即可显示药品的基础信息,单击库存预警编辑,输入药品最低库存数量、最高库存数量,且最低库存数量不得高于最高库存数量。

(8) 库存盘点

库存盘点操作顺序为:新建药库盘点单、草稿录入、合并提交、审核、结账。系统严格按照次序进行盘点操作,否则会提示错误操作。

(9) 库存一览表

库存一览表子模块用于查询药品的库存信息、药品档案信息和流向记录。

药库管理 –
库存盘点

2. 药房管理

药房管理包括门诊和住院患者的处方划价、发药、退药等操作。主要功能有:门诊划价、门诊发药、门诊退药、住院划价、住院发药、住院病区发药、住院病区退药等。

(1) 门诊划价

门诊划价模块主要提供添加划价药品功能。在输入患者健康 ID 号、处方医生、处方科室、药品名称及数量后,即可将药品添加到划价列表中。也可对添加的药品进行移除、重新划价、修改数量等操作。

门诊划价

(2) 门诊发药

门诊发药是对门诊已完成缴费的处方进行发药的操作。可通过筛选查询到今日所有待发、已发的处方。如需要指定处方,即可通过输入药房名称、发药窗口、健康 ID 号、处方科室、处方类型、处方编号等任意条件进行精确查找。查找后可单个发药或批量发药。

门诊发药

(3) 门诊退药

门诊退药是针对门诊已发的药品进行退药操作。处方状态选择"已发药",再输入患者健康 ID 号、姓名或处方编号中任意一个条件进行查找,选择退药处方后,输入待退数量、退药原因即可完成退药。

(4) 住院划价

住院划价需输入住院患者住院编号、处方医生、处方科室、记账时间、药品名称及数量等信息后,将划价药品加入划价列表。也可对添加的药品进行移除、重新划价、修改数量等操作。

(5) 住院发药

住院发药是对在院处方发药的操作。住院发药列表默认显示的是今日待发的在院处方。如需要指定处方,可通过输入药房名称、处方科室、住院编号、处方类型、处方编号等任意条件进行精确查找。查找后可单个发药或批量发药。

(6) 住院病区发药

住院病区发药与住院发药的不同之处是前者以病区为单位,可同时完成整个病区的在院处方发药。

(7) 住院病区退药

住院病区退药是对已发药的处方进行药品退药的操作。退药的前提是已发药,且已完成退药申请。通过输入住院编号、处方编号、健康 ID 号或者患者姓名其中任意一个条件进行精确查询。查找到处方后输入退药数量、退药原因即可完成退药。

5.4.4　物资管理

物资管理是指对医院物资材料的采购计划、入库、调拨及出库的管理。而医院中涉及的物资材料是指除了药品以外,一切与医疗、行政、科研、教学以及生活有关的物资。一般情况下,医院信息系统根据物资的用途和价值进行分类,可以分为材料、物资两类。

材料主要包括了玻璃、低值易耗品、设备、试剂、卫生材料和小型器械。

物资主要包括办公用品、电料用品、劳保用品、棉布用品、日用用品、水暖材料、印刷用品和装修材料等。

针对不同类型的资产,其管理方式和管理流程也存在差异。在医院信息系统中,为规范物资管理,系统建立物资单位、物资类别以及物资目录。物资目录结合物资单位和物资类别一共包括消毒材料、布类 T、医疗文书 T、医疗用品、家具类 T、办公用品、清洁用品、图书等 23 个项目。同时也提供物资材料采购计划编制、入库、出库、物资调价、科室领用、物资调拨、效期统计、库存预警、库存盘点、库存一览表等功能。实现了这些物资从采购计划编制,到采购入库、科室领用、出库等全生命周期的管理,使得管理更加精细化、流程化、规范化。各个模块的具体功能如下。

(1) 物资单位

用于对物资单位进行新增、修改、删除、查看、打印、导出等操作。

(2) 物资类别

物资类别分成了材料和物资两大类。可以对各个类别下的类目进行新增、修改、删除、查看、打印、导出等操作。

(3) 物资目录

根据物资类别的分类,建立了详细的物资目录,共包括办公用品、日用用品、电料用品、棉布用品、低值易耗、卫生材料等 23 个项目类别。可以对每个类别下的物资明细进行新增、修改、删除、查看、导出等操作。

(4) 采购计划

采购计划模块可用于物资采购计划编制。在新建物资采购计划时,系统自动填写申请日期,填写申请科室、申请人、物资名称、数量等信息。其中物资名称可以通过输入拼音简码或五笔简码进行精确查找,选择后即可自动显示物资的参考单价和单位。另外该模块还提供移除物资、存为草稿功能。采购计划填写完成后,可保存并提交。提交后的采购计划必须经过"过单"后才能入库。

(5) 采购入库

采购入库子模块的主要功能是对物资进行入库处理。入库分为两种,一种是未在系统中制定计划需入库的物资,需在系统中新建物资入库采购入库单,填写物资相关信息,如物资名称、规格、生产厂家、成本单价、零售单价、数量、生产日期、有效期等。另外一种是在完成采购计划和审核的基础上,对采购的物资进行入库处理。此类入库可直接通过选择采购计划中对应的计划单,即可将采购计划药品信息导入采购入库单中。该模块还包括修改、删除、审核、打印、导出采购单等功能。

（6）采购退货

采购退货子模块的主要功能是对已采购的物资进行退货处理。在系统中新建退货单后，填写物资相关信息，如库房名称、供货单位、物资名称、数量等信息，其中在选择了物资名称后，系统能自动填写物资规格、单位、成本单价和核算单位信息。该模块还包括修改、删除、审核、打印、导出退货单等功能。

（7）其他入库

其他入库模块功能与采购入库功能一致，主要针对的是除材料和物资外的其他物资的入库。

（8）其他出库

其他出库模块功能是对其他物资的出库管理，包括新增、修改、删除、查看、导出出库单等功能。

（9）科室领退

科室领退模块是提供物资库物资领用与退回的管理。以物资领用为例，新建物资库领用单后，填写科室名称、领用人、药品名称、领用数量等信息，保存提交后发送至科室进行"过单"审核，审核通过后即完成领用。

（10）物资调价

物资调价子模块的功能是完成对物资的调价操作。新建物资调价单后，选择需要调价的库房名称、物资名称，选择药品后将自动填充药品规格、生产厂家、生产批号、成本单价、原零售单价等信息。输入生效时间、调价原因、现成本价、现零售价后，单击保存提交。零售调价单提交后仍需要"过单"审核，通过审核后即完成调价。

（11）物资调拨

物资调拨是指对医院各个仓库之间物资进行相互调配，如卫材库与物资库之间的物资调拨。在新增物资调拨单后，选择出货库房、收货库房、物资名称、数量等信息后即可生成物资调拨单。在选择物资名称后，物资规格、单位、生产厂家、成本单位、零售单价、类别、有效日期等信息将自动填写。系统还提供了物资调拨单的修改、删除、查看、导出等功能。

（12）效期统计

效期统计子模块功能是对物资效期进行统计。选择物资名称、到期范围（如 30 天内），刷新后即可在统计列表中查看 30 天内即将过期的物资。在过期统计列表中可以查看已经过期的物资清单。

（13）库存预警

库存预警子模块功能是管理物资库和卫材库库存和预警。包括库存预警查询和预警数量设置。

① 库存预警查询：选择库房名称（如物资库）后即可生成物资预警列表，即可查询到库存数量、最低库存数量、最高库存数量等信息。

② 预警数量设置：选择库房名称（如物资库）、物资名称，单击库存预警编辑，输入物资最低库存数量、最高库存数量，且最低库存数量不得高于最高库存数量，保存后完成设置。

（14）库存盘点

库存盘点操作顺序为：新建物资库盘点单、草稿录入、合并提交、审核、结账。系统严格按照次序进行盘点操作，否则会提示错误操作。

（15）历史库存

历史库存提供查询任意历史日常的库存信息。在选择历史日期、库房名称或生产厂家、物资名称后即可查看、导出、打印历史库存信息。同时可查看某一物资的档案信息。

（16）库存一览表

库存一览表子模块提供查询物资库存信息、物资档案信息和流向记录。同时可以对物资生产日期进行调整。

【课后习题】

课后习题

扫描二维码,查看本章课后习课。

第 6 章　临床信息学与临床信息系统

6.1　临床信息学

6.1.1　临床信息学概述

　　临床信息学是研究如何通过现代信息技术手段有效收集、存储、检索、分析和运用患者医疗信息、临床研究信息和医学教育信息，以提高医疗卫生管理和决策水平、医疗服务质量与医学教育效果的学科。它是临床医学与现代信息科学、计算机科学、现代医院管理、医学情报学等学科相结合，以提高医疗效果、效率，降低医疗费用，合理配置医疗资源为目的的一门交叉学科。

6.1.2　临床信息学的发展现状和趋势

1. 我国临床信息学的发展现状

　　医院信息化建设一般包括两个方面：管理信息系统和临床信息系统。在成本管理和医院管理方面，经过多年的建设，我国医院管理信息系统已基本成熟，系统框架和模式已基本确定。然而，在临床信息系统建设中，由于临床各流程的复杂性，国内临床信息化建设的方向和框架还处于起步阶段，临床决策信息支持才刚刚起步。临床信息学应加快应用信息技术、计算机技术、统计建模技术开发决策支持系统等方面的发展，为新一轮医疗改革提供支持，以提升医疗机构服务效率，提高患者医疗服务的质量。

2. 临床信息学的发展趋势

临床信息学作为健康信息学的重要组成部分,是一个集计算机、信息科学、认知科学、管理学和医学知识应用于一体的跨学科领域。其内容正在从数据管理,转向支持循证医学的个性化诊断和治疗。目前,临床信息学重点研究临床决策支持信息在医疗临床管理中的应用,研究如何通过现代信息技术提升医疗机构的服务效率和服务质量。中国的医疗卫生正逐步从以疾病为中心的诊疗管理,向"以人为本"的健康管理转变。在将来,健康管理将更多地依赖于卫生信息的研究和信息系统的开发与应用。从海量的临床和管理数据中进行数据分析和挖掘,分析临床医疗和管理决策信息,是提高卫生信息应用水平的重要步骤。以电子病历为核心的医院综合信息平台建设是卫生信息化发展的必然趋势,同时它也为循证医学决策提供契机。卫生信息系统在医疗事件处理、基础框架支持、信息技术利用等方面将更加高效,医院临床信息化建设的作用将日益明显。

3. 临床信息化建设转变

我国医院信息化建设最先是从医院财务管理开始的,当前已经进入了临床信息系统建设新的阶段。电子病历是医院信息化建设的核心和基础。医疗机构内部综合临床信息平台建设是区域医疗患者电子健康档案建设的重点。在这种背景下,临床医学信息服务已经取得了重要进展,电子病历的应用和区域电子病历的建设受到了重视,ICD-10 和 SNOMED-CT 等医学术语的诊断标准得到了应用。由于医院临床信息化建设研究起步较晚,标准化程度不高,缺乏跨学科、跨专业的临床信息集成,医院临床质量和临床工作效率还存在诸多问题。当前,临床信息化建设的重点应是培育循证医学的应用开发,为临床医疗和管理应用提供信息化支撑。临床信息系统正朝着为临床医生和医疗机构提供循证医学支持和临床决策的方向发展。这一变化反映了医学信息学在临床医学实践中的特殊作用。临床信息系统的效率取决于临床专业的信息集成、循证医学知识库的构建和决策支持模型。借助医院临床信息化,可以提高患者的临床诊疗质量和医院的临床效率。由于临床信息系统涉及多学科、跨厂商的信息集成,目前我国临床信息系统的流程还没有标准化的方法。国家有关部门正在推进以电子病历和医院管理为核心的信息化建设。医学信息学研究人员应加强临床信息系统专业基础研究,尤其是临床信息数据分析与政策研究,最终推动我国医院临床信息化的建设,提高运行质量,提升医院临床医疗信息化水平。

6.2　临床信息系统

临床信息系统是医院业务系统的核心系统。它主要为医生和护士的医疗护理服务提供便利,是直接影响患者就医体验的核心。

6.2.1　临床信息系统概述

1. 临床信息系统的定义

临床信息系统（Clinical Information System，CIS）是指利用计算机软硬件技术和网络通信技术，收集、存储、传输、处理和展现患者的信息，为临床医护人员、医技科室的医疗工作服务，旨在提高医疗质量的信息系统。它的主要目标是支持医院医务人员的临床活动，收集和处理患者的临床医疗信息，丰富和积累临床医学知识，提供临床咨询，以辅助诊断、治疗和临床决策，提升医护人员的工作效率，为患者提供更多、更快的优质服务。

临床信息是所有医学信息的基础。临床信息系统应以患者为中心，面向一线临床医务人员。随着现代医学技术的不断发展，监护、检测和记录患者病情变化以及诊断和治疗计划的信息越来越多，内容也越来越复杂。采用以前传统的工作方式，临床医护人员必须每天花费大量的时间和精力处理这些信息。临床信息系统的实施可以极大提升医务人员的工作效率，避免重复性工作，减少差错，节省临床治疗和科研时间。同时数据共享可以有效避免对患者进行重复检查。另一方面，可以对临床信息系统中积累的大量临床信息进行查询和分析，有利于总结临床经验和开展临床科研。总的来说，临床信息系统不仅能实现医院医护人员的业务处理信息化、患者诊疗信息的电子化，还能规范院内人员的医疗行为，提高诊疗效率，改善医疗服务质量，同时也能通过区域信息共享、互联互通，缓解看病难、看病贵和重复检查等问题，进而促进医患之间的有效沟通，改善医患关系。

2. 临床信息系统与医院信息系统的区别和联系

临床信息系统和医院信息系统是两个不同的概念。医院信息系统主要处理人、财、物、知识等信息，而临床信息系统主要处理的是临床信息。医院信息系统是面向医院管理的，以医院的人、财、物、知识为中心，以重复交易处理为基本管理单元，以医院各级管理人员作为服务对象，其主要目标是实现医院的信息化管理，提高医院的管理效益。临床信息系统面向临床医疗管理，以患者为中心，以医疗过程处理作为基本管理单元，以医院的医务人员作为服务对象，其主要目标是提高医疗质量，实现医院效益的最大化。综上所述，二者的区别非常明显，如表 6-1 所示。

表 6-1　医院信息系统与临床信息系统的主要区别

	医院信息系统（HIS）	临床信息系统（CIS）
系统中心	以医院为中心	以患者为中心
主要数据	人流、物流、财流、知识流数据	患者医疗数据
主要目标	实现医院信息化管理	提高医疗质量
主要内容	面向事务管理	面向医疗过程
服务客户	医院各级管理人员	医务人员
所需资源	较少	巨大

医院信息系统的主要内容是事务管理。其每一项功能都很明确,系统内数据的采集和处理的方法相对比较简单和固定,易于实现结构化,比如患者医疗费用的管理、药品库存与发放的管理、人员档案的管理等。临床信息系统的主要内容是医疗过程的处理。医疗过程是基于医学知识和医疗经验的推理、决策的智能化过程。由于患者个体性强,重复性差,数据不易实现结构化,其采集和处理涉及医学知识、医学经验和决策支持等方面,因此相比医院信息系统更复杂、更困难,如电子病历、专家诊疗系统等。

临床信息系统与医院信息系统既有区别又有联系。例如,住院登记属于医院信息系统,但它收集的患者的一般信息是临床信息系统的信息基础。再比如,实验室信息系统涉及医院信息系统和临床信息系统,在医院信息系统中,它主要侧重"申请→检查→结果"的事务性过程中对数据和信息流的管理,以及自动划价和收费管理等内容;而在临床信息系统中,更侧重信息在临床诊断和治疗中的作用,比如,对检验结果与电子病历中的症状和体征信息进行综合分析,并通过临床支持系统制订诊疗方案或计划。

再比如完整的实验室信息系统和护理信息系统都会涉及两个方面的内容:一是患者基本信息的管理,如姓名、年龄和价格等;二是医学专业知识信息的采集、处理和智能分析。前者应划分到医院信息系统,后者应划分到临床信息系统。就本质而言,这些系统都是为临床服务的,都属于临床信息系统的范畴。

医院信息系统是临床信息系统的基础。临床信息系统是医院信息系统发展的必由之路。从医院管理的内涵来看,临床信息系统是本质和核心,因为病人的诊疗过程是医院管理的根本。

6.2.2　临床信息系统的特点和作用

1. 临床信息系统的特点

(1) 信息采集手段便捷

临床信息系统可与床边监护设备(监护仪、麻醉机、呼吸机等)或其他医疗设备(生化仪、CT、X光机等)连接,直接采集相关患者体征数据、检查及检验数据并自动记录,省去了人工输入的麻烦。系统还可以根据这些数据进行自动判断,辅助诊断或提示。

(2) 信息表现形式灵活

传统的纸质记录方式不利于医务人员进行查找,而对现有数据的处理和转换是计算机系统的一大优势。几乎所有的临床信息系统都结合了图表功能,以方便医务人员查找。这些功能彻底改变了过去在医生和护士工作站中对手工医疗文书简单模拟的状况。

(3) 医疗管理模式先进

临床信息系统采用了当前先进的医疗管理理念和管理模式,最突出的特色是诊疗方案和临床路径的采用。临床信息系统引入了临床路径管理的概念。方法是:根据患者的疾病类型和病情分类,制订标准化的诊疗计划,落实到日常医疗活动中,形成标准化的医疗路径;对每位患者严格按照规范进行医疗,及时评价医疗效果,记录变更原因,定期评价变更,以完善医疗流程。

临床信息系统可以为临床路径的管理提供良好的支持。对于已选择临床路径的患者,将自动生成每日医疗活动计划,详细说明患者需要完成哪些检查和检验以及需要进行哪些治疗;记录每天完成的医疗活动,评估医疗效果和疾病进展;管理临床路径的变更,分析记录未按计划完成活动的原因,及时调整医疗计划;对临床路径实施情况进行统计分析,为发现和及时纠正问题提供信息依据。

(4) 知识库智能化

目前,临床信息系统应用的重要特点是充分发挥计算机的优势,建立了多种形式的知识库服务,并与医嘱系统进行对接,帮助医务人员掌握和应用这些知识,提高医疗服务的效率。

2. 临床信息系统的作用

(1) 辨识和预防医疗差错

相关调查报告指出,由于当前临床信息系统信息孤岛的存在,导致一些原本可以预防的医疗差错无法避免。建立可集成于多种临床应用的信息应用,为医生提供更加实时准确的临床数据,可以提高医疗差错防范能力。借助信息和通信技术,临床信息系统可以帮助诊断和治疗慢性病,通过信息和通信网络在家监测患者的健康状况(血压、血糖等),医生通过远程医疗视频咨询系统提供咨询服务。该系统可以降低医疗成本,集成临床症状监测、自动预约和医疗提醒,实现以患者自我管理为中心的家庭远程医疗。同时,还可以对健康教育和日常健康日志进行记录,这些对老年患者和艾滋病等特殊人群有帮助。

(2) 实现患者医疗流程中的即时安全提醒

在区域医疗信息系统中,医院临床信息数据是基础,结合区域医疗信息平台,可以实现患者医疗信息的区域共享和医疗协同。医疗机构临床信息化建设属于国家或地区信息基础设施建设,是国家医疗信息化建设的重要组成部分。自 2007 年以来,以 23 家市级医院的临床信息系统为基础的上海"医联工程"项目,已经实现了患者医疗信息的数据共享、重复用药、重复检查和检验的智能提醒。目前,上海正以"医联工程"为依托,建立上海"健康信息网",实现更大规模的患者医疗信息共享。各医疗机构的临床和管理数据正在向中央数据库迁移,该数据库可以评估医疗机构的诊断和治疗质量,分析医院服务的成本和效率,医疗处置的变化以及新的诊断和治疗技术的使用,并研究卫生政策变化对医疗的影响,评估区域医疗的干预变化和特殊人群的诊疗情况。

6.2.3　临床信息系统的子系统

临床信息系统也是一个综合系统,涵盖医院信息系统、临床管理系统、医学图像存储与传输系统、放射信息系统、实验室信息系统等多个子系统。

1. 电子病历

电子病历是指全面记录患者在医院的健康状况、检查结果、治疗过程、诊断结果等信息的电子化医疗文件。

2. 医生工作站

医生工作站是指帮助临床医生获取和处理信息的信息系统。国家有关部门于 2002 年颁布了《医院信息系统基本功能规范》,增加了医生工作站,并将其作为临床信息系统的组成部分。将医院医生工作站分为"门诊医生工作站子系统"和"住院医生工作站子系统"。

3. 实验室信息系统

实验室信息系统是指利用计算机技术实现临床实验室信息的采集、存储、处理、传输和查询,并提供分析和诊断支持的计算机软件系统。包括临床检验系统、微生物检验系统、试剂管理系统、实验室辅助管理系统等。

4. 护理信息系统

护理信息系统是利用计算机软硬件技术和网络通信技术,帮助护士收集和管理患者信息,为患者提供全方位护理服务的信息系统。

5. 医学图像存储与传输系统

医学图像存储与传输系统是指利用数字成像技术、计算机技术和网络技术获取、显示、存储、传输和管理医学图像的综合信息系统。

6. 放射信息系统

放射信息系统是指利用计算机技术完成放射科数据信息,包括图片和图像信息的输入、处理、传输的计算机软件系统。

7. 临床决策支持系统

临床决策支持系统是利用人工智能技术支持临床医疗工作的信息系统。它可以根据收集到的患者数据进行综合诊断和医疗建议,供临床医务人员参考。专家们对临床决策支持系统做出了更严格的定义:根据两个或多个患者数据,积极生成特定病例推荐的知识系统。

8. 手术麻醉监测系统

手术麻醉监测系统包括麻醉深度、呼吸、血压、心肺等参数的动态测量和报告。

9. ICU 监护信息系统

ICU 监护信息系统包括 ICU 病房床边监护设备的实时数据采集、传输和存储,与 HIS 系统的信息共享,与 EMR 系统的无缝连接等。

10. 心电信息系统

心电信息系统包括常规心电图、移动心电图(床边机)、动态心电图、运动心电图、动态血压、食道调搏、心内电生理、心电向量、踏车试验、心室晚电位、心率变异、倾斜试验等。

11. 脑电信息系统

脑电信息系统包括常规脑电图、脑地形图等。

12. 血液透析中心管理系统

血液透析中心管理系统包括数据测量、记录、病情观察、医嘱、LIS 报告等。

13. 眼科中心

眼科中心包括各种眼科检查信息的收集、分析、存储和图形报告。

14. 超声系统

超声系统是指利用彩色多普勒血流成像仪、B 超、A 超等基于超声原理开发的仪器,辅助医生诊断疾病的系统。

15. 肺功能测量系统

肺功能测量系统是指利用肺功能测试仪辅助医生测量肺功能,测量肺容量、通气功能和通气功能障碍类型的系统。

16. 心室晚电位检测系统

心室晚电位是由体表部分心室肌的局部电活动记录的信号,是一种新的非侵入性技术。它通常用于筛查和预测急性心肌梗死时是否可能发生室性心动过速或室颤。

17. 肌电图检测系统

肌电图检测系统包括带皮肤阻抗测量的高性能生物放大器、专业的主系统设计、可编程刺激器、高分辨率波形监测和打印功能。

18. 内窥镜系统

内窥镜系统包括支气管镜、胃镜、肠镜、膀胱镜等检测系统。

6.3　医生工作站

于 2002 年发布的《医院信息系统基本功能规范》指出:医生工作站是指协助医生完成日常医疗工作的计算机应用软件。医生工作站是临床信息系统的重要组成部分。它主要以电子病历为中心,支持医院建立患者电子病历数据库,为医生提供高效的电子病历和电子处方管理平台,为未来病历统计分析提供有效手段,对提高医院管理水平和医生医疗水平具有重要作用。医生工作站系统通常支持医院一卡通或医保卡的使用,为患者建立连续的医疗信息,提高对患者的诊断、治疗和服务水平,最终提高患者的忠诚度。

医生工作站通过计算机管理医院内患者的所有临床医疗信息,为医生的临床工作提供许多有用的帮助。它是一个真正的临床信息系统。通过医生工作站,传统病历的内容可以转为电子化。电子病历是医生工作站中不可缺少的一部分。医生工作站可分为门诊医生工作站和住院医生工作站。

6.3.1　门诊医生工作站

门诊医生工作站系统以电子病历为中心,支持医院建立门诊病历数据库,为医生提供高效的电子病历和电子处方管理平台,为后续病案统计分析提供有效手段,对提高医院管理水平和医生医疗水平具有重要作用。电子处方符合国家卫生健康委员会规定的最新标准。门诊医生工作站系统实施后,医生可以轻松获取患者的既往病历、既往病史、用药记录、当前病情进展情况、检查和检验报告,通过计算机下达处方和各种检查及检查申请,记录患者的病情和发展情况,在诊断过程中遇到疑难杂病时,还可以采用计算机进行辅助分析,同时方便获取相关医学知识,查阅疾病的诊疗常规、药物和检验信息等医学数据。

使用门诊医生工作站后,患者在医院就诊的流程如下:挂号之后,患者进入诊室,坐在桌旁,门诊医生接诊,询问病史,完成相关体检,记录病史、症状和体征,开具相应的检查、检验申请。当患者按照医生的医嘱完成相关的检查和检验,返回门诊后,可以在就诊医生面前的计算机查看自己的检查结果和医生根据诊断开具的处方,通过计算机反馈,立即知道每次检查和检验的总费用,然后根据自己的支付能力选择相应的诊疗方案。

1. 门诊医生工作站实现的主要目标

（1）诊断管理

实现对各类患者的识别和选择。每次就诊时可将诊疗信息存储形成健康档案,后续可以在候诊患者列表中点选,可显示患者信息、就诊次序等信息。问诊时可把此患者上一次就诊的资料进行调阅和参考,完成诊断结果的录入,同时,还可以选择是否针对某项疾病进行鉴别处理。

（2）处方管理

患者处方是在合理用药系统监控下完成的,生成的电子处方统一签署相应的数字证书,纸质处方保留。

（3）门诊病历

完成患者病程记录的维护,主要包括主诉、现病史和体检等信息。在保存病程记录的过程中,同时生成患者就诊病历,并将病历归入患者的健康档案中进行集中存储。

（4）检查治疗与手术申请

完成患者相应检查治疗项目的录入,显示费用名称、数量、单价、单位、开单医生、执行科室。在检查和处理中,如果添加的检查属于手术类型,系统应打开手术添单功能。手术添单功能包括:手术医生、手术时间、手术名称、麻醉方法、切口类型、愈合程度、术前诊断、术后诊断和病理诊断等管理信息。

（5）门诊或住院预约

患者完成门诊就诊后,可以根据情况自行预约下一次门诊或接受住院治疗。门诊预约功能包括科室、医生、挂号类型、预约时间等管理信息,还可以通过预约信息平台提醒患者更改预约信息。预约住院时,可以选择预约的科室,将患者预约住院的信息传递到住院管理系统。

2. 门诊医生工作站实现的主要功能

（1）自动获取以下信息

① 实现对患者基本信息的识别，实现患者双向转诊和随访，获取等待随访和已确诊患者信息。

② 可用的诊断和治疗相关信息，包括病史、主诉、当前病史、既往病史、药物参考、诊断和治疗参考等。

③ 医生信息，包括医生科室、姓名、职称、接待时间等。

④ 费用信息，包括项目名称、规格、价格以及医疗保险、农村合作医疗保险费用类别、数据等。

⑤ 合理用药信息，包括常规用法和剂量、成本、功能和适应证、不良反应和禁忌症等。

（2）实现订单处理

① 医生可以处理电子医嘱，包括门诊记录、检验、检查、诊断、处方、治疗处置、健康材料、手术、入院和其他诊断和治疗活动。

② 处方内容的自动监控和咨询，包括药物剂量、大处方管理、药物相互作用、不相容性、适应症等。

③ 实现医嘱自动审核和录入的完整性。

④ 实现全院、科室、医生常用的临床项目字典、医嘱模板及相应的编辑功能。

（3）医生可以处理电子病历

实现门诊病历结构，提供诊疗要素说明，提供病历字句演示，提供全文病历演示，提供病历修改痕迹监控。

（4）医生可实现电子签名

（5）实现医生权限的分级管理，实现三级医生工作制

（6）实现信息向相关科室的自动传输和医疗技术诊断结果的查询

实现检查报告/图形报告查询，实现图像查看功能（包括检验、检查、诊断、处方、治疗、手术、住院等诊疗信息，以及相关费用信息）。

6.3.2　住院医生工作站

住院医生工作站用于协助医生完成病房的日常医疗工作，主要完成住院病人的诊断、处方、检验、检查、治疗、手术、护理、会诊、转科和出院等各种日常事务的处理，最终形成电子诊疗记录。通常地说，住院工作站包括 4 个部分，即新患者处理、出院患者处理、住院医嘱处理、住院病历处理等。

1. 住院医生工作站的主要目标

（1）入院诊断

新患者就诊时，输入入院诊断，包括诊断类型（初步诊断、主要诊断、补充诊断和维护诊断）和鉴别诊断。诊断可以进行分组，每组至少有一个主要诊断。

（2）医嘱录入

新患者入院时，根据患者的科室、病房的具体情况和输入的入院诊断，在入院医嘱中会自动弹

出医嘱输入框,添加两种医嘱(科室常规医嘱和疾病常规医嘱)。用户可以选择是删除还是添加。

住院医生输入患者的医嘱,包括检查医嘱、药品医嘱和无费用医嘱。允许医生根据疾病制订治疗计划,定制个人医嘱模板,方便患者选择治疗计划,无须逐个输入新医嘱。它还允许医生根据鉴别诊断定制个人医嘱模板,方便对患者进行医技方案选择处理。

(3) 书写病程记录与病案首页

填写并录入住院患者的病程记录,包括入院记录、首诊记录、住院病历、手术记录、病程总结、出院记录、转院记录。其中,首诊记录、住院病历、入院记录、出院记录只能填写一次。病程记录必须有医生的电子签名,包括实习医生签名、住院医生签名、主治医生签名和主任医生签名。

(4) 手术管理

选择患者填写手术单时,打开手术申请界面或直接打开手术单。填写申请表,包括外科主任、第一助理、第二助理、第三助理、麻醉方法、麻醉会诊等信息,即可发送或保存手术申请。

(5) 其他管理

包括检验、检查、会诊、转院申请、出院申请、生命体征查询、病房护理、医疗技术报告、药典查询、患者门诊病历、患者过敏、患者台账、患者护理记录。

2. 住院医生工作站的主要功能

(1) 自动获取或提供以下信息

① 医生主管范围内患者的基本信息,包括姓名、性别、年龄、住院病历号、病房、床位号、入院诊断、病情、护理等级、费用等。

② 诊断和治疗相关信息,包括病史、主诉、当前病史、诊断和治疗史、体检等。

③ 医生信息,包括科室、姓名、职称、诊疗时间等。

④ 费用信息,包括项目名称、规格、价格、医保费用类别、数量等。

⑤ 合理用药信息,包括常规用法和剂量、费用、功能和适应证、不良反应和禁忌证等。

(2) 支持医生处理医嘱,包括检验、检查、处方、治疗处置、卫生材料、手术、护理、会诊、转移、出院等。检验医嘱中必须注明检验机构,检查医嘱中必须注明检查部位。

(3) 提供医院、科室和医生常用的临床项目字典、一套医嘱、模板和相应的编辑功能。

(4) 提供处方自动监控和咨询功能,包括药物剂量、药物相互作用、配伍禁忌、适应证等。

(5) 提供长期和临时订单处理功能,包括打开、停止和作废订单。

(6) 支持医生查询相关数据,包括以前的门诊和住院信息、测试和检查结果,并提供比较功能;提供有关医嘱执行、病床使用、处方、患者费用明细等查询。

(7) 支持医生根据国际疾病分类发布诊断,包括入院、出院、术前、术后、转入、转出等;支持疾病代码、拼音、汉字等多种检索。

(8) 自动审核输入医嘱的完整性,提供审核确认所有医嘱的功能,根据确认后的医嘱自动定期生成用药信息和医嘱执行单,并记录医嘱名称和时间。一旦确认,就无法更改。

(9) 所有医嘱均提供备注功能,医生可录入相关备注。

(10) 支持所有医嘱和申请单的打印功能,满足相关医疗文件的格式要求,必须提供医生和操作人员的签字栏,打印结果由处方医生签字。

(11) 提供医生权限管理,如科室、级别、职能等。

（12）自动计算各种费用，支持医保费用管理。

（13）自动将检验、检查、诊断、处方、治疗、操作、转移、出院等诊断和治疗信息以及相关费用信息传递给相关部门，确保医嘱的顺利执行。

6.4　护理信息系统

护理信息系统医嘱管理

6.4.1　护理信息系统概述

护理信息系统可以帮助护士根据医嘱实现对患者的各种日常处理，对病区日常事务进行管理。具体而言，护理信息系统是对患者信息、发药退药情况、排班、物品管理、床位分配等流程进行信息化管理。

1. 护理信息系统的发展历史

第一阶段：护理信息系统始于 20 世纪 70 年代。早期护理信息系统主要用于支持护士完成医嘱输入，体温表、护理表输入、打印等日常护理记录和护理操作。后来，逐渐出现了以问题为中心的系统，包括患者问题的识别和相应的护理措施。

第二阶段：20 世纪 90 年代以后，护理信息系统的研究方向转变为护理语言的规范化和护理决策支持。护理语言系统和分类系统已成为护理信息学研究的热点。目前的观点认为，临床数据应该支持护理决策，而不仅仅是记录护理工作的任务。护理信息系统更应该可以利用输入系统中的信息，将原始数据转化成更易于访问的格式，帮助护士做出临床决策。实现这些目标则需要开发一个包括数据输入、数据的解释和处理的综合系统。

2. 护理信息系统的发展趋势

近年来，护理信息系统的发展方向是护理专家系统、医院护理一体化管理信息平台、远程护理等。所谓的"专家系统"是一种利用存储在计算机特定领域的专家知识来解决实际问题的计算机系统。随着护士专业范围的不断扩大和内涵的持续丰富，在"以病人为中心"的医学模式指导下，可以开发护理专家系统，应用专家丰富的经验和知识，解决临床护理和护理管理中的难题，提高护理质量，促进学科发展。远程护理是利用远程通信技术、多媒体技术和信息技术传输医学信息，最终辅助进行治疗、护理和教学的一门应用性学科。

6.4.2　护理信息系统的主要目标

① 床位管理：管理患者的床位情况，主要包括为患者分配床位、铺床、转移床位、更换床位、借用床位等。

② 医嘱处理：输入医嘱后，根据医嘱的性质进行处理。例如，药品订单提交给药房执行，医疗技术项目移交给医疗技术部门执行等。

③ 病房管理：管理病房的日常事务，主要包括物品管理、护士权力分配、护士排班等。

④ 查询：查询病房的各种信息，如住院、出院患者信息，药品发放及退回，病房日报等。

⑤ 其他业务：处理病床管理和医嘱处理以外的病房日常业务，如患者信息、护理记录、催款处理、会诊处理等。

6.4.3　护理信息系统的主要功能

（1）实现病床管理

如显示床号、床内信息、病案号、姓名、性别、年龄、诊断、病情、护理级别、护送、饮食等，显示空床信息或接收病床需求信息。

（2）实现医嘱处理

① 订单输入。

② 审核医嘱（新开、停、收费），查询打印病房医嘱审核处理。

③ 记录患者的生命体征和相关项目。

④ 打印长期和临时订单（带延续功能），并重新组织长期订单。

⑤ 打印查询病房匹配单（领料单），支持药单的分类维护。

⑥ 打印查询病房内长期、临时医嘱治疗单（口服、注射、输液、辅助治疗等），支持治疗单的分类维护。打印和查询输液记录卡和瓶标签。

⑦ 长期和临时订单执行的确认。

⑧ 填写药物皮试结果。

⑨ 打印检验和测试申请表。

⑩ 打印病历的第一页。

⑪ 订单记录查询。

（3）实现护理病历管理，实现护理记录和三测单功能

包括结构化病历，记录患者体温、脉搏等生命体征，自动生成一般护理记录和特殊护理记录（如护理记录、护理计划、护理评价单、护士排班、护理质量控制等）。

（4）实现费用管理

① 护士站收费（一次性材料、治疗费等），具备模板功能。

② 停止及作废医嘱退费申请。

③ 病区（患者）退费情况一览表。

④ 住院费用清单（含每日费用清单）查询打印。

⑤ 实现患者费用预警和限制功能，并可查询病区欠费患者清单，打印催缴通知单。

【课后习题】

扫描二维码，查看本章课后习题。

课后习题

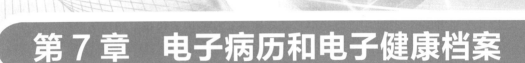

第7章 电子病历和电子健康档案

随着计算机科学技术与医学诊疗技术的飞速发展,多媒体、大容量光盘、图像工作站、网络技术以及自动化的临床检测仪器、电子计算机断层扫描仪等一大批标志着当代科学水平的技术与仪器进入医学领域,病案资料的应用价值得到了提高,其应用范围逐渐扩大,传统的纸质病历已不能适应时代要求,电子病历应运而生。电子病历为医疗服务、临床治疗和教学科研等提供了重要支撑,成为医院现代化、标准化建设的一个重要标志。目前,电子病历已经成为医院信息系统的一个重要组成部分,是医院信息系统发展的一种必然趋势。

7.1 电子病历与电子病历系统

电子病历
概述

7.1.1 电子病历概述

1. 病历

病历是医务人员对患者疾病的发生、发展、转归,进行检查、诊断、治疗等医疗活动过程的记录,也是对采集到的资料加以归纳、整理、综合分析,按规定的格式和要求书写的患者医疗健康档案。病历是医务人员在医疗活动过程中形成的文字、图表、影像等资料的总和,它包含首页、病程记录、检查检验结果、医嘱、手术记录、护理记录等。

病历主要是由临床医师以及护理、医技等医务人员实现的。他们根据问诊、体格检查、辅助检查、诊断、治疗、护理等医疗活动所获得的资料,经过归纳、分析、整理而形成病历。病历不仅记录病情,而且也记录医师对病情的分析、诊断、治疗、护理的过程,对预后的估计,以及各级医师查房和会诊的意见。因此,病历既是病情的实际记录,也是医疗、护理质量和学术水平的反映。病历为医疗科研提供了极其真实、可靠、详细的基本资料,也是处理医疗纠纷和诉讼的重要依据。

病历的书写有严格的规范。我国的病历书写首先必须符合《病历书写基本规范(试行)》

《病历管理规定》《医疗机构管理条例》《医疗事故处理条例》等相关规定,另外还要符合各省、市(地区)的具体规定,以适应我国医疗卫生改革和医疗技术的发展。

2. 电子病历

电子病历(Electronic Medical Record,EMR),也叫计算机化的病案系统或基于计算机的病人记录(Computer-Based Patient Record,CPR),它是通过电子设备进行保存、管理、传输和重现的数字化的患者医疗记录,用以取代手写纸质病历。它的内容包括纸质病历的所有信息。EMR 是基于一个特定系统的电子化病人记录,该系统具有提供访问完整准确的数据、警示、提示和临床决策支持系统的能力。

(1) 电子病历的形式

电子病历资料至少包括以下 6 种不同形式的信息。

① 文字:可以是汉字、英文、数字或各种符号,常见于病程记录中。

② 图表:以表格或图形出现,常为坐标系的图表,如临床医师的手绘图形与注解。

③ 影像:通过放射线、超声波、光学内镜成像技术,形成的黑白灰或彩色图像,如 CT 图像。

④ 数字:如检验结果数据。

⑤ 音效:如心音、临床医师口述报告。

⑥ 影片:利用多媒体技术,把整个诊疗过程拍摄下来,如手术过程记录。

电子病历是信息技术和网络技术在医疗领域发展的必然产物,是医院病历现代化管理的必然趋势。其在临床的应用,极大地提高了医院的工作效率和医疗质量。有了以电子病历为核心的医疗信息系统,医疗工作的过程将会有很大的变化。如果一个住院病人突发疾病,医师可以将病人的住院编号输入,查询该患者的电子病历信息,计算机就会立刻显示出病人的有关情况,如姓名、年龄、住院检查情况、病史、药敏等,此时医师就能够根据病人的临床表现开出需要的检查项目单。完成检查后,经治医师能够立刻得到检查结果,并做出诊治处理意见。如果是疑难病例,经治医师还可以通过远程会诊,以帮助患者制订科学合理的治疗方案。电子病历和计算机信息系统的应用,将使这个医疗会诊的时间大大缩短,质量大大提高。

(2) 电子病历的优势

相比纸质病历,电子病历的优势如下。

① 传送速度快。医务人员通过计算机网络可以远程存取病人病历,在几分钟甚至几秒钟内就能把数据传往需要的地方。在急诊时,电子病历中的资料可以及时地显示在医师的面前。

② 共享性好。常规病历有很大的封闭性。医院诊治病人的记录只保存在本医院,如果病人到其他医院就诊则需要重新进行检查,这不仅浪费了宝贵的医疗资源,也使病人增加了不必要的痛苦。而采用电子病历后,则能够克服这些不足,病历的共享将给医疗带来极大的方便。

③ 存储容量大。由于计算机存储技术尤其是硬件技术的进步,电子病历系统数据库的存储容量是相当巨大的,其容量也是可观的。

④ 使用方便。医务人员使用电子病历系统可以方便地存储、检索和浏览病历,复制也很方便,可以方便、迅速、准确地开展各种科学研究和统计分析工作,大大减少人工收集和录入数据的工作量,极大地提高临床科研水平。

⑤ 成本低。电子病历系统一次性投资建成后,使用中可以减低病人的费用和医院的开支。

电子病历也存在一些缺点。例如,需要医务人员提高信息素养和信息技术运用能力;同时,计算机一旦发生故障,将造成系统停顿,无法进行工作。因此,经常需要保存手工的原始记录。

3. 电子病历的组成元素

(1) 组成元素

从信息组成角度看,电子病历由以下两部分组成。

① 基础信息。基础信息是来自患者、家属的信息,主要体现在主诉、现病史、既往病史等方面,还包括每次病程记录中患者或家属对疾病的感觉及体验。

② 诊疗信息。诊疗信息是来自医务人员的信息,主要体现在体格检查、病情分析和诊断方面;还有来自实验室化验、检查的信息,主要体现在各种医疗仪器设备对患者进行检测表达出来的结果。

(2) 组成元素的表现形式

从信息的表现形式进行分析,可以把组成元素分为文字型、图表型和影像型 3 种类型。

① 文字型。文字型信息是病历的主要组成元素,可以是汉字、英文、数字或各种符号,常见于主诉、病史、病程、检测报告等。

② 图表型。图表是病历中以表格和图形形式出现的信息,常为具有坐标系的图表,如体温单中的体温、呼吸、心率曲线图,麻醉记录中的血压、心率曲线图、心电图等。

③ 影像型。通过放射线、超声波、光学内镜成像技术形成的黑白灰或彩色图像,例如对心脏病患者,最常见有 X 线胸片、二维超声心电图、心导管及心血管造影录像等。

(3) 组成元素的分类

根据国家病历书写相关规定,可将病历中的组成元素分成如下几类。

① 患者的一般信息。如姓名、性别、年龄、婚姻、地址等信息,这些信息应出现在病案首页、住院记录及每页病程记录栏上。

② 症状信息。记录患者和家属叙述的病痛的信息,包括病痛的自我感觉、变化过程以及治疗后的效果,主要体现在主诉、现病史、既往史以及病程记录中。

③ 体征信息。为主管或接诊医师、护士等医务人员通过眼、耳、鼻、手等感官,利用望、触、叩、听等物理方法,或借助于听诊器、眼底镜等医疗器械观察得到的信息。

④ 实验室检查信息。为各种医疗仪器设备对患者全身或身体的一部分组织、细胞进行检测后表达出来的信息。例如,通过放射线检查得到的 X 线影像胶片,通过超声波检查得到的声像图,通过多功能生化仪器检测得到的血清酶活性数值。这些实验室检查信息虽然种类多、变化大、数量多,但是由于这些仪器、设备的性能都是标准化的,所检测的结果也是标准化的,因此这些信息也较易格式化和规范化。

⑤ 诊断信息。诊断信息是医师根据患者的症状、体征、实验室检查结果,然后依据临床医学知识和疾病的演变发展规律等,通过分析、归纳、总结后所得出的结论。

⑥ 治疗信息。治疗信息是医师根据患者诊断和病情所实施的医嘱和治疗记录。医嘱是指主治医师为患者下达的指令,分为长期医嘱和短期医嘱,其内容除了包括患者的一般信息、时间信息、执行人员信息外,主要是具体的诊疗内容。治疗记录是指医师、护士为患者治疗前后所做的记录,通常包括治疗的时间、地点、方式、过程、效果、患者反应等信息,例如麻醉记录、手术记录等。

⑦ 疾病转归信息。患者在手术后和出院时,应说明治疗结果及疾病转归情况,对手术愈合

类别已有明确规定（Ⅰ、Ⅱ、Ⅲ级／甲、乙、丙类），对出院情况也有明确的规定（如治愈、好转、未愈、死亡、其他等）。

⑧ 费用信息。费用信息不仅仅只是包括单纯的医疗费用金额，还包括很多其他的信息，例如：该种医疗费用是否属于社会医疗保险类？如果是，是哪一种保险？当其隶属于某一种保险类型时，又会涉及在该种保险中的每一种药物、检查、手术费用的摊派比例、支付方式、支付对象（保险部门、个人、医院）。这些费用的计算虽然复杂、烦琐、面广、量大，但由于具体规定条款明确，所以这类信息处理容易规范化。

⑨ 医护人员信息。病历为医师、护士及各级医务人员所记录，所以医护人员的信息将在每一页记录、每一项报告中出现，并通过签名等形式确认，这不仅是对患者负责，也是医护人员承担法律责任的依据。

7.1.2　电子病历系统及其功能要求

1. 电子病历系统

电子病历系统（Electronic Medical Record System，EMRS）是基于计算机和信息网络的电子病历收集、存储、展现、检索和处理系统。这里定义的电子病历系统，主要指系统功能方面，是动态的概念。

电子病历系统能满足医疗服务与管理需求，并能与其他相关信息系统间通信连接。医院通过电子病历以电子化方式记录患者就诊的信息，包括：首页、病程记录、检查检验结果、医嘱、手术记录、护理记录等，其中既有结构化信息，也有非结构化的自由文本，还有图形图像信息；涉及病人信息的采集、存储、传输、质量控制、统计和利用。电子病历系统应具备电子病历的综合浏览、知识库的存取应用、医嘱及临床资料的输入界面、集成的通信支持和临床决策支持等功能。电子病历系统概貌图如图 7-1 所示。

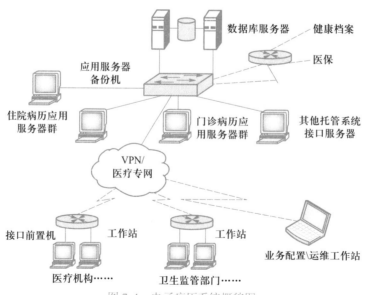

图 7-1　电子病历系统概貌图

病人挂号时即将标识部分的 ID 码输入计算机中,然后在相应部门的诊疗过程中即时输入各种医疗信息,逐渐形成完整的电子病历。电子病历能把一个病人在医院的任何时间、任何科室和各个信息系统中的不同记录组合成一套完整的记录。只有建立相应的电子病历系统才能形成一个完整的电子病历。电子病历系统应包括在医院信息系统和卫生经济信息管理系统、远程医疗会诊系统、知识库系统和社区公共医疗信息系统中。因此,实现电子病历实质上是整个医院以病人为中心的计算机信息化的系统过程。

电子病历系统强调发挥信息技术的优势,提供超越纸质病历的服务功能。电子病历系统从 3 个方面展现了其主要功能:医疗信息的记录、存储和访问功能;利用医学知识库辅助医生进行临床决策的功能;为公共卫生和科研服务提供信息再利用功能。

按系统的功能范围,可以分为狭义的和广义的电子病历系统。狭义的电子病历系统不负责病历内容的产生,仅负责收集、存储、展现、检索和处理。医嘱、病程记录编辑器等系统都不属于电子病历系统,统一纳入临床信息系统范畴。广义的电子病历系统不仅负责电子病历内容的收集、存储、展现、检索和处理,所有与电子病历有关的系统都属于电子病历系统范畴,不仅医嘱、病程记录编辑器属于电子病历系统,PACS/RIS、LIS、重症监护系统、手术麻醉系统、护理系统等与电子病历内容相关部分都属于电子病历系统范畴,但科室管理部分如科室内部的排班、预约、工作量统计等功能不属于。

2. 电子病历系统的功能要求

在功能方面,电子病历系统不仅要解决病历资料的获得、存储、处理、浏览、通信、安全等功能,还需提供解决临床问题的指导,以及辅助前述各项基本功能的智能化功能部分等。其安全性要求如下:

① 必须有效地解决电子病历等医疗管理系统网上身份认证的真实性和可靠性的问题。

② 对登录电子病历的用户通过身份认证网关实现对用户身份的认证,确保登录系统的用户身份的可信。

③ 对医疗管理信息系统中数据处理各环节(产生、传输、存储和查询)进行全面改造和完善,使之符合《电子签名法》中对可靠电子签章和数据电文的要求。

④ 对临床科室的医生、医技科室的技师等与医疗活动直接相关的软件系统操作人员,在执行软件操作时进行电子签章认证,以保证医疗行为数据是授权操作产生的,操作者对其不可抵赖;软件系统中所有医疗行为数据,在其归档为历史或由历史转为现用时,同时进行电子签章认证和时间戳认证。

⑤ 对所有的电子签章,在其签名的同时进行时间戳认证,以保证电子签章数据的合法性、有效性。

⑥ 对于关键数据的存储,可选用主机加密服务器进行数据的加密,确保关键数据的存储安全。

在性能方面必须保证:易使用性(易于输入并能快速查询);可连接性(各种 PACS、LIS 等设备接入);可靠性(数据加密、信息是真实可靠的);弹性(内容可扩展):及时性(随时随地可以快速获得);安全性(24 小时不停机且有备援机制)等 6 项功能特性。

总而言之,发展电子病历系统以取代传统纸质病历,不仅是时代潮流,也符合医疗信息系统全面整合的趋势;只有开发完整的电子病历系统,才能进一步满足临床医师的需求,为病人提供更好的医疗服务。

7.1.3 病历信息标准化

1. 系统模型的结构化及实现方法

(1) 系统模型结构化

电子病历包含的内容种类很多:首页、医嘱、病程记录、各种检查检验结果、手术记录、护理信息等。这些信息产生于各个就诊环节或多个不同的系统中,其中有数据库方式存储和一般文本文件方式存储。在计算机内部,将这些信息按照类别及发生的时间顺序有机地组织为一个整体,需要建立病历的描述结构,或者说电子病历的数据模型或模板。这些不同类别与不同形式的模板建立是否合理,是否能有效应用于医院的各个实际工作环节是非常重要的。因此,构建科学规范的电子病历模型是电子病历系统的基础与关键。图 7-2 所示为住院电子病历的病案首页模型。

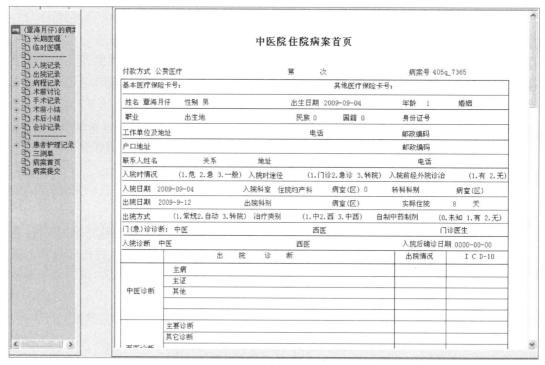

图 7-2   住院电子病历的病案首页模型

2011 年 1 月,原卫生部印发《电子病历系统功能规范(试行)》文件,其中对病历的格式有严格的规定,例如病案首页、住院病历、体温单、麻醉记录等。对有严格规定的病历部分,电子病历系统模型的结构化是比较容易实现的;但对于各种专科病历,由于它们之间在内容及形式上都有很大的差别,因而无法制定统一的病历格式。例如,在入院记录的体格检查栏目中,眼科要记录视力、色觉、结膜、巩膜、晶体、玻璃体、眼底的情况,并在眼部示意图上标示;产科则要记录宫高、胎心、宫颈位置、骨盆测量,并在产程进展图上标示。因此,针对不同专科的不同病历,EMR系统模型的结构化是首先要解决的问题。

(2) 电子病历模型实现方法

① 设计结构化的专科或专病病历模型。因为各科的病历都有固定的格式和内容,所以可以制定相应的病历格式模型,使用时调用即可。以急性阑尾炎为例,医生习惯的描述是“转移性右下腹病三个半小时”,而计算机结构化语言描述为“腹部,右下部位,疼痛,转移性,3 小时30 分钟”。很显然,后者适应了病历的查询、统计和筛选处理,尽管两者的外在形式不同,但实质内容相同。医生也许不适应结构化的语言表述,但计算机所表达的患者的基本信息是准确无误的,并且可以调用每一种专用的输入模板达到准确、快速录入的目的。

例如,给一个外科手术病人写病历时,可以调用外科的手术记录模板进行记录。又如,当患者入院后,医生可以提取入院记录模板来制作电子病历,病历书写者能根据模板制作出标准化的入院病历。

② 自由组合、动态产生各种需要的电子病历。由于一名患者可能同时存在多种疾病,住院期间要解决多个问题,例如一个神经内科患者,可能还伴有高血压、糖尿病,所以病历模型应该是活动装配的,医师可以自由组合、动态产生各种需要的电子病历。通常,医院都有一个总体通用的 EMR 模型,为了适应不同的专科和病种,EMR 可以自由地拼装组合病历信息,生成一个新的EMR 信息。因此,通用 EMR 总体模型结构化十分重要,它必须能实现对病人数据的结构化表达以及对病人数据的合理解释和分析。

例如,根据患者的不同症状,可以从 EMR 系统菜单中调出症状模板库,根据实际需要选择各种输入模板,从而生成动态可变的电子病历。

电子病历建设的 4 条原则:第一,电子病历不是产品;第二,技术不是驱动力,并不是有了技术就非得这么做,需求才是真正的驱动力;第三,人是决定因素,技术只是工具;第四,安全第一。

(3) 电子病历信息的特性

电子病历的信息主要具备以下几方面特性。

① 以时间为序。时间表示的精确度常依病情严重性及变化而不同,例如在记录既往史时,可以以年为精确度,如“有糖尿病病史 10 年”。但对于患者抢救或死亡的时间必须精确到时、分,并与心电监测的记录时间一致,例如急性心肌梗死患者入院记录时间就要精确到分。

② 以信息源为基础。为了客观、正确地对患者疾病做出诊断,客观、准确地反馈医疗的效果,病历中的信息必须是真实的、可靠的,尽量避免转述、转抄等因素造成的遗漏、变相。因此,病历记录必须以信息源为基础。例如,直接从患者本人处采集症状信息,从实施体格检查的医师本人处采集体征信息,从仪器设备记录的原始表格和图像中采集实验室检查信息等,并以此为基础构建病历的信息仓库,并在这个仓库里对信息进一步分析、整理。

③ 以问题为中心。一份病历、一次住院、一次就诊,往往是以解决患者一种主要疾病或相关的几种疾病为中心的,即现代病历是以问题为中心的,这可以从病历主诉的定义加以证实。主诉是患者就诊的主要原因,包含症状、部位及其持续时间。通常情况下,一份病历就是围绕这个主要原因,即问题所进行的检查、诊断、医疗。

2. 数据的结构化和标准化

电子病历系统不仅需要将病历中的信息转化为结构化的数据,还需要数据的语义有可交换性。信息不仅为所在医院的系统所拥有,被所在医院的医生阅读和使用,而且可以跨医院、跨地区被其他医生阅读和利用。要实现电子病历信息中数据的共享,需要对数据进行规范化的分类和编码,在编码和名称——对应且统一的基础上,就可以实现数据的共享。分类和编码被公认为范围越大,数据的标准化程度就越高,适用性就越强。目前,被国际公认的医学数据代码有《国际疾病分类编码 ICD-10》《人类与兽类医学系统术语》(SNOMED)、Read 临床分类代码等。国内承认的数据代码还有《临床术语标准》《全国医疗服务收费项目规范》等。《临床术语标准》收录了 50 万条词汇,基本包含了所有的临床医疗词汇,比较全面详细。《全国医疗服务收费项目规范》显然是为了计价收费制定的,侧重于设备和材料因素,由于术语中包含了设备和材料的名称、规格,疾病的名称,解剖部位,操作方法等,因而可以借鉴和应用。

3. 数据的输入方法

根据计算机信息处理的原理,可以将 EMR 包含的信息分为三大类:一类是易于形成结构化数据的信息;另一类是难以形成结构化数据的自然语言;还有一类是生物信号和医学图像信息。下面分别介绍不同数据类型以及数据录入方式。

(1) 结构化数据

病历中大多数信息可由医护人员直接进行结构化数据的录入,而结构化数据录入的基本条件是结构化模型、知识驱动性内容与预定义词汇表、合成表达规则。

① 结构化模型:例如,主诉是患者就诊的主要原因,即他最感不适的症状、部位及持续时间。那么针对主诉录入,首先应具有一个包括症状、部位、时间的结构化模型,然后将此模型在病历的某个固定位置输入,也可以是一个或多个表格内容的输入。

② 知识驱动性与预定义词汇表:表格中的每一栏内容应是知识驱动性的内容。例如症状,常有疼痛、咳嗽、胸闷等,对于这些包罗万象的症状,即按其医学知识内涵进行组织整理,按需做到标准、完整,避免杂乱无章。它可以根据用户的需要、个性特点及使用方便而预定义成词汇表,即所有这些症状都应该是预先定义好的,实行了分类和编码的,可扩充和维护的。

③ 合成表达规则:即将特定的症状、部位、时间、内容根据系统的合成表达规则形成一个标准的主诉语句。为确保这个语句表达含义的正确性,系统常会生成一些提示性的问题,供录入者选择、修改和确认。

(2) 结构化数据录入方法

① 固定内容的录入:有些结构化数据可以方便地直接录入到固定的位置中。典型代表是体格检查栏目,对体温、脉搏、呼吸、血压等只要输入数值即可。

② 选择内容的录入:只能有一种选择的单选问题,如对于"平素体质",只要在"良好""一般""较差"上单选一项即可。对于有多种选择的多选问题,如曾输血型有"A 型、B 型、O 型、AB 型、Rh 阴型、Rh 阳型"等,只要用鼠标分别单击进行选择即可。

③ 动态内容的录入:对病历内容的输入,理想的情况应该是动态的,是可以根据患者千变万化的病情和医师个人习惯予以调整的,这可以通过预先做好的各种知识库,并利用计算

机信息技术方便快捷地完成。例如,在对患者主诉内容的填写中,有时要填写"面容""意识""既往病史"等内容,这时只要输入几个所需的关键字,然后选中并右击,从快捷菜单中选择知识库,就可以打开与输入关键字匹配的知识库,并从中选择所要的内容。

④ 菜单与关键词的录入:在菜单中,医师可以在菜单列表中选择项目,并产生下一级新的列表提供选择项目,一直重复直至达到医师的要求。当然,如果逐一阅览多级、多个菜单常常耗时又麻烦,这时可采用关键词、快捷键方法来解决,也可以用一次显示多级菜单的方法来解决。

⑤ 图标的录入:例如骨外科病历中常有前后骨骼的图标,医师可以在 X 线图形上标记病变情况,如在前侧图上标记病变部位,后侧图上标记受累部位。然后用一个带箭头的线段将二者连上。

(3) 自然语言数据(NLP)

NLP 的优点是医师在书写病历时不必改变他们习惯的记录方式,可以自由地表达各种信息。他们可以用手写文本或录音。对于录音,NLP 系统可利用语音识别系统来分析自然语言中的句子,处理其中包含的医学信息,从而进行数据的录入。NLP 最基本的功能是对所用术语产生索引,这些索引可提取含一个或多个指定术语的文本,NLP 可将它们联系起来处理,进行推论。

因此,NLP 语音识别处理系统对医学术语准确编码要求较高,必须对每一医学术语的语义学、同义词以及相互如何合成有意义的表达式,要有全方位的深入研究,还要有医学知识的坚实基础,否则这些自然语言难以为计算机所理解。自然语言的处理是迄今未能真正解决的世界性难题。

(4) 生物信号和医学图像信息

病历中含有大量与人体生物信号和医学图像相关的信息,如心电图、X 线片、造影录像等。纸质病历只能以纸质介质保存相关的曲线、图像,而抛弃了录音、录像等信息。随着医院引进大批数字化的仪器设备,应用 LIS、PACS 等医学信息系统,生物信号和医学图像经它们处理,已逐步实现了数字化,并可以通过系统的接口把这些数字化的医学信息整合到电子病历中。

不同系统之间信息的传递是通过系统的接口,信息标准化是接口的关键,当两个系统使用同一个标准时,传递信息就非常简单。若两个系统使用的不是同一个标准,接口就必须进行信息转换,由发送信息的系统通过接口将数据转换成接收信息的系统可以理解的格式,或者由接收系统通过接口将数据转换成其可以理解的格式。信息的标准化是一个渐进的过程,为了便于使用非标准信息,人们开发了接口引擎,利用接口引擎将非标准化信息转换为标准化的信息。

(5) 电子病历的签名与更改

病历是具有法律效力的文件,病历数据具有法律证据作用。确保病历中医疗数据的安全性极其重要,这不仅维护了患者利益,也维护了医疗人员的利益。每次写完电子病历都要进行签名后才能生效。如果重新打开电子病历进行更改操作,EMR 系统会针对不同的更改人进行不同的处理。如上一级医师对病历内容进行删除或增加内容时,系统自动将删除的内容变红且在文字中间加一条横线,对新加的内容变红且在文字下面加一条横线;如果是主任医师对病历内容进行删除或增加内容时,系统自动将删除的内容变红且在文字中间加两条横线,对新加的内容变红且在文字下面加两条横线。

7.2 电子病历系统的应用及关键技术

7.2.1 电子病历系统的应用

1. 门急诊电子病历

门急诊病历是反映门急诊患者病情及医务人员诊疗活动的重要资料,是患者疾病发生、发展、变化最直接客观的记录。对在院病人的住院病案、影像病案实现数字化管理,可以极大方便临床、科研、教学等应用。随着医院数字化建设向纵深发展,门急诊病历电子化建设也应做到病历管理全程可视、可查、可控,不断提高病历质量管理的及时有效性和规范化。在医院信息平台上对门急诊病历实现电子化管理,为患者提供更安全、有效、规范化的就医记录,最大限度满足患者、医教研、统计、各级管理需求。

门急诊电子病历的信息分散在身份登记、挂号处、门诊医生工作站和相应的医技科室等处,在这些信息的发生点进行采集,最后综合形成完整的门急诊电子病历。电子病历在门急诊部分的主要组成如图 7-3 所示。

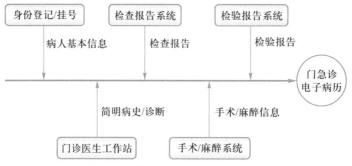

图 7-3　门急诊电子病历组成简图

门急诊电子病历在录入的同时实行模板调用的功能,同时可进行电子处方的录入,并把信息传入 HIS 收费系统进行收费。在录入时产生医嘱步骤,以便于输液室的工作人员按门急诊医嘱进行治疗药品的调配。录入完成后即可打印门急诊病历,打印位置可拖动进行灵活设置。打印后保存当前设置,也可恢复默认设置。

门急诊电子病历组成包括病人基本信息、手术 / 麻醉信息、检查报告、检验报告、检查报告系统、身份登记 / 挂号、手术 / 麻醉系统、门诊医生工作站、检验报告系统、诊断等。

2. 住院电子病历

住院电子病历内容包括首页、病程、医嘱、体温单等项。其中,病程部分又包括住院日志、病程记录、非病程记录、检查检验、诊疗、知情文件、质量监控等项。病人每住一次医院将会产生一个住院电子病历主记录。对每位医生而言,接诊病人后,只需将病人的病历从候诊病人列表中移入他自己诊治的病人列表中即可。

住院电子病历是病房医生工作站的主要内容,除了医嘱处理,住院电子病历主要提供病程相关的文档书写、审核、浏览等功能,具体包括:

① 住院日志模块,主要用于住院日志书写。

② 病程记录模块,主要用于病程记录书写。

③ 非病程记录模块,主要用于与病程记录不连续编排的记录和某些特殊记录的书写,如手术记录等某些有特殊要求的记录。

④ 检查检验申请模块,主要用于检查检验申请单书写。

⑤ 诊疗申请模块,主要用于诊疗申请单书写。

⑥ 知情文件模块.主要用于知情同意书书写。

⑦ 质量监控模块,主要用于病历书写时限和部分内容的质量监控。

各模块的相关数据可通过电子病历的服务器进行共享,通过浏览器进行阅读。住院电子病历的流程设计和功能结构如图 7-4 所示。

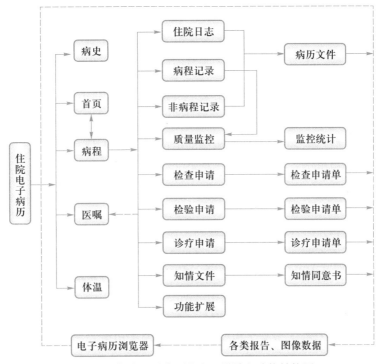

图 7-4　住院电子病历的流程设计和功能结构图

7.2.2　电子病历中采用的主要技术

1. RFID 腕带技术

随着物联网技术的飞速发展,RFID(Radio Frequency IDentification,射频识别)技术已经应用于很多方面,比如二代身份证、ETC、公交卡等。RFID 技术的使用,将会使以前由于寻找病历而耽误抢救病人的最佳时机等类似的问题迎刃而解。每位住院病人将佩戴一个采用了 RFID 技术的腕带,里面存储了病人的相关信息,更多更详细的信息也可以通过 RFID 电子标签到数据库中去查询,如图 7-5 所示。

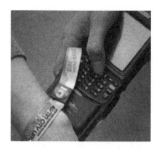

图 7-5　RFID 腕带和手持机

采用 RFID 技术可以在实现医疗的智能化方面迈进一步。与过去使用的医疗手环或腕带相比,采用 RFID 技术的手环或腕带在应用上拥有明显的优势。

① 过去的手写或印刷条码手环,写入信息之后就不能进行修改。手环成为一次性产品,不能重复利用,增加了医疗垃圾的负担,影响实现更现代和更环保的医疗发展。而 RFID 腕带则可以重复写入,循环利用。RFID 腕带可以无数次新增、修改、删掉标签里面存储的数据,方便信息的更新,也可以实现无障碍的读取。

② 手写或打印条码表面容易受到损坏,如果信息损坏或者不清晰,严重影响使用,重新更换和写入也浪费医疗时间和资源。而 RFID 标签是将数据存于芯片当中,表面的磨损完全不会影响芯片信息的存储,只要内部不出现损坏,则可以循环使用数年之久。

③ RFID 腕带通过其内部的 RFID 标签接收和反馈信息,还可以进行加密保护,使得手环存储的信息得到有效的保护,不易泄露,保护了患者的隐私和医院的信息安全。一次性手环无法实现这一点。

④ 过去的手写或打印条码手环,必须一个一个用设备扫描读取,才能获取信息,无法移动识别,在监控能力上相对较弱。超高频(UHF)RFID 腕带具有可以通过远距离读取、多标签群读的能力,监控病人是否在病房内,可以实现区域性的定位管理,从而使医疗实现智能化管理,管理更便捷有效,还能降低人员成本。

2. 无线局域网技术

HIS 采用有线联网的方式,通过网线相连的工作站固定在医生、护士办公室或实验室工作台上,这些工作站完成了大量的信息录入、存储、查询等工作。但是,医疗工作的特性决定了许多工作必须在病床边或在移动中进行,例如危重病人的床边急救、每天医生的巡回查房、护士的巡回护理和观察,这些工作都需要随时录入或调用数据。

无线局域网克服了传统有线网络的局限性,使得有线网络得到了延伸和补充。利用无线技术服务于临床医疗工作,给临床带来了更快捷、更高效的应用模式。在保证安全的前提下,利用移动漫游技术,可以满足综合医院移动医疗的需求,实现以病人为中心的服务转变。

3. XML 技术

XML(eXtensible Markup Language)即"可扩展标记语言",是由全球信息网协会于 1998 年提出的,它是将标准通用标记语言的格式精简后制定出来的,目的是扩充网络的应用,使全球信息网能够传输或处理更丰富的信息。

XML 是一种结构化的内容描述语言,它不仅可以描述内容,还可以定义所描述对象的结构。与 HTML(Hyper Text Markup Language,超文本标记语言)相似,XML 是一种显示数据的标记语言,它能使数据通过网络无障碍地进行传输,并显示在用户的浏览器上。XML 是一套定义语义标记的规则,这些标记将文档分成许多部件并对这些部件加以标识。它也是元标记语言,即定义了用于定义其他与特定领域有关的、语义的、结构化的标记语言的句法语言。

7.3 电子病历模板及数据安全

1. 电子病历模板格式介绍

电子病历格式要求一般如下。

(1) 纸张尺寸

按照国际现行标准和原卫生部《病历档案管理规范》要求,一般以 A4 幅面纸(210 mm×297 mm)为宜。

(2) 页面设置

应统一设置页面的规格,页边距、页眉、页脚、装订位置、装订线、每行字数、行距等要求应符合《病历档案管理规范》。

(3) 版面要求

每页中的行数、字符数、字符间距、行间距等都要求必须一致。

(4) 病案纸样式

首页和续页的正文字号为五号,字体为宋体。入院记录和病程记录名称用三号、黑体。一般项目名称、主诉、现病史、个人史、初步诊断等名称用五号字、黑体。页眉如"xxxxxx 医院病历"或"xx 省 xx 市 xx 医院病历"用四号、黑体;页眉也可以采用姓名、科别、床位和病案号等。页脚如"第 x 页"的字体用小四号、黑体。

2. 入院病历书写规范

电子病历中的入院病历书写规范与传统的病案书写规范相比较,两者基本相同,内容参见《医疗护理技术操作常规(第四版)》。

目前,电子病历打印出来后仍需手动签名,有关规定如下。

① 书写电子病历时,签名的最后一个字与上一行的最后一个字对齐。

② 电子病历打印出来后,由医生用蓝黑或红色笔在电子病历签名前再次签名,以负法律责任。

③ 上级医生对电子病历修改签名问题:在修改电子病历段落后与上一行的第一个字对齐签名并且要注明签名日期。如,修改者:xxx　　日期:xxxx-xx-xx。

3. 电子病历模板的制作方法

一般采用 Word 作为编辑器来制作病历模板,病历模板应符合《医疗护理技术操作常规(第四版)》中病案的书写要求。由于各个专业不同,其病历模板的形式也有所不同,但都应该具备页眉、页脚及内容等基本要素。

（1）电子病历模板的页眉、页脚制作要点

① 页眉常用格式为"姓名、科别、床号、病案号"。有的医院将"病历续页""病历纸"等也包含在内，目前还没有统一的规定。为了在实际输入内容时，页眉内容不来回错动，必须在页眉中建立一个表格，将姓名、科别、床号、病案号填在其中，留出相应的空格。医生在书写病历时，将病人的姓名等内容填入其中即可。要注意留出足够的空格，以避免错行。

② 表格设置要用 Word 提供的表格自动套用无边框格式，这样打印出来不显示表格结构，使病历看起来美观大方。在设计病历时，表格的下方有一输入行不能删除，使页眉与病历内容之间保持适当的间隔。

③ 页脚应包括医院名称和页码，一般应根据各个医院规定的要求进行设计。

（2）电子病历模板的内容设计要点

① 入院记录中，病历模板的内容应包括"一般项目、主诉、现病史"等。病历开头为"入院记录"，在其下方做一表格，前 6 项内容为一列，并留出一列与其相对应。整个表格为 4 列 6 行的设计，用 Word 提供的表格自动套用无边框格式，适当调整列宽，使列宽有足够的空间输入项目内容。这样制作的项目排列整齐，输入内容时不会出现错乱，打印出来的病历也不会显示表格线。

② 将"主诉、现病史、个人史、家族史、体格检查"等项目列在其后，把病历书写的整个次序、过程套录在病历模板中。每次书写病历时调出此模板，仅仅修改那些不同的部分和阳性体征发即可。

4. 电子病历数据安全状况

病历是已执行的病人医疗过程的记录，也是将要执行的医疗操作的依据。病历内容具有法律效力，病人信息也是病人个人的隐私。因此使用电子病历系统必须要建立一套安全机制。这一机制要覆盖病人信息的不同表示形式的各个组成部分，要控制到具体的病人，要对信息的使用者进行授权，如哪些人对哪些信息可以修改，哪些人对哪些信息可以阅读等，同时要对一些重要的操作进行追踪记录。

如果说纸质病历时代的隐私侵犯仅仅涉及少数患者的话，那么大数据电子病历被侵犯带来的受害者范围更大，波及的人更多。而且，基于大数据的电子病历系统使得整合个人从出生到死亡的所有病历资料成为可能。个人病历变得更完整、更详细，个人在更有利于接受医疗服务的同时，存在个人隐私泄露的威胁便更大。个人病历资料如若被不当披露，病人就无法继续信任医生，从而破坏治疗效果，伤及医患关系和谐；个人也可能在工作、社交、婚姻中遭受不公正的待遇，甚至被歧视。

作为健康医疗大数据服务管理的重要部分，国家在近年来大力推动以电子病历为核心的医疗机构信息化建设。但是，电子病历在借助高科技改善医疗服务品质、确保医疗信息整合的同时，也带来了患者健康隐私泄露的风险。电子病历中患者的健康隐私泄露途径主要包括：医学研究和教学中导致泄密；数据库存在管理漏洞导致黑客入侵；数据共享过程中由于技术或者人为因素导致泄密。

我国在健康隐私保障方面也进行了如下的完善措施：第一，监管部门要建立健全法律保障机制。目前，国家公布了《电子病历基本规范（试行）》《电子病历系统功能规范（试行）》和《电子病历系统应用水平分级评分标准》，上述文件也专门提出"确保电子病历信息化建设运行安全"。在法律层面上应进一步明确个人对其病历资料的控制权，引入个人病历资料隐私政策通知书制度等。第二,医疗机构要完善技术保障机制,在电子签名、系统认证、信息防火墙、信息加密等方面改进现有技术,落实安全责任、操作规程和技术规范,保障数据安全,保护个人隐私。第三,医院加强内部管理与医德建设。信息安全管理制度被认为是医疗质量安全核心制度的重要组成部分。不断完善系统的防控能力,且应加强人员管理,谨防人为因素导致的数据泄露;强化医德建设,因为医护人员掌握着患者的核心隐私,这把"锁"理应把好。

电子病历是把双刃剑,为了消除人们对"隐私泄露"的担忧,需要把患者的健康隐私保障机制做足做实。只有医疗卫生机构、健康医疗服务企业和患者三方共同加强信息保护,贯彻落实安全责任、操作规程和技术规范,才能维护好大数据时代下的健康隐私安全。

5. 电子病历使用时应注意的事项

(1) 做好系统数据初始设定

除对相应字典库进行维护外,还要由科室收集提供全部用药方式、与执行单对应关系、给药时间分配原则、病区系统参数及文本医嘱术语等信息,在各相应模块中给予分别设定,取消科室修改权限,防止出现错误。同时根据各临床科室医师提供的小剂量用药情况,由药库负责在医疗价目库中增加小剂量的用药医嘱。

(2) 严密组织数据切换

切换电子病历数据要集中时间,最好利用晚上进行,切换中要全员参加、严密组织、认真查对,力争做到一次成功。

(3) 保证系统之间的组织协调

各部门良好的协调是电子病历系统运行顺畅的保证。由于各个应用子系统、各个部门之间的联系密切,因此必须做好各部门、各应用子系统的协调工作,以保证电子病历的顺利运行。

(4) 严格安全管理

对于调入、调出的工作人员,要及时增加、取消其代码及密码,防止非本病区人员进入医护平台而致使数据出错。

(5) 加强医务人员保密安全教育

由于进入电子病历模板有严格的口令和密码,保证了实施电子病历的可行性和严肃性。因此,科室医务人员在实施电子病历中应有严格的保密安全意识,一是自己的信息不泄露给他人;二是完成工作后及时退出电子病历模板,以免他人用自己的口令操作;三是一旦泄露密码,要及时通知信息中心进行更换。

(6) 严格医嘱查对制度

应用电子病历时,由执行医嘱本上的医嘱变为执行电子病历模板中医师下达的医嘱,由于药品价目库中药品剂量的统一,容易出现下达医嘱剂量选择错误或包装单位不符等情况。因此,医护人员在下达及执行医嘱过程中,除认真核对药品名称、用药方法、给药次数等内容外,还应严格核查药品剂量和包装单位。

(7) 电子病历模板规范

编辑电子病历模板要严格、规范,由医务部牵头,信息科技处组织,相关科室领导及技术骨干参加。研究制定模板编辑中的病种分类、疾病选择时,指定专人编辑,科室领导审核,医务部把关,信息科技处指导,力争模板能一次编辑成功。

（8）强化管理监控

电子病历的应用给管理者提出了新的要求，各级管理部门应根据部门的需要，了解医院信息系统的相关内容，便于进行管理监控。院领导、医务部可以通过计算机网络及时了解患者的病情、用药、电子病历书写情况，监控、检测科室工作质量等情况。

7.4　电子健康档案

电子健康档案是建立智慧医疗系统的基础。电子健康档案系统完全建立后，人们的健康信息将更简单、更快捷、更安全地被计算机管理，减少了物理资源的消耗，扩展了传播途径，提供了更系统的管理方式和查看方式，人们将更好地管理自己的健康。

7.4.1　健康档案概念

1. 健康档案的定义

我国在颁布的《健康档案基本架构与数据标准》中，明确给出了健康档案和病历的定义："健康档案"是居民健康管理（疾病防治、健康保护、健康促进等）过程的规范、科学记录。它是以居民个人健康为核心，贯穿整个生命过程，涵盖各种健康相关因素，实现多渠道信息动态收集，满足居民自我保健和健康管理、健康决策需要的信息资源。"病历"是医疗机构对门诊、住院患者（或保健对象）临床诊疗、指导干预的卫生服务工作记录。

健康档案记录着每个人从出生到死亡的所有生命体征的变化，以及自身所从事过的与健康相关的一切行为与事件。具体的内容主要包括每个人的生活习惯、以往病史、诊治情况、家族病史、现病史、体检结果及疾病的发生、发展、治疗和转归的过程等。其是自我保健不可缺少的医学资料。通过比较一段时间来所检查的资料和数据，可发现自己健康状况的变化，疾病发展趋向、治疗效果等情况，有利于下一步医疗保健的决策。如高血压病人根据血压值的变化，就能较好掌握控制血压的方法；糖尿病病人可了解血糖变化的规律，以对自己的病情变化做到心中有数。有些病人对某种药物接连发生过敏反应，这一情况记入健康档案，就可提示再就医时避免用这种药物。

"健康档案"与"病历"既有区别、更有联系。"病历"是健康档案的主要信息来源和重要组成部分，健康档案对"病历"的信息需求并非"病历"的全部，而是对其进行有目的性的抽象。

2. 健康档案的系统架构

健康档案的系统架构是以人的健康为中心，以生命阶段、健康和疾病问题、卫生服务活动或干预措施作为3个维度构建的一个逻辑架构，用于全面、有效、多视角地描述健康档案的组成结构以及复杂信息间的内在联系。通过一定的时序性、层次性和逻辑性，将人一生中面临的健康和疾病问题、针对性的卫生服务活动（或干预措施）以及所记录的相关信息有机地关联起来，并对所记录的海量信息进行科学分类和抽象描述，使之系统化、条理化和结构化。

第一维为生命阶段：按照不同生理年龄可将人的整个生命进程划分为若干个连续性的生命

阶段,如新生儿期、婴儿期、幼儿期、学龄前期、学龄期、青春期、青年期、中年期、老年期等九个生命阶段。也可以根据基层卫生工作实际需要,按服务人群划分为儿童、青少年、育龄妇女、中年和老年人。

第二维为健康和疾病问题:每个人在不同生命阶段所面临的健康和疾病问题不尽相同。确定不同生命阶段的主要健康和疾病问题及其优先领域,是客观反映居民卫生服务需求、进行健康管理的重要环节。

第三维为卫生服务活动或干预措施:针对特定的健康和疾病问题,医疗卫生机构开展一系列预防、医疗、保健、康复、健康教育等卫生服务活动或干预措施,这些活动反映了居民健康需求的满足程度和卫生服务的利用情况。

三维坐标轴上的某一区间连线所圈定的空间域,表示个人在特定的生命阶段,因某种健康或疾病问题而发生相应的卫生服务活动所记录的信息数据集。理论上,一份完整的健康档案是由人从出生到死亡的整个生命过程中所产生和记录的所有信息数据集构成。

通过健康档案的三维概念模型,首先可以明确健康档案内涵,其次可以确定建立健康档案标准的本质。通过这个模型,可以把每个人各个生命阶段的主要健康和疾病问题,与国家已经开展的干预措施有机地联系起来,从而解决了信息从哪里来、到哪里去、干什么用的问题。在建立健康档案的过程中,就可以把信息与相应的诊断、医疗、预防保健、公共卫生业务等各个工作环节有机地联系起来,这是一个基于实践的概念模型。

3. 健康档案的作用

① 满足自我保健的需要。居民可以通过身份安全认证、授权查阅自己的健康档案,系统、完整地了解自己不同生命阶段的健康状况和利用卫生服务的情况,接受医疗卫生机构的健康咨询和指导,提高自我预防保健意识和主动识别健康危险因素的能力。

② 满足健康管理的需要。持续积累、动态更新的健康档案有助于卫生服务提供者系统地掌握服务对象的健康状况,及时发现重要疾病或健康问题,筛选高危人群并实施有针对性的防治措施,从而达到预防为主和健康促进的目的。健康档案共享将使居民跨机构、跨地域的就医行为以及医疗保险转移逐步成为现实。

③ 满足健康决策的需要。完整的健康档案能及时、有效地提供基于个案的各类卫生统计信息,帮助卫生管理者客观地评价居民健康水平、医疗费用负担以及卫生服务工作的质量和效果,为区域卫生规划、卫生政策制定以及突发公共卫生事件的应急指挥提供科学决策依据。

7.4.2　电子健康档案及其标准化

1. 电子健康档案

电子健康档案的英文全称为 Electronic Health Record,缩写为 EHR,它是人们在健康相关活动中直接形成的具有保存备查价值的电子化历史记录,是存储于计算机系统之中、面向个人提供服务、具有安全保密性能的终身个人健康档案。EHR 是以居民个人健康为核心,贯穿整个生命过程,涵盖各种健康相关因素,实现多渠道信息动态收集,满足居民自我保健、健康管理和健康决策需要的信息资源。

电子健康档案中的个人健康信息包括基本信息、主要疾病和健康问题摘要、主要卫生服务记录等内容。由于人的主要疾病和健康问题一般是在接受相关卫生服务过程中被记录和被发现的,所以健康档案的信息内容主要来源于各类卫生服务记录。主要有 3 方面:一是卫生服务过程中的各种服务记录;二是定期或不定期的健康体检记录;三是专题健康或疾病调查记录。卫生服务记录的主要载体是卫生服务记录表单。卫生服务记录表单是卫生管理部门依据国家法律法规、卫生制度和技术规范的要求,用于记录服务对象的有关基本信息、健康信息以及卫生服务操作过程与结果信息的医学技术文档,具有医学效力和法律效力。

电子健康档案的应用价值如下:

① 电子健康档案系统记录个人从出生到死亡的所有生命体征的变化,包括个人的生活习惯、以往病史、诊治情况、家族病史、现病史及历次诊疗经过、历次体检结果等信息。电子健康档案系统以"六位一体"为中心,通过标准数据接口实现与医院 HIS、PACS、LIS、电子病历、社区卫生、新农合等系统的数据共享与交换,可实现健康档案动态更新,实现真正意义上的"活档"。

② 电子健康档案是进行健康信息的搜集、存储、查询和传递的最好助手,融合当今最新 IT 软硬件技术于一身。电子健康档案可以为个人建立始自出生、终其一生的健康档案,从而为健康保健、疾病治疗和急救提供及时、准确的信息,使人们的医疗保健有了科学、准确、完整的信息基础,为人们的医疗保健提供了新工具、新方法和新思路。

③ 电子健康档案可以将人们分散在不同医院计算机系统中的体检报告、门诊和住院治疗中的治疗方案及检查结果搜集在一起。

④ 当发生意外时,可以立即通过计算机查阅其中的急救信息,了解危重病人的血型、过敏药品、当前的慢性病以及个人保健医生的联系方式,从而采取及时、正确的急救措施,挽救病人的生命。

2. 电子健康档案的特点

（1）内容全面

电子健康档案不是简单地将纸质病历记载的各项内容输入计算机,其不仅能记录病史、病程、诊疗情况,还记载了居民平时生活中与健康相关的点滴信息。在任何时间、任何地点收集居民的健康信息,可以完成以居民健康为中心的信息集成。医生可以随时随地提取有关信息,快速全面地了解情况。

（2）使用广泛

随着网络技术迅猛发展,卫生领域的电子商务、电子服务应运而生,电子健康档案能在广域网环境下实现信息传递和资源共享,能在任何时间、地点为任意一个授权者提供所需要的基本信息,无论到哪家医院就诊或体检,都能提取到自己以往的健康档案。电子健康档案和计算机信息系统的应用,将使医生会诊的时间大大缩短,质量大大提高。上下级医院的信息交流更可以提高基层医院医疗水平。

（3）检索方便

查询纸质的信息资料时,必须先通过查找索引,找到相关索引一层层进入后才能进行翻阅,当查询多个不同区域的健康档案时,不仅速度慢,劳动强度大,而且信息不够全面集中。电子健康档案特有的数据格式和集中的存储形式,有利于快捷输入,迅速检索查询、调用处理各种诊疗信息,为临床、教学、科研提供大量集成资料,有利于信息资源共享和交流,同时也是统计分析、卫生管理的全面可靠的资料,大大提高了档案的利用效率。

(4) 存储简易

纸质健康档案的保存,必须有足够空间,规定保存期限,同时还要解决纸张的磨损、老化以及防潮、防火、防蛀等问题,要消耗大量人力、物力。电子健康档案有效的存储体系和备份方案,能实现大量存储和实时存取的统一,占用空间小,保存容量大,能永久保存。

(5) 资料提供快速准确

电子健康档案可以直接、快速、准确地为突发性、传染性、多发性疾病提供资料。如对于SARS、新冠肺炎,如果能从健康档案中提取特定病种所具有的病症特点,则可以从这些症状中得到提示,寻找到挽救病人生命的治疗方案与防止疾病扩散的有效办法。

3. 电子健康档案的标准化

从信息来源可以看出,建立健康档案是一个跨业务系统、跨生命周期、跨行政区域,持续积累、动态更新、共建共用的一个长期过程。电子健康档案在整个智慧医疗系统中扮演着越来越重要的角色,其目的就是保证患者的健康记录资料能从一个设备转移到另一个设备并且具有良好的兼容性和移动性。制定全国统一、科学合理、满足基层、灵活适用的健康档案数据标准,是建立电子健康档案的关键。健康档案数据标准主要包括三类。

(1) 健康档案相关卫生服务基本数据集标准

基本数据集是指构成某个卫生事件(或活动)记录所必需的基本数据元集合。与健康档案相关的每一个卫生服务活动(或干预措施)均对应一个基本数据集。基本数据集标准规定了数据集中所有数据元的唯一标识符、名称、定义、数据类型、取值范围、值域代码表等数据元标准,以及数据集名称、唯一标识符、发布方等元数据标准。

(2) 健康档案公用数据元标准

两个或两个以上数据集中都包含的数据元,称为公用数据元。公用数据元是不同业务领域之间进行无歧义信息交换和数据共享的基础。健康档案公用数据元标准规定了健康档案所必须收集记录的公用数据元最小范围及数据元标准,目的是规范和统一健康档案的信息内涵和外延,指导健康档案数据库的规划设计。

(3) 健康档案数据元分类代码标准

健康档案中的数据元之间存在着一定的层次结构关系。从信息学角度对数据元进行科学分类与编码,目的是为健康档案中来源于各种卫生服务记录的所有信息(数据元),建立一个统一的、标准化的信息分类框架,使得不同的信息(数据元)根据其不同的特性,能够分别定位和存储在相应的层级结构中,方便健康档案信息利用者快速理解和共享。

【课后习题】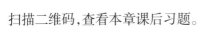

扫描二维码,查看本章课后习题。

课后习题

第8章 医学影像系统

医学影像系统是医院信息系统中的重要组成部分,通过现代化的技术手段可以实现医学影像的信息化管理,是放射学、影像医学等医学专业学科与数字化图像、计算机和通信等技术的结合。医学影像系统涉及医院的放射科、超声科、内窥镜室、病理科、导管室、核医学科等相关影像科室,是应用于医院环境中,对医学影像数据进行计算机管理的专业化信息系统。

8.1 医学影像系统基础

随着计算机技术、数字化图像技术、多媒体技术和通信技术的发展,以及医学现代化的需求不断增加,医学影像系统也在不断发展。医院影像科室中产生的各种医学影像,如 B 超扫描图像、彩色多普勒超声图、X–CT 图像、X 射线透视图像、核磁共振(MRI)图像、各种电子内窥镜图像、显微镜下病理切片图像等。这些影像检查图像在医院诊疗工作起着重要作用。医学影像系统可以对这些医学图像的采集、显示、存储、交换和输出进行数字化处理,并可对图像进行数字化传送,方便需要时随时调阅。医学影像系统成了现代医疗管理中不可或缺的一部分。

8.1.1 医学影像系统概述

医学影像系统通常称为医学影像存储与传输系统(Picture Archiving and Communication System,PACS),是处理各种医学影像信息的采集、存储、报告、输出、管理、查询的数字化处理系统。它主要解决医学影像的采集和数字化,图像的存储和管理,数字化医学图像的高速传输,图像的数字化处理和重现,图像信息与其他信息的集成等方面的问题。其主要目标是通过利用信息化的手段来代替现行的医学模拟影像体系,为医学影像科室解决了图像管理效率低、难以共享等问题,为临床诊疗和影像科室管理带来了极大的便利。

PACS 系统的优势与主要意义体现在以下几方面。

（1）降低物资成本和管理成本

医学影像系统实现了医学图像的数字化存储,在很大程度上节约了纸张和胶片的成本,也减少了物理存储空间。数字化存储的图像不仅实现了图像的无失真保存,也节省了图像的管理费用。

（2）提高工作效率

数字化使得图像调用更加便利,影像设备采集的图像自动传输到影像工作站和临床医生工作站,可随时进行调阅和诊断,避免了胶片在传递过程中出现丢失、损坏等现象。另外,对历史图像进行调用时,不再需要向档案室借片或调阅病人病历,节约了调阅的时间和人力成本,大大提高了医生的工作效率。

（3）提高检查的准确率

医学影像系统可以实现医学图像的智能化处理,如对某一个像素点进行分析、计算、处理,为医学诊断提供更加准确的信息。

（4）实现远程诊断

数字化图像为实现影像远程诊断奠定了基础,克服了时间和地域上的限制,使得医护人员能为患者提供及时的诊断和治疗。通过远程医疗,也能促进医院之间进行技术交流。

（5）规范化管理

医学影像系统实现了影像管理的信息化,与影像相关的数据严格按照规范的流程实现流转,进一步规范了影像的管理。如系统实现自动记账,减少了传统管理模式中容易出现的漏费现象。

现在 PACS 系统的应用越来越广泛,其在国内的推广工作也已经逐步深入。PACS 系统作为数字化医院建立过程中的影像信息建设的关键步骤,有助于使目前以收费为中心的医院信息系统逐渐改变成以患者为中心的临床信息系统。

8.1.2　医学影像系统的分类及特征

医学影像系统随着时代的发展经历了不同的发展阶段,实现了不同的系统目标、用户需求,构建了不同的系统结构,可以根据其规模和应用功能分为以下 3 类。

1. 微型 PACS（Mini　PACS）

微型 PACS 的建设目标是实现影像设备之间的图像通信和存储,也称为设备级 PACS,它的使用范围仅仅局限在单一医学影像部门或某个影像子专业单元范围内,实现了医学影像学科内部的影像的数字化传输、存储和显示等功能。如计算机 X 射线摄影（Computed Radio-graphy,CR）PACS、数字 X 射线摄影（Digital Radiography,DR）PACS 均属于这一类。

2. 数字化 PACS（Digital　PACS）

数字化 PACS 的建设目标是实现影像科室的数字化诊断,这一层次的 PACS 系统将一个影像科室内所有影像设备连接,对其图像做集中存储,实现了科室内影像数字化诊断与不同设备的图像资源及相关信息的共享。为保证系统的实用性,Digital PACS 系统还与患者相关信息管理结合起来,具有患者信息登录、预约、查询、统计等功能。

3. 全院 PACS(Full　PACS)

全院 PACS 的建设目标是以数字化诊断为核心,将医院内所有的影像设备都连接互通,实现全院不同影像设备的图像资源及相关信息共享和影像的全过程管理。这一类影像系统将整个医院中各个科室都连接起来了,围绕影像数据互相配合、协同工作。在这个阶段,PACS 是以数字化影像诊断为核心的大型网络系统,涉及放射科、超声科、内窥镜室、病理科、导管室、核医学科等相关影像科室,将全院影像设备资源和人力资源进行更合理有效的配置。

现代 PACS 的发展经历了不同的建设阶段,从单纯的影像获取、通信、存储、分析,延伸至与 HIS 系统、RIS 系统的整合,形成了 Hi-PACS(Hospital integrated PACS)的概念,其基本定义包括了模块化结构、开放性架构、DICOM 标准、整合医院信息系统 / 放射信息系统等特征,在最大程度上实现影像数据的开放共享。

8.2　医学影像系统的功能组成

医学影像系统硬件组成包括接口影像设备、存储设备、主机、网络设备和显示系统。应用功能包括超声工作站、放射工作站、镜检工作站、心电工作站、确认工作站、病理工作站、终端设置和质量监控。各个工作站又包括登记工作站、影像采集工作站、审核工作站和检查一览表等。综合各个医院对影像检查的管理模式,影像检查的基本流程可以总结为:临床医生开具检查申请医嘱和门诊收费;影像科室进行登记、分诊、排队叫号;检查技师完成影像采集;报告医师撰写检查报告;审核医师完成审核、打印报告。医学影像系统的主要功能包括以下几项。

1. 影像采集

影像采集是医学影像的核心,也是实现影像管理信息化的基础。在完成影像采集的前提下,才能进行下一步的图像处理、显示等工作。同时,对于采集到的影像质量也有非常高的要求,保证了系统的实用性,同时提高了工作效率。

一般情况下,采集到的图像包括两种类型:一是静态图像,即单帧图片,如胸腔图像;二是动态图像,即一段或多段连续的图像,如心脏超声可以采集一个或多个心动周期的图像。根据仪器设备的特点,决定其图像采集的方式,目前大体有两种方式:数字图像及视频图像的采集。

（1）数字图像采集

数字图像采集是直接通过网络实现图像采集。若超声仪器是数字化超声仪,而且支持国际医学图像标准,如 DICOM 或其他标准,支持对应格式的图像存储、显示等,即可实现数字图像采集。这种方式实现起来比较简单,只要超声仪通过网络与图像存储设备,例如图像存储工作站连接即可。

（2）视频图像采集

视频图像采集是将超声仪器输出的视频信号通过计算机转化为数字信号。具体是通过图像采集卡将超声仪器的图像采集到工作站,然后保存到存储设备中。该方式目前基本适用于所有的仪器,实现的条件也比较成熟。

2. 图像传输

图像传输的过程就是将影像设备采集到的图像通过网络传输到影像采集工作站的过程。同时将这些图像按照一定的格式、一定的组织原则存储到工作站的物理介质上,如服务器、移动硬盘、光盘等。比较常用的存储格式有 TIF、TGA、GIF、PCX、BMP、AVI、MPEG、JPEG、DICOM,比较通用的是 AVI 格式或 DICOM 格式。

3. 图像存储

图像存储的过程就是通过光介质、磁介质存储方式把影像设备采集到的数字化图像存储到存储介质中的过程。对于医学影像系统来说,存储介质需具备存储容量大、影像高清、读写速度快等特点,这样才能为影像调阅、远程诊断提供方便,实现影像管理无胶片化存储。目前比较常用的存储介质有以下几类。

(1) 半导体存储

半导体存储由大量相同的存储单元和输入、输出电路等构成,具有存取速度快、存储容量大、体积小等优点。根据功能的不同,可以分成只读存储器(ROM)、读写存储器(RAM)和串行存储器三大类,主要用于新产生的图像信息的高速缓存。

(2) 磁存储

磁存储是通过改变磁粒子的极性在磁性介质上记录数据。常见的磁存储设备有磁盘冗余阵列(RAID)和磁带,具有记录信息量大、信息保存时间长等优点。磁盘冗余阵列是由多个硬盘组成的,它是一种新型的存储技术,逻辑上可将其合并为一个硬盘来运转,用一个磁盘阵列控制器进行控制。RAID 配制专门的高速缓冲器,可同时读写多个硬盘,具有比单个硬盘存储容量大、处理速度高的特点。磁带是一种磁表面存储器。由若干磁带机可组成磁带库,磁带具有海量存储,但速度较慢,不能随机存储、检索,适用于图像调用不频繁的长期存储方式。

(3) 光介质存储

光介质存储是通过利用激光照射介质后,在相互作用下,使得介质性质发生变化后将信息存储下来。同时利用低能量激光的反射来读取信息。主要有可一次写入、多次读取的 CD-R 和可多次写入、多次读取的 CD-RW。CD-RW 具有 SCSI 接口,兼容性强,稳定性高。由多个 CD-R 或 CD-RW 组成的光盘库或光盘塔,具有读取速度比磁带库快、价格较磁盘冗余阵列便宜等特点。另外,还有可擦写的 DVD 数字视频光盘,存储容量大,调阅速度快,是 PACS 系统中一种理想的存储介质。

在影像的存储过程中,面对产生的大量影像信息及日积月累的海量数据,存储归档策略是将各影像设备所产生的影像信息采用分层存储、分组管理的办法。按图像产生的时间、访问的先后和检索及查询的频率高低分别存放在影像工作站高速缓冲器(内存)、前区本地硬盘和后区磁盘冗余阵列等各级存储介质中。存储方式分为短期存储和长期存储两种。

4. 图像压缩

图像压缩主要是为了节省存储空间。压缩的方法多种多样,但医学图像对压缩的要求非常高,必须保证图像能完全还原为原图,也就是无失真压缩(或称无损压缩)。目前几种较实用的标准为 ISO(国际标准化组织)和 ITU(国际电信联盟)所制定的如下 3 种:JPEG、H.261 以及 MPEG。

5. 图像显示

医学影像系统建立后,图像显示更加方便,具有如下 3 个优点:

① 可直接在系统中显示,不再需要打印胶片。

② 图像采集包括静态图像和视频动态图像,其中动态图像既能动态显示,也可以静态显示。

③ 图像可直接传输到影像诊断工作站和临床科室医生工作站,只要登录系统后,就可以查看到影像图文报告,也可以调阅历史图像。实现了图像信息共享,提高了工作效率。

6. 影像处理

影像处理目前主要包括:编辑图像;对图像进行直方图、影像均衡、影像平滑处理、边缘增强处理;预设窗宽、窗位,调整窗口准位;影像灰阶和对比度调节、正负像旋转,影像色彩反向显示;伪彩色绘制与计算、灰阶转换;影像水平、垂直翻转与按角度旋转功能;影像冻结、数字减影;参数显示,长度、角度测量,面积测量,在影像上进行文字、数字、箭头标记;同屏显示多幅影像,分格显示患者不同体位、不同设备的影像,供诊断比较;动态电影回放,同屏显示同一患者在不同设备检查的多个动态电影影像;影像漫游、无级缩放、局部放大;CT 值坐标方式显示。影像处理模块应该为开放式,医院可根据需求添加所需的影像处理功能。

7. 报告打印

在影像系统中,可直接通过报告模板进行编辑,并且生成规范的图文诊断报告单。打印报告时,可以根据需要选择 1~4 幅图像,呈方阵排列,在设置好所连接的打印机的前提下,单击打印后即可完成。报告编辑如图 8-1 所示。

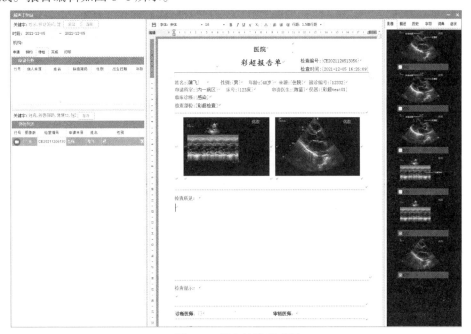

图 8-1 报告编辑示意图

8.3　放射信息系统

医学影像系统的发展促进并优化了放射信息系统的发展，刺激了临床对医学影像信息的需求，丰富了临床影像数据，方便了影像数据采集处理，同时降低了放射成像成本。

放射信息系统（Radiology Information System，RIS），是指利用计算机技术对放射学科室的数据信息进行管理，包括图片及影像信息，实现输入、处理、传输、输出自动化的计算机软件系统，是管理科室内所有患者资料和科室日常工作的综合管理信息系统。

8.3.1　RIS 的目标

RIS 建设的主要目标就是帮助放射科的技术人员和医生处理放射检查过程中需要的大量信息，以提高检查的工作效率，避免出现差错，方便医生获得图像信息进行准确诊断。因此，RIS 就是根据放射科室的工作进行设计和开发。放射科的工作主要包括两个部分：一部分是拍片并获得图像；另一部分就是医生读片诊断并给出报告。

拍片的过程就是安排患者检查并获得检查图像的过程。在这个过程中，包括患者的检查预约、检查流程的登记分诊与管理，各种操作记录的生成，检查费用的记录与审核，图像的打印与传送。整个流程由放射科的技术人员来完成。

医生读片诊断的过程就是产生检查报告结果的过程，包括读片、书写初步报告、病例讨论、报告的审核、报告的归档、随诊等。这个过程主要是医生根据获取的图像进行疾病判断的过程。

8.3.2　RIS 的工作流程

每个医院的放射科影像诊断的工作流程和管理模式有一定的差异，因此，在建设 RIS 时，要根据医院的需求和管理模式进行开发设计。综合来看，影像诊断流程包括门诊检查流程和住院检查流程。

门诊检查流程可以总结为：申请影像诊断→划价收费→登记、分诊→影像采集→读片诊断、书写报告→审核、发送报告。其工作流程如图 8-2 所示。

住院检查流程可以总结为：申请影像诊断→核对医嘱→登记、分诊、记账→影像采集→读片诊断、书写报告→审核、发送报告。工作流程图如图 8-3 所示。

患者在医院完成整个影像诊断流程，需要影像科室和临床科室共同配合。各个科室在影像诊断过程中涉及的工作内容分别如下。

1. 影像科室的工作流程

（1）患者预约信息输入、登记

目前来说，有一部分医院已经实现了医院一体化平台。在这种情况下，影像系统申请预约工

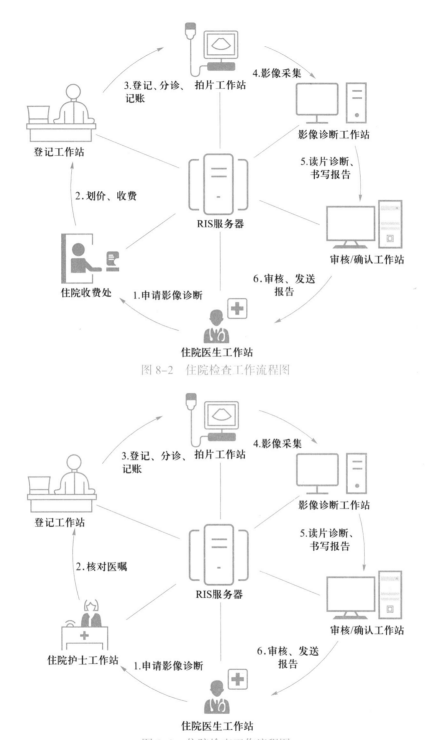

图 8-2　住院检查工作流程图

图 8-3　住院检查工作流程图

作站可以直接接收 HIS 中患者的预约申请影像检查信息,并对患者进行登记、划价、收费和申请单的确认。当 HIS 系统出现故障时,采用影像科室信息录入系统完成申请信息的手工录入。申请预约工作站对患者进行预约、申请、登记、划价、收费和申请单确认。患者信息一经录入,其他工作站可直接从系统数据库中自动提取,无须重新录入。待故障排除后,所录入的信息自动进入HIS 系统中。

（2）影像采集

拍片工作站收到确认申请单后,进行影像采集,可以在工作站中通过输入患者健康 ID 号、住院编号或姓名等方式查找到患者,并可以自动地在 PACS 系统中获取患者的历史影像,以便在诊断过程中对照使用。

（3）影像发送

影像采集结束后,获取到的患者影像信息会自动送往影像科室诊断工作站;影像科室医生决定向主服务器发送内容和时间;主服务器接收后,根据申请单将影像转发给该患者所属科室的医生工作站。

（4）图像处理

使用系统中图像处理功能,在诊断工作站中对图像进行所需处理。

（5）书写影像诊断报告

在影像诊断工作站上书写诊断报告。系统提供报告模板,模板编辑与 Word 文档版式一样。在书写报告过程中,可从 HIS 中调阅患者病历、医嘱和检查结果等信息,供书写报告参考,并将影像诊断报告送往影像科室诊断工作站与该患者所属科室的医生工作站。

（6）图像调阅

会诊中心、主任办公室、医生办公室调阅图像时,直接从本地工作站中调阅。如果本地工作站没有相关图像资料,就从主服务器硬盘和磁盘冗余阵列或磁带库 / 光盘库中获得,整个过程在后台自动完成。

2. 临床科室的工作流程

（1）影像检查申请

临床科室医生在医生工作站发出影像检查申请,该申请就会发送到影像系统的登记工作站中。

（2）图像浏览

患者完成检查后的图像及诊断报告,由主服务器自动送到患者所在科室的医生工作站,临床医生在医生工作站中直接浏览影像、处理影像、阅读诊断报告等。

（3）图像调阅

在医生工作站中,临床医生可以调阅该患者在医院中历次检查的图文诊断报告。对于非本科室患者的图像,需要向主服务器发出电子申请,主服务器对其权限确认后,将所需图像送至其工作站。

8.3.3　RIS 的功能组成和作用

RIS 是围绕医院中放射科的业务和管理来进行设计并开发的,而放射科的业务可以总结为:一是放射科检查的业务流程,包括登记、分诊、排号、拍片、报告编辑、报告审核、报告发送及打印等;二是放射图像的处理,包括图像上传、存储、下载、处理及辅助诊疗等功能。因此,RIS 主要由登记工作站、拍片工作站、放射工作站、审核工作站和检查一览表组成。各个功能板块内容如下。

1. 登记工作站

登记工作站是提供给放射科登记人员,用以完成登记、排队分诊、查询等工作。

① 登记:申请界面可以通过输入患者姓名、健康 ID 号或住院编号等关键字、筛选时间段进行查询,选中患者后一键登记,或者选择“急诊”一键登记,通过急诊登记的患者可以优先进入拍片流程。

② 排队分诊:完成登记后,自动转入到待检列表,同时也自动完成分诊。选择患者后,可以查看到患者的排队号。同时,也可以对排队号进行人工修改。

③ 查询:在登记工作站中,可以进行多条件查询。可以选择门诊、住院、体检等渠道,通过输入关键字(患者姓名、拼音简码、健康卡号、申请序号)、时间段、性别、年龄段、申请科室、申请医生、影像所见、影像诊断等条件进行查询。

2. 拍片工作站

拍片工作站提供给放射科影像采集工作人员,协助完成包括叫号、过号、影像采集等功能。选择患者单击叫号后,如果呼叫成功,即可进入开始拍片界面,完成拍片的操作;如呼叫失败,单击过号,系统自动将过号信息返回到登记工作站,患者需要重新登记进入候诊队列。

3. 放射工作站

放射工作站提供给放射科室影像诊断医生,协助完成对已拍片的患者进行报告撰写,形成初步诊断报告、科室记账等。

① 报告编辑:系统提供统一的报告模板,界面与 Word 界面类似,医生熟悉并且易于操作。影像诊断医生选择患者后即可进入报告编辑界面。同时,选择检查相关部位后会在报告中自动导入描述关联。在进行诊断过程中,还可以查看患者电子病历和患者历史诊断报告,辅助医生诊断。

② 报告属性管理:在编辑报告时,可以设置报告的属性(如危急、阳性、随访、会诊、示教、传染病、临床符合等),方便报告管理。

③ 科室记账:在放射工作站,可以通过科室记账对一些辅检费用进行记账操作。

4. 审核工作站

审核工作站是提供给审核医生对初步诊断报告完成审核工作,审核医生对报告进行审核通过或驳回操作,而驳回的报告需填写驳回理由,并且可以查看报告修改痕迹。

5. 图像处理

图像处理提供了 PASC(影像存储与通信系统)浏览器,可以快速调阅本地影像,可以对影像进行保存、导出、影像播放、多图像或多部分对比、同步、测量等操作。

① 本地图像查看:PASC 浏览器主界面可以打开本地文件中的图像进行查看,打开后可以对图像进行编辑。

② 图像导出：导出当前 PASC 浏览器打开的图像，保存到本地文件夹，保存格式可以选择 BMP、JPG 或 DICOM 格式。

③ 图像编辑：在 PASC 浏览器中，可以对图像进行任意布局，系统提供多种布局方式，可根据实际需要进行选择；可以对窗宽、窗位进行布局；可以对图像进行测量，测量方式可以是直线、矩形、椭圆、角度以及文本等，并且能对测量值进行标注，还可以选择左标记或右标记；支持多平面重建，重建方式有冠状、矢状或者轴状；可以勾选多个影像进行对比浏览；可以实现影像同步、图像拆分、合并等编辑方式。

④ 影像播放与打印：在 PASC 浏览器中，单击播放，列表中的图像会自动播放；选中需要打印的图像后即可完成打印。

6. 查询统计

检查一览表提供给科室进行检查信息统计和导出。可以按照多条件对本科室检查的情况进行查询统计。可以筛选任意时间段、患者姓名、审核医生等方式进行查询、统计。

8.3.4　RIS 与 HIS 互联

医院信息化建设经历了不同的阶段，从最开始应用于财务管理，到临床科室，再到医院一体化平台，信息化的应用领域逐步扩大。在这个发展过程中，不同医院的信息化程度也不一样，有些医院可能已经完成了医院一体化平台的建设，但有些医院还处于各个科室独立使用相关系统的阶段，各个系统之间没有建立连接，信息无法共享。但医院是一个整体，由各个部门明确分工，按照一定的规范流程互相协同配合，为病人提供最优质的服务。从患者进入医院进行诊疗，到最终离院，离不开医院每一个部门的协同配合。RIS 的工作流程也一样，因此，必须与有密切联系的 PACS 和临床科室建立联系，这样才能使工作效率得到提高，给患者提供更好的服务。

在早期的建设阶段，RIS 与 PACS 是各自独立的系统，但放射检查获取的图像与放射检查信息有着密切的联系，且不可分割。因此，为了让两套系统能够互相通信，要求这两套系统都要满足通信标准，如 DICOM 标准、HL7 标准等。两个系统建立联系后，给放射科执行检查操作的技术人员和撰写、审核报告的医生带来非常大的便利，可以充分使用系统中的信息，实现了信息共享，同时也提高了工作效率。

除了与 PACS 建立连接外，RIS 的工作流程还离不开临床科室。放射科检查流程的第一步就是临床科室的医生提出检查申请，当 RIS 与临床科室建立连接后，临床医生提出的检查申请、患者的基本信息和临床诊断就能够直接发送到 RIS，因此在 RIS 中就不再需要重复去登记患者的基本信息和申请项目等信息，减轻了登记人员的工作量。另外，当 RIS 安排检查、获取图像，形成了影像诊断报告后，影像诊断报告和图像信息也能直接发送到临床医生工作站中，这样病房或者门诊的医生就可以直接通过工作站调阅患者的影像诊断报告和图像信息。这样既方便了放射科、临床科室的工作人员，减轻了工作量；同时，也给患者带来了更好的体验感。

8.4　医学影像系统采用的关键技术 🔍

近年来计算机和通信技术飞速发展,计算机的计算能力和网络通信速度也得到了很大的提高,对 PACS 的建设提供了有力的技术支持。为了最大程度发挥和提高 PACS 的功能和性能,需依赖以下关键技术作为支撑。

8.4.1　标准化技术

标准化对于 PACS 的应用起到了重要作用,使用统一的工业标准能够使建设的系统充分利用各种先进的设备,而且能够充分集成不同公司开发的采集系统、图像管理系统、显示系统、打印系统等。国际上和 PACS 有关的行业标准是 DICOM 和 HL7。这两个名字既是国际组织,也是国际标准。

1. 医学数字成像和通信(DICOM)标准

DICOM 标准是图像格式的标准,也是图像通信的标准。它定义了包括病人信息、检查信息和相关图像参数的图像数据以及图像本身数据的图像格式。同时,还定义了图像通过用点对点方式、网络方式、文件方式等进行交换的方法和规范。DICOM 标准采用了面向对象的方法,将真实世界的模型抽象成为不同层次的对象模型,使图像的采集、存储和通信更加便于计算机进行处理。

DICOM 是医学图像信息系统领域中的核心,它涉及信息系统中最主要也是最困难的医学图像的存储和通信,可直接应用在 PACS 中。DICOM 也是研究和开发具有网络连接功能,实现信息资源共享的新型医疗仪器的技术基础。

2. HL7 标准

HL7 标准是一种医院管理信息系统的通信标准,规范包括患者管理、治疗安排、病历记录等内容。该标准的主要目的是实现涉及医疗机构的各个不同的应用系统之间,如临床、银行、保险、行政等,能够建立沟通渠道,传输重要的资料信息,使得医疗信息充分共享。目前大多数医院内容的应用系统互联还是采取从数据库中读写数据表的方式,这种方式虽然简单易操作,但存在一定的安全隐患,一旦发生错误,就很难修复,甚至会造成医院信息系统瘫痪的现象。而 HL7 是将相互割断的各个子系统通过消息交换的方式互联,保持各个子系统的独立性,易于维护升级,安全性和稳定性更高,更适合医院的运行模式。

8.4.2　图像预取、压缩技术

1. 图像预取技术

医学图像的特点是数据量非常大,因此传输过程中就要占用很大的网络带宽资源。而医院工作对图像数据的突发性要求很高,当病人入院后医院需要调用关于病人的大量病历数据,包括图像数据,平时也需要调用住院病人的资料。这样就造成信息系统网络的平均带宽需求与高峰时的需求差距非常大。

图像预取技术充分利用信息系统网络资源,既能满足医疗的需要,又在一定程度上降低整个系统的成本。图像预取技术的核心就是根据病人入出院以及预约的信息,利用网络通信低谷时间将所需要的病人图像提前传输到医生需要的地方。通过这种预取技术,降低了网络高峰时的压力,同时也提高了医生存取图像的速度。

2. 图像压缩技术

医学图像还有一个特点是要求图片清晰度高。因此,这给图像的存储、传输、显示等都带来了巨大的技术困难。随着计算机和多媒体技术的发展,人们研究出了多种图像压缩的标准算法,这也解决了 PACS 建设的技术难题。但是医学图像对压缩有很高的要求,图像质量会影响到医学诊断的准确性。因此,医学图像压缩必须是无损压缩,保证图像压缩后还能还原为原图样式。目前,较实用的静态图像压缩技术是 JPEG,动态图像压缩技术有 MPEG。

8.4.3　信息交换技术

PACS 建立的主要目的是实现医学影像管理信息化,提高医学影像检查的工作效率。另外一方面,掌握了丰富的医学影像资源,也能为医疗、教学、科研提供信息支撑。但在 PACS 中,医生在进行读片诊断时,需要结合病人历史检查报告、病人的病历等信息进行综合判断,因此将 PACS 与其他的信息系统结合显得尤为重要。在早期的系统设计时,没有充分考虑到要与其他的系统进行交换信息,在整体规划上没有统一的信息交换标准,造成了各个系统之间建立连接非常困难。随着医学信息化的发展,人们也逐渐意识到信息交换的重要性,因此信息交换标准逐步建立并普及。目前信息交换的方式主要有两种:一种是直接通过数据库作为信息交换接口,数据的访问可以直接在程序中,通过 SQL 语言来实现。以这种方式进行信息融合,具有效率高、信息传输及时的优点,但由于这两方面的系统是紧密耦合的,一个系统的变化往往会波及对方需要进行相应的变化。因此,这种方式不具备通用性。另外一种方式是通过标准的接口连接,如利用 HL7 标准交换信息,这种方式已经被国外许多系统采用。采用这种方法时,各个系统独立性比较好,不同公司系统之间只要支持 HL7 标准就可以进行连接和信息交换。但缺点是系统传输的效率比较低,信息传输的及时性也比较差,特别是大规模系统运行时,问题会显得比较突出。

【课后习题】

扫描二维码,查看本章课后习题。

课后习题

第9章 实验室信息系统

随着国家医疗卫生信息化建设的深入，卫生事业管理的科学化和管理手段的现代化被提到了十分重要的位置。目前医院采用的计算机管理系统大多是医院信息系统和医学影像系统，涉及门诊、病房、收费、药房、行政机构和放射科等方面。此时，实验室信息系统也逐渐取代了传统的检验信息系统。

9.1 实验室信息系统概述

9.1.1 实验室信息系统的定义

实验室信息系统（Laboratory Information System，LIS）是指利用计算机技术和计算机网络，实现临床实验室信息的采集、存储、处理、传输和查询，并提供分析和诊断支持的计算机软件系统。它的主要任务包括：协助检验员对检验申请和标本进行预处理，完成检验数据的自动采集或直接录入，进行检验数据处理、检验报告的审核、检验报告的查询和打印、检验仪器和检验项目维护等。一般来说，现在大型医院的实验室信息系统几乎包括了所有实验室研究的学科内容，比如血液学、化学、免疫学、血库、外科病理学、解剖病理学、在线细胞计数和微生物学。实验室信息系统能够减轻检验人员的工作强度，提高工作效率，使检验信息的存储和管理变得更加简捷和完善。

1. 实验室信息系统的信息分类

一般来说，实验室信息系统的信息可分为以下两类。

（1）临床实验业务信息

临床实验业务信息主要是指医院每天产生的各种检验申请和结果、试剂消耗等信息。在综合性医院，用于诊断和病情观察的临床信息，其中有 70% 以上来自实验室，这部分信息是临床实验业务信息的重要组成部分。

(2) 实验室管理信息

实验室管理信息是指在人事管理、物资管理和经济管理过程中产生的信息。它也是医院管理信息系统的一个组成部分。

2. 实验室信息系统的工作原理

实验室信息系统的数据处理原理如下：检验科室的各个全自动化检验仪器通过医院信息系统获取每个患者的检验医嘱，对患者的标本进行相应的检测，然后再将从患者标本中获取的检验数据实时传回 LIS，同时获取该患者的基本信息，比如姓名、年龄、性别和病室等数据，生成完整的检验数据，再经有经验的检验医师审核确认无误后存入数据库，同时打印出检验报告。进入数据库的临床检验数据，医务人员通过医院信息系统就能方便地对其查询和调阅。另一方面，患者的检验数据集成到电子病历中可以长期保存，供随时查询调用和进行科研使用。

由于连接了许多不同的检验仪器，与 HIS 的其他子系统相比，LIS 具有更多的不可控因素，开发和维护难度更大。因此，系统开发和维护人员需要深入了解各种自动化仪器的性能，加强与仪器维护人员的合作，提高对仪器的掌握和控制能力。现代临床实验室中的各种自动分析仪都配备了标准的通信接口，方便仪器与计算机之间进行通信，确保检测数据实时、准确地传输到计算机系统中。

3. 实验室信息系统的工作流程

在医院的检验科室，许多的检验仪器如生化分析仪、血凝分析仪、血球计数仪、电解质分析仪、免疫分析仪等设备并不是直接连接网络，而是通过通信接口与某一台计算机连接并传回检验结果，检验结果再经这台计算机传送到医院的内部网络。网络中的其他计算机可以访问与检验仪器连接的计算机，而不能直接访问这些检验仪器。

医院在规划实验室信息系统时，必须分析自己的需求和现有的工作流程，并对工作流程进行重新设计。检验业务流程包括门诊检验处理流程、住院检验处理流程和与医院信息系统的接口流程等。

(1) 门诊检验处理流程

门诊检验处理流程可以简单概括为：开具检验医嘱→交费→采样→核收→检验→审核→发布，流程图如图 9-1 所示。

门诊检验的具体内容包括：医生开具检验申请单。患者支付检验费时，收款员打印条形码标签并粘贴在收款员申请单或容器上。患者自行取样或护士取样，并登记采样者、取样日期和采样时间。患者或护士将样本及其检验申请单送至检验科室。检验医师扫描检验申请单或容器上的条形码，从门诊系统读取相应的检验申请单，并显示在计算机屏幕上，同时自动生成样本的编号，并进行上机检验样本。检验医师手工操作或使用仪器分析检验样本。获得检验结果后，如果是手工操作，则手动输入结果；如果是仪器分析，计算机将自动接收检验结果。检验医师在计算机中审核检验报告，如果结果无误，将在计算机上进行确认；如有问题，更新分析样本，直至符合要求，然后按键确认。最后，由检验医师发布检验报告，打印并送至门诊部。

(2) 住院检验处理流程

住院检验处理流程可以简单概括为：开具检验医嘱→采样→核收→计费→检验→审核→发布，流程图如图 9-2 所示。

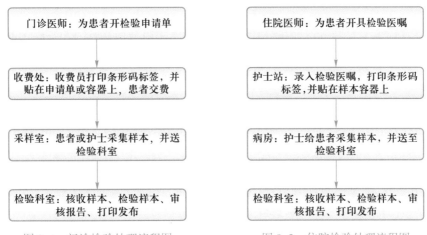

图 9-1　门诊检验处理流程图　　　　图 9-2　住院检验处理流程图

住院检验的具体内容包括：护士录入检验医嘱。护士打印检验申请单，通常为标签形式，该标签打印有条码、患者的基本信息、样本信息、科室信息和检验项目。护士把标签贴在采样容器上，然后采集样本，并在标签上记录采样号、采样日期和采样时间。护士把带标签的样本送至检验科室。检验医师扫描样本上的条码，从系统中读取相对应的检验申请单并显示在计算机屏幕上，同时自动生成样本编号；检验医师抄录该编号到样本标签上以便检验时使用，然后确认接收该样本；同时系统自动为该患者进行计费；检验医师打印工作任务单以便上机检验样本；检验医师手工操作或使用仪器分析化验样本。样本结果出来之后，如果是手工操作，则手工录入结果；如果是使用仪器分析，则计算机自动接收检验结果。然后，检验医师对计算机上的检验报告进行审核和确认，如果无误，则在计算机上按键确认；如果有问题，则重新分析样本，直到符合要求，并按键确认。然后，检验医师发布检验报告，还可以打印检验报告并送至病房。

（3）实验室信息系统与 HIS 的接口和分工

实验室信息系统能和门诊系统和医嘱系统进行协同工作，为实现上述的实验室信息系统业务流程，三者在功能接口方面必须进行明确的分工。

①门诊系统。门诊系统提供检验申请单条码标签打印功能；提供查询和打印检验报告功能。

②医嘱系统。与门诊系统功能相同，医嘱系统提供检验申请单条码标签打印功能；提供查询和打印检验报告功能。

③实验室信息系统。从门诊系统和医嘱系统读取电子检验申请表；确认收到检验申请后，系统将自动进行计费；能够检验申请是否已经收费；能够向门诊系统返回检验报告；实验室信息系统和 HIS 之间接口的实时性能是最高级别的。任何一个系统中相关数据的变化都可以立即反映在另一个系统中。实验室信息系统和 HIS 之间接口的安全性经过严格设计。HIS 不能修改实验室信息系统中的任何数据。实验室信息系统只能读取 HIS 中与检验信息相关的数据。若修改 HIS 中与计费相关的指定数据，则修改操作只能由程序根据约定的条件自动完成，操作员不能通

过程序界面直接进行修改。因此,可以保证实验室信息系统和 HIS 之间接口的安全性。

9.1.2   实验室信息系统的发展现状和趋势

检验医学已步入了一个以自动化、信息化、网络化为主要特征的新时代。随着各种自动化分析仪器在检验医学领域的广泛应用,计算机技术向医疗部门广泛渗透,网络信息技术的建设越来越受到重视,通过网络化信息系统软件连接各种分析仪器组成的实验室信息系统在国内已进入了一个蓬勃发展的时期。

1. 国外发展现状

在国外发达国家,LIS 起步相对较早。20 世纪 80 – 90 年代,以微处理器为核心的智能仪器(如自动生化分析仪、血细胞自动分析仪、免疫分析仪等)不断进入临床实验室,极大地提高了工作效率和样本检测精度,促进了临床实验室的自动化进程。

为了实现检验数据的自动处理、传输和存储,实现与 HIS 的资源共享,LIS 应运而生。有些还实现了全自动化实验室。所谓全自动化实验室,是由全自动分析仪、标本传送系统、LIS 三部分组成的,其中 LIS 是核心,因为只有 LIS 能将全自动分析仪和标本传送系统连接成一个整体,成为一个高效智能的系统。有了 LIS 的支持,医院内不需要检验申请单,医生只需在计算机上开具医嘱就能安排患者的检验项目,患者姓名、性别等基本信息就能通过 HIS 发送到临床实验室。同时,患者的检验费用登记可以在数据传输和处理过程中自动完成。标本检验结果也可以通过 HIS 返回到电子病历系统,并传输到各个临床科室和其他标本送检单位。为了审查检验结果,临床实验室的检验医师还可以通过网络调用患者电子病历中的信息以供参考。

为了避免出错,LIS 采用条形码技术,每个标本进入实验室后都贴有条形码,条形码用于记录检测项目和患者的信息。自动分析仪和 LIS 通过条形码识别就可以准确完成检测项目。同样,门诊医生根据患者的情况在计算机上开具检验申请单,检验申请单可以通过网络直接发送到实验室,无须患者的手动操作。这样,患者在指定点采集标本后,无须等待收到检验报告。检验结果可以通过网络反馈给医生。医生可以根据检验结果开处方。处方通过网络发送到药房,患者可以直接从药房取药。因此,临床实验室信息化已成为医院现代化的重要组成部分。

国外 LIS 的主要特点是规模化和集成化,这是由国外医院的管理体制和资源利用水平决定的。国外医院只有简单的小规模化验,通常几十家医院共用一个检验中心。以国外“21 世纪实验室”系统产品为例,十几台检验仪器通过 LIS 串联,可以在它们之间分发标本;系统首先根据申请项目和检验要求对标本进行排列组合(可以读出标本上的条形码),然后根据不同的项目进行分组。这种系统每天可以处理 10 000 多个标本,并支持数十家医院的临床工作。它是一个由 LIS、检验仪器和辅助设备组成的大型集成系统。

2. 国内发展状况

由于国内外医院管理模式的不同,将国外 LIS 照搬进国内显然是不合适的。一般来说,国内医院每天的标本量小于 1 000 个,扣除“一人多管”因素后,实际标本量小于 500 个,但国外先进的 LIS 设计思想非常值得国内学习和借鉴。例如,检验信息的预处理思想是一种非常先进的设计思想。检验信息的预处理思想就是利用 LIS 在整个 HIS 下游的有利位置,充分利用上游提供的信息来对后面的检验工作进行指导和干预,从而使医疗资源得到充分的利用。国内 LIS 的发展水平与国外先进水平仍有差距,需要进一步提高,但同时也要看到这一差距是可以迎头赶上的。

3. 实验室信息系统的发展趋势

(1) 新一代实验室信息系统的主要特点

① 功能更强大,大多数系统可自由定制。

② 管理功能更加全面,所有业务均可追溯。

③ 更注重决策、自动验证和重要数据执行的质量控制系统。

④ 采用国际分类标准,实现不同系统之间的数据交换和共享。

⑤ 系统开发工具(编程语言、数据库等)和操作平台具有较好的性能和可扩展性,并能提供系统错误日志。

⑥ 为医院信息系统和医院办公管理系统提供无缝接口。

⑦ 可实现实验室数据自动迁移。

⑧ 实验室系统开发人员可以为用户提供更好的客户服务和技术支持。

(2) 新时期对实验室信息系统的主要要求

① 扩大实验室信息系统的管理范围,进一步简化流程。使用自动分析仪器代替手工实验,使分析工作自动化。现有的 LIS 使分析数据管理计算机化,提高了工作效率。新一代的 LIS 将把分析前的所有环节纳入计算机管理。这些环节包括医生填写测试表、护士抽血、实验室重组和标本编号、患者数据输入,甚至通过分析仪器读取实验项目。

② "无纸化"实验室。"无纸化"一方面减少了医生填写检验申请单的工作量,另一方面也减少了实验室污染分析报告的机会,这对预防医院感染具有重要意义。"无纸化"也大大简化了工作流程,改变了工作模式。"无纸化"一般是通过条形码实现的。

③ 采用新的技术手段。在采血室,护士根据工作站调出的内容打印出条形码,粘贴在采血试管上,检验申请单不再随标本进入实验室。实验室通过读取条形码调用患者数据和应用的测试项目。最终的实验结果不在实验室打印,而是通过网络传回服务器供医生查询。

④ 实验室工作模式的转变。在旧模式下,实验室收到检验申请表和试管标本后,将申请表与试管分开,重新分组,并用记号笔分别对申请表和试管进行编号。检验申请单发送给录入人员录入患者数据,然后发送给分析仪器操作员录入待测项目。分析仪将分析数据传输到服务器,实验室工作人员将结果逐个打印成检验报告,然后将这些报告发送到每个临床科室。在新模式下,这一过程可以大大简化。只要在条形码读取设备上扫描标本,患者数据和待测项目将从网络传输,并分别发送到检验服务器和自动分析仪器。实验室工作人员在工作站上审查报告并实施电子签名。医生可以在终端上查询结果。

LIS 的建设需要长期不断探索,它是一个随着实验室的发展、仪器的更新换代、技术的发展和实验室管理水平的提高而不断演变和发展的过程,需要不断的维护、修改、扩建、升级和更新。它必须经历几个发展阶段,因此 LIS 和整个实验室自动化的建设不是一朝一夕的事情,可以先根据现有条件实现 LIS 的部分功能,然后在条件成熟时大胆推动实验室信息系统向深度和广度发展,最终实现实验室信息化的理想目标。

9.2 实验室信息系统的功能和作用

实验室信息系统的主要功能是分析来自检验仪器的检验数据,生成检验报告,并通过网络存储在数据库中,使医生能够方便、及时查看患者的检验结果。从目前的应用来看,LIS 已经成为现代医院管理不可缺少的一部分。

9.2.1 实验室信息系统的功能

随着临床医学和检验技术的不断发展,检验科的业务需求也在不断变化。需求的变化推动了 LIS 的不断升级,LIS 的覆盖范围也在不断扩大。这里简要介绍 LIS 的基本功能。

1. LIS 事务处理功能

LIS 具有管理实验室和实验室事务信息的功能,可以通过医院局域网接受申请、查询和传输患者的基本信息、录入发送结果报告、打印统计报表等。LIS 可以根据 HIS 发送的检验申请项目要求,自动给出当天的检验工作计划,安排标本采集人员的工作,对标本进行分组和排序,充分有效地利用实验室资源。当采集的标本送达接收处时,从计算机中调出检验申请,并对将进行的检验项目进行编号。如果使用了条形码,此时将会把条形码贴在试管上。系统将自动为标本提供唯一的标本编号,该编号与患者的识别号(如条形码)关联,并伴随整个检验过程,以确保不会出现差错。

目前,许多检验项目已使用自动分析仪进行处理,分析后的结果可以自动传回计算机。

2. 标本自动预处理功能

LIS 还可以自动预处理标本。例如,使用条形码粘贴标本后,系统将首先自动对标本进行排序。具有相同检验项目的标本将集中在输送箱中,并通过自动输送管道直接输送至相应仪器的标本分离室。仪器中的条形码阅读器自动扫描并识别插入标本的条形码。标本移液管可直接从试管中取样,送仪器检测。

3. 自动分析功能

仪器中的微处理器控制和检验分析过程中的各种参数。分析生成的数据通过打印端口打印,通过接口直接存储在 LIS 中。LIS 可以通过质控的标准标本在后台完成质控操作,并对当天的标本进行一次或多次审核,确保检验的准确性。

4. 检验知识库对检验结果的支持功能

LIS 中的检验知识库可以根据检验生成的数据,结合患者的其他临床信息(症状、体征、诊断、用药、以往检验数据等),对检验结果提出辅助参考意见。

5. 自动传输功能

计算机记录上述检验申请和结果,不仅可以作为检验部门的工作登记记录,还可以根据这些记录进行自动定价,并传送到收费处。LIS 数据可以传输到 HIS、其他医院或其他地区,还可以查询和打印检验结果,以便临床医生可以轻松查到所需的检验结果。

9.2.2 实验室信息系统的作用

LIS 通过计算机连接各种检验、免疫、科研分析仪器,实现各种仪器数据结果的实时自动接收、自动控制和综合分析,减少实验室信息传输中人为因素造成的误差,减少了各种不适合临床实验室实际工作的统计方法造成的系统性统计误差。LIS 大大降低了对操作人员的要求,提出了简单快捷的维护方法,方便用户在使用过程中维护和管理整个实验室或实验室的信息,全面改善实验室的工作状态,为提高医院医疗和临床诊断质量提供有力保障。

1. 为病人提供良好的医疗服务

① 为病房的医务人员提供在线信息。使用 LIS 后,医务人员可以及时、准确地获取实验室信息,包括实验室编号、日期、位置和标本状态,以及当前或以前的累积检验结果报告,并记录患者的身份、姓名和类型。

② 确保检验结果的可靠性和准确性。使用 LIS 的内部验证和质量控制管理程序,可以最大限度地减少人为错误。

2. 更有效地利用人力资源

① LIS 为检验室技术人员提供智能化操作模式,便于按程序审核检验结果、取消检验项目,对重大问题的检验结果进行分析处理,执行特殊命令等问题的处理,添加代码注释和做好质量控制,使检验员能够更快地获得准确、清晰的检验结果。

② LIS 减少了非技术性工作时间,如接听电话查询和编辑检验统计报告、质量管理统计报告等。

③ LIS 提供了实时自动搜索检验结果的功能。通过自动传真或远程打印,计算机处理的数据可以传输到护理区域或患者的电子病历。在整个报告处理过程中,不需要使用纸张。实验室数据可以通过 LIS 快速传输给主治医生。

④ LIS 可以提高医务人员和档案管理人员的责任感和满意度,提升其工作热情。

3. 更有效地发挥检验分析仪的效率

卓越的实验室信息系统改进了实验室的操作程序,包括使用条形码标签标记标本、与检验和分析仪器双向对接,不仅可以读取检验数据,还可以通过程序自动控制分析仪器,改进了双边对接界面,减少重复输入检验选项的时间,从而提高报告结果的效率和技术人员的工作效率。

4. 提高管理信息的质量

(1) LIS 生成准确、可靠、快速的工作量统计数据,为医院成本预算的编制提供数据支撑。

（2）LIS 可以有效地管理自动检验和分析仪器产生的大量数据。

9.2.3   实验室信息系统的关键技术

实验室信息管理的要求是在短时间内取代大量标本的手工处理,确保检验过程中标本信息与取样对象、应用和结果信息之间的正确关联,并协助手工管理标本审核信息和检验质量控制信息。因此,实验室信息系统要求系统中的信息与系统外的标本正确关联,并有严格的质量控制体系,确保检验结果的误差在允许范围内,可以减少人工处理标本和检验结果的工作量和错误率,并将检验结果及时告知医务人员和患者。

1. 模式识别技术

现代医学检验仪器的自动化和智能化技术可以极大减轻人工操作的工作量,提高检验质量。信息处理技术在仪器仪表中起着重要的作用,模式识别技术是其中之一。模式识别是识别未知对象与哪个标本相似,并利用相似和不同事物的特征将对象集划分为许多不同的类。因此,它有时被称为模式分类。模式识别的本质是模拟人类的智能行为,已经得到了广泛的应用。

模式识别首先需要提取标本的特征并建立分类规则,称为识别学习阶段;然后利用已知的分类标本进行特征分类训练,获得识别标准;最终确定识别步骤和方法。

2. 条形码技术

由于标本与信息系统传输是分离的,因此在采样、核收、分拣、预处理、上机检验和重复检验的步骤中,必须确保标本与信息系统中的检验申请和检验结果正确关联。条形码技术是目前 LIS 解决这一问题的主要方法。

条形码起源于 20 世纪 40 年代,60 年代进行研究,70 年代进行应用,80 年代进行普及。条形码技术具有输入速度快、精度高、成本低、可靠性强等优点。它在当今的自动识别技术中扮演着重要的角色。

一维条形码是由一组规则排列的条形码、空格和相应字符组成的标记。“条形”指光反射率低的零件,“空格”指光反射率高的零件。由这些条形和空格组成的数据表示某些信息,可由特定设备读取,并转换为与计算机兼容的二进制和十进制信息。一般来说,每种标本的编码都是唯一的。通过数据库建立条形码与标本信息的对应关系。当条形码数据传输到计算机时,计算机上的应用程序将对数据进行处理。因此,一维条形码在使用过程中仅用作识别信息,它是通过从计算机系统的数据库中提取相应的信息来实现的。

确保标本与信息系统中的检验请求和检验结果之间正确关联的基本方法是,每个标本都有一个唯一的编号,该编号同时保存在系统数据库中,并与检验请求和检验结果建立对应关系。在采样、核收、分拣、预处理、上机检验、重复检验等业务中,通过标本本身的编号在系统中查找相关信息,支持手工或设备正确完成标本的检验业务,新生成的信息与采集后的标本编号相关联。

有两种方法可以生成唯一的编号。一是现场印刷,该编号由 LIS 自动生成,转换为条形码,打印并粘贴在标本容器上。除打印编号外,还可以打印与标本相关的信息,如患者姓名、编号、检验项目等,方便检验人员手工处理标本。适用于非标准标本容器及预处理工艺。二是预先打印,编号条形码由标本容器制造商生成、打印并粘贴在标本容器上。标本取样时,使用条形码扫描设备将编号读入 LIS。这种方法减少了现场打印和粘贴的工作量。由于条形码打印标准和统一位置粘贴有利于降低自动标本处理系统中条形码读取的错误率,因此适用于广泛使用的标准试管式标本容器。由于一维条形码的信息容量很小,信息的详细描述只能依靠数据库。若没有预先建立的数据库,一维条形码的使用将受到限制。

条形码技术在医疗领域有很多应用案例。例如,在药品包装上使用一维条形码进行库存管理。再如,条形码作为患者的唯一识别号,可以预先打印在医疗卡上,也可以现场打印粘贴在病历上,带条形码的腕带可以用来识别患者。在采样、配药和治疗前,可以扫描条形码检验患者和医生的医嘱,以减少人为错误。一维条形码用于存储住院患者的医嘱,粘贴在药品外包装上。在配药和给药时,护士可以使用便携式设备扫描和获取药单,提高了工作效率,减少了送药错误。

3. 自动控制技术

20 世纪 90 年代,国外首先实现了检验前、检验中、检验后三个阶段的自动化,称为全实验室自动化(Total Laboratory Automation,TLA)。全实验室自动化通过网络将实验室内的各种标本处理设备和检验仪器与标本自动管道连接起来,由过程控制软件和数据管理软件控制,形成高度自动化的工作环境。整个实验室的自动化提高了工作效率,加快了检验速度,减少了误差,改进了检验工作流程。

标本处理是当前实验室的主要日常工作。在标本分析之前,临床实验室通常需要完成标本接收(检验)、测试项目确认(包括费用)、标本处理(如离心、配药和贴标签)等流程。研究表明,标本分析前的时间占总测试时间的 65%。在手动执行这些任务的实验室中,通常需要花费大量的时间和人力资源,并且错误率仍然很高。全实验室自动化设备用于自动完成转移、加盖、离心、提取和标本分离等一系列工作,可以自动化完成实验室中最繁重的手动工作,不仅减少手动错误,还可以降低标本和工作人员之间交叉污染的风险。

检验流水线与标本处理模块相连,进行各种检验的样品经前一模块处理后直接进入流水线。生化、血液、免疫等分析仪器连接在流水线上可以通过连接单元自动加载样品,测试完成后自动卸载,标本放回到流水线上供下一个仪器测试。当某些检验仪器不支持流水线时,可作为独立检测单元处理。由可编程控制的机械手为多台分析仪器提供标本。样品进行完所设定的所有检验项目后被放入冷藏室供自动复检或智能测试。一组在不同仪器上的检验,原来需要多管标本分别做预备处理和检验,现在只要一管标本,减少了标本采样量或分样工作;当发现检验结果有疑问时,全实验室自动化设备能自动找到原标本进行重复检验。

9.3　LIS 与 HIS 的信息交换 🔍

LIS 应该是 HIS 的延伸和补充,LIS 接收 HIS 的检验申请,并将检验结果发送给 HIS。LIS 可以科学有效地帮助实验室筛选实验数据和加工处理报告。如果医院拥有 HIS,并与 LIS 形成无缝连接,患者信息可以直接传输到 LIS,检验实验室将最大限度地利用现有资源,为诊断提供依据。

当 HIS 和 LIS 在医院的同一局域网中一起运行时,它们相互关联并共享数据。LIS 需要从 HIS 获取患者的基本信息、申请信息和收费信息,并将结果状态、检验报告、收费确认等信息发布给 HIS。这对减轻医务人员的工作量,提高医院的工作效率起到了很大的作用。

9.3.1　从 HIS 获取有关信息

1. 获取患者信息

HIS 通常采用一个或多个患者识别号或识别卡。因此,LIS 最简单的方法是使用与 HIS 关联的患者识别号或卡(如住院号、门诊号、医疗保险卡、患者卡等),直接从 HIS 读取信息。

2. 获取申请信息

LIS 可以通过 HIS 从医嘱中获取检验申请信息,但需要定义医嘱项目与检验项目对应的转换表。进入 LIS 申请登记界面,操作员按下相应功能按钮,可以获取相关检验申请列表,确认并补充登记相关申请信息。对于现有医生工作站的 HIS,可以在工作站上进行更详细的检验申请,通过接口直接在 LIS 数据库中生成 LIS 申请登记。在进入 LIS 时可以直接看到它,就像它在 LIS 中注册一样。

3. 获取标本信息

在全面运行 HIS 的医院中,可在标本采集处进行标本识别。标本采集后应立即进行条形码识别和相关标本信息登记,避免标本传输过程中的错误,加快实验室标本采集速度。在这种情况下,通常需要在标本采集处配置标本登记界面,在标本登记过程中可以读取或直接登记患者的检验申请信息。

9.3.2　向 HIS 提交发布信息

1. 发布报告信息

LIS 完成检验、报告和审核后,应向 HIS 发出报告,发布后的报告不得修改。发布的错误报告可以撤回和重新发布,但不能删除,并且具有可追溯的记录。发布的报告可以在 HIS 的相应工作站打印。

2. 检验费用的确认

LIS 可以在相应的环节向 HIS 提供费用确认信息(接收标本进行检验时,或完成检验并出具报告时),以便 HIS 完成价格设置和收费功能。如果由于某种原因收取了费用,但检验尚未完成,并且需要退款,则完整界面应支持 HIS 在 LIS 确认后直接退款。

由于 LIS 专门用于处理和存储检验信息,且病人的基本信息和医嘱信息来自 HIS 系统,因此 LIS 有权限访问患者的主索引和医嘱信息;此外 HIS 还应有读取 LIS 医嘱费用表的权限,以便 LIS 以约定的方式向表中写入计费标识；当然，LIS 还必须授予 HIS 权限，允许其访问 LIS 中的检验报告。这样，门诊和住院医生工作站就可以调阅已出具的检验报告。

两个系统之间的数据库访问范围一般要事先约定好，并且只让对方访问特定的表。HIS 不能修改 LIS 中的数据，HIS 只允许 LIS 修改其中医嘱费用表中计费标志字段的值。另外，为了保证界面的安全性，医嘱费用表中字段值的修改在程序内自动执行，应用人员不能通过界面直接进行修改。

9.3.3　信息交换标准

对于 LIS 开发者来说，与供应商紧密合作，通过相互开放的数据库完成两个系统的集成。实现不同系统之间的数据交换和共享虽然很好，但是要实现多个不同数据库不同结构产品的相互连接是非常不容易的一件事情，所以考虑采用通用信息交换标准开发与 HIS 的接口规范，相对来说更容易实现。

目前，最适合此类应用的信息交换标准是 HL7（Health Level Seven，HL7）。在某个事件发生时，HL7 采用何种格式将信息通知给对方进行了明确规定。按照 HL7 标准开发系统接口，不仅可以满足当前系统之间信息共享的需要，而且可以方便将来与其他系统进行信息交换。HL7 标准也可能成为 LIS 和 HIS 之间无缝连接的国际标准。

【课后习题】

扫描二维码，查看本章课后习题。

课后习题

第10章 社区、区域、远程、农村合作医疗信息系统

一个国家卫生事业的发展,是以社区卫生信息管理为基础的。各国专家都在努力发展社区卫生信息的管理,探讨它的理论依据、社会因素以及实施办法,从而提高全民的防病、治病水平。其中,发展中国家的社区卫生信息管理的重要性显得尤为突出。

10.1 社区卫生信息系统概述

10.1.1 社区卫生信息系统

1. 社区

20 世纪 30 年代初,费孝通在翻译德国社会学家滕尼斯的一本著作 *Community and Society*(《社区与社会》,1887 年)时,将英文单词"community"翻译为"社区",后来被许多学者引用,并逐渐流传下来。社区(community)的定义如下:"社区是指一固定的地理区域范围内的社会团体,其成员有着共同的兴趣,彼此认识且互相来往,行使社会功能,创造社会规范,形成特有的价值体系和社会福利事业。每个成员均经由家庭、近邻、社区而融入更大的社区。"由此可见,形成社区的 4 个要素包括:

(1)人:社区由人所组成。不论何种类型之社区,因人聚集与互动,方能满足彼此的需求。但人数多少才能形成一个社区,并无定论。社区太大、人数过多,将使彼此互动困难;但人数太少,就一定不可能形成利益互惠与生活维持的团体。

(2)地方或地理疆界:以地理的范围来界定社区的大小疆界是一般人最能接受的社区定义。但是,并非所有的社区都有明确的地理划分。如果界定的区域不合适,将会对社区资料的收集造成一定的困难。

(3)社会互动:社区内居民由于生活所需彼此产生互动,特别是互赖与竞争关系。如社区居

民的食、衣、住、行、育、乐皆需与他人共同完成。因此,相关的经济、交通、娱乐等系统即因此而形成。社区经由不同的社会系统发挥功能,满足居民生活必需,建立社区规范。

（4）社区认同：社区居民习惯以社区的名义与其他社区的居民沟通,并在自己的社区内互动。同时社区居民形成一种社区防卫系统,居民产生明确"归属感"及"社区情结"。

我国的社区一般是指城市里的街道、居委会,农村的乡、镇、自然村。社区在结构上是一个以地理和行政管理为依据明确划分的局部区域,在功能上是由一群具有强烈的归属感、认同感、凝聚力和文化氛围(价值观念、行为规范、交流与互助等)的居民组成。在日常生活中,人们常提及的社区往往是与个人的生活关系最密切的、有直接关系的较小型的社区,如农村的村或乡、城市的住宅小区。

2. 社区卫生信息

社区卫生信息(community health information)是指与卫生工作直接相关联的各种社区经济信息、科学技术信息、文化教育信息以及居民身心健康状况信息等。更具体地说,社区卫生信息是指国家为了保护和促进社区居民身心健康,有效地提高居民素质,而收集、传输、处理、存储、分配和利用开发的各种信息,主要包括卫生服务活动信息、卫生资源的配置和利用信息、健康教育与预防疾病信息,影响健康的各种因素,疾病诊断、治疗和处置信息等。

3. 社区卫生信息系统

（1）社区卫生信息系统的定义

社区卫生信息系统(Community Health Information System,CHIS)是应用计算机网络技术、医学、公共卫生学知识,对社区卫生信息进行采集、加工、存储、共享、利用,为社区居民提供预防、医疗、保健、康复、健康教育、计划生育等卫生服务的信息管理系统。

社区卫生信息系统主要管理包括健康档案、健康教育、保健、居民交互等内容。健康档案包括新建、修改、查询健康档案,档案信息可与外部系统如民政部门、医院、市区域健康信息平台等实现数据交互,档案对象的医疗和体检等记录可从基本医疗服务中自动采集、动态维护。健康教育包括诸如健康教育工作记录、健教资料发放管理、健教视频播放管理、健教计划管理、健教认知评价、健教评估、查询和统计等内容。而保健包括妇女保健、儿童保健等。

社区卫生信息系统的目标是用计算机和通信设备采集、存储、处理、访问和传输所有和社区卫生服务活动相关的社区居民健康或患者医疗和管理信息,满足所有授权用户功能上的要求。社区卫生信息系统是一种新的应用系统,涉及的学科较多,例如计算机科学、电子工程学、临床医学、公共卫生学、医院管理学、系统论等。目前,针对社区卫生信息系统的开发、研究与实践正在探索和发展中。

（2）社区卫生信息系统与医院信息系统的关系

医院信息系统(HIS)以事务管理为主要内容,它的功能明确,数据易于结构化。社区卫生信息系统(CHIS)以终生服务过程为主要内容,健康管理过程是一个基于卫生保健和医疗经验的推理、决策的智能化过程,面对的患者个体性强而重复性差,数据不易结构化。

CHIS 与 HIS 既有区别,又相互依存、相互关联,CHIS 为 HIS 提供基础数据,CHIS 包含 HIS的基本内容,外延却更加广泛。HIS 与 CHIS 的主要区别如表 10-1 所示。

表 10-1　HIS 与 CHIS 的主要区别

特点	HIS	CHIS
系统中心	以医院为中心	以居民为中心
主要数据	人流、物流、财流数据	健康档案数据
主要目标	实现医院信息化管理	提高健康质量
主要内容	面向事务管理	六位一体管理
服务客户	医院各级管理人员	社区人员
所需资源	较少	巨大

10.1.2　社区卫生信息系统的作用与发展现状

1. 社区卫生信息系统在社区卫生服务中的作用

社区卫生信息系统能给社区卫生服务工作带来很多便捷,信息系统提高了社区卫生服务的工作效率,社区卫生服务的行业特征决定了信息系统在其中不可或缺。

① 社区卫生服务不同于临床医疗服务,临床医疗服务的对象是患病期间的患者,社区卫生服务的对象是全体居民;服务过程是从胚胎到临终关怀;服务目的是促进全体居民健康。因此它包含庞杂的信息资源,只有利用信息系统进行管理,才能全面有效地管理好这些资源。例如,如同病历是患者疾病信息的载体,健康档案是社区居民健康信息的载体,这些电子病历和电子健康档案不仅有利于社区卫生服务,还促使医疗信息在不同医院和医师间交换和共享,减少重复检查,节约并合理应用地域卫生资源。要为全体居民建立和管理庞大的医疗健康文档,若不应用计算机信息化技术,这项工作就将成为一个不可能完成的任务。

② 社区医疗向患者提供一般性治疗,而中心医院、专科医院向患者提供特殊的、高水平的治疗,双向转诊是不可回避的现实。共享医疗即全科医师和专科医师经常会共同治疗一位患者,或一个患者的疾病资料为全体医师所共享。共享医疗要求实行医疗行为的规范化、信息化,医疗信息在社区卫生服务机构和医院间双向传输;HIS 中电子病历的规范不仅对社区卫生服务机构提出了诊疗信息系统的要求,而且还要求两者间必须要遵守一些共同的标准和协议,相互信任、协同合作,使整个治疗过程具有连续性、完整性、合理性,避免重复检查、矛盾治疗,从而节约卫生资源,提高医疗质量。这一特征不仅进一步强化了社区卫生信息系统的重要性,而且合乎科学、实现数据共享的信息系统是社区卫生服务正常运行的重要环节。

③ 社区卫生服务面向公众,受命于政府。信息系统大量的基础数据和实时传输报警功能,使之成为今后卫生事业管理决策、科学研究、市场开发的重要依据。没有一个基于网络传输的信息系统的管理和控制,数据间的非标准性、不兼容,将导致整个社区卫生服务体系的失败。同时,社区居民数据电子医疗保健文档的结构化为科学研究提供了大样本的、长时间的准确信息,为循证医学提供了良好的平台,这些数据的统计分析结果不仅有益于医学研究,还是政府和地方行政部门制定卫生法规和条例的依据。

2. 国内社区卫生信息化的发展现状

社区医疗卫生服务作为对于居民健康管理和服务的重要策略,各个国家都在大力发展。通过社区卫生信息化系统,维护居民的电子健康档案,并且努力实现与医院的对接,将电子健康档案和医院的电子病历相结合。目前,我国各地卫生服务机构和软件开发厂家正积极进行社区卫生服务管理信息系统的研究和建设。从全国来看,社区卫生服务管理信息系统出现了与业务同步规划、同步建设、同步发展的良好局面,这要比传统的医院管理信息系统和其他卫生领域的管理信息系统的起点高得多。国内已经有很多城市的社区卫生服务机构都在陆续进行信息化建设,有些实现了把调查的健康档案输入到计算机里保存,有些开始使用临床信息系统(Clinical Information Systems,CIS)。国内调查表明,将计算机技术应用于社区居民健康档案,在社区卫生工作中越来越显示出它的重要性和意义,建立和用活健康档案是提高社区卫生服务质量的重要途径。

10.1.3 社区卫生信息系统的组成与功能

社区卫生信息系统主要由社区医疗管理子系统、社区医疗行政管理子系统和社区卫生服务管理子系统 3 个子系统组成,如图 10-1 所示。

* 社区医疗管理子系统:是为社区医院和保健站的医疗服务而设计的信息管理子系统,主要任务是进行社区医疗事务管理、社区医疗经费管理和社区医疗质量管理。

* 社区医疗行政管理子系统:是为社区医院和保健站的行政事务而设计的信息管理子系统,主要任务是进行人事、财务、物资、设备管理,向院长、站长提供统计分析资料,向上级卫生行政部门提供各项汇总报表,支持社区卫生事业的可持续发展。

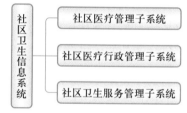

图 10-1 社区卫生信息系统的组成

* 社区卫生服务管理子系统:是为社区居民卫生服务设计的信息管理子系统,主要任务是进行妇幼保健、儿童计划免疫接种、慢性病管理、传染病预防、患者康复、计划生育指导、健康教育以及卫生监督管理。它是社区卫生服务的重要内容,也是不同于 HIS、CIS、NIS 的根本所在。

1. 社区医疗管理子系统

社区医疗管理子系统的组成如图 10-2 所示。

社区医疗管理子系统的功能是以社区居民为中心,在已掌握居民基本健康状况和需求的基础上,针对常见病、多发病和已明确诊断的疾病,提供便捷、有效、价格适宜的一般性治疗;对急、重、危病人提供就地救护和及时转诊,因此社区医疗是指患者在转诊到中心医院或专科医院以前的一般性治疗,也是患者长期、

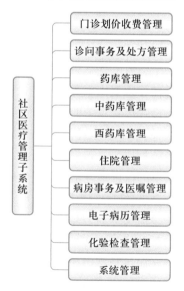

图 10-2 社区医疗管理
子系统的组成

连续的基本治疗。

社区医疗是病人首先求医之处，是以人群为基础的医疗服务，也是提供连续医疗服务之处，包括治疗慢性病病人、老年病人，还包括需家庭护理和姑息疗法的病人。社区医疗信息的特点如下：

① 社区医疗是医院临床医疗的简化版和初级版，它所包含的医疗信息类型与中心医院和专科医院相似，但是社区医疗主要适用于常见病和多发病，药品种类较少且价格比较便宜，使用方法简单。

② 由于社区医疗主要面向常见病、多发病，治疗内容较为简单、规范，更容易实现和推广电子病历。推广和共享电子病历，不仅能够提高医疗服务的效率和质量，同时也能够显著降低居民的医疗风险，降低居民的医疗成本。

③ 由于社区医疗的患者随时存在与中心医院和专科医院的双向转诊问题，所以对患者的医疗信息流通需求更迫切，对区域性的社区卫生信息网需求更迫切。

2. 社区医疗行政管理子系统

社区医疗行政管理子系统的组成如图 10-3 所示。

社区医疗行政管理子系统的功能和信息特点与 HIS 相似，该子系统包含财务管理、人事管理、固定资产 / 器材管理、综合统计分析以及外部接口等板块。主要是完成各级卫生行政部门的卫生情况报表，属于办公自动化内容。

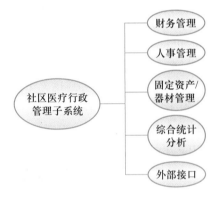

图 10-3　社区医疗行政管理子系统的组成

3. 社区卫生服务管理子系统

社区卫生服务管理子系统主要包含以下功能板块。

① 社区妇幼保健。该部分包括儿童保健、儿童计划免疫接种、孕妇保健 3 个模块。

② 计划生育指导。计划生育指导是通过生育健康知识的教育，为育龄群众提供优生优育、生殖保健、避孕节育、遗传优生等方面的服务，同时承担基层业务技术培训指导工作。

③ 慢性病、传染病预防治疗。慢性病预防治疗是指在充分了解社区居民健康状况的基础上，通过实行健康普查、建立健康档案，以及采用常规治疗、健康教育等方法，改变人群行为，进行慢性病的预防和早期治疗。

④ 社区脆弱人群保健康复。脆弱人群指因多种原因造成生理上或心理上功能的损害，在不同程度上丧失了自我健康认知和维护能力，需在他人帮助下生活的群体，通常指老年人、残疾人、精神病患者、临终病人。社区医院必须根据不同群体的特征，通过建立健康档案、家庭病床、出诊随访、康复指导、心理咨询、养老院等，提供全方位的保健康复服务。

⑤ 健康教育。健康教育指通过卫生宣讲、保健橱窗、健康处方、患者俱乐部等多种形式，向居民宣传卫生知识，普及卫生教育，提高全民健康意识，改善社区卫生环境，提高整体健康水平。

⑥ 卫生监督。卫生监督指社区医疗机构对社区内学校、工厂、商场等公共场所的日常卫生工作，依照国家法令、条例、标准进行全面监督和管理。例如环境卫生检查、食品卫生检查、学校幼儿园保健卫生检查等。

社区卫生服务管理子系统的组成如图 10-4 所示。

社区卫生服务管理子系统的目的是通过信息化的方式,将居民健康相关的健康档案管理纳入其中,形成以健康档案为管理核心,集成健康保健、健康教育、预防管理等为一体的信息化系统。并且根据社区居民的结构,构建以家庭为单位和以个人为单位相结合的健康档案管理模式,提高社区卫生服务的质量。社区卫生服务管理子系统的主要模块简介如下。

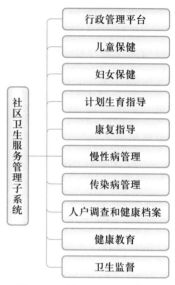

图 10-4　社区卫生服务管理子系统的组成

(1) 儿童保健

儿童保健是针对社区 0~7 周岁儿童(包括常住、暂住、流动儿童),根据不同年龄儿童的生理特点和保健要求,对儿童进行系统的保健;宣传科学育儿知识,了解家长在护理喂养中存在的问题,并有针对性地进行指导;做好儿童疾病预防和防治工作,促进儿童生长发育,提高儿童健康水平。生长发育是一个连续过程,由不同的发育阶段组成,根据阶段特点,加上生活、学习环境的不同,可将 7 岁前儿童的生长发育过程划分成以下几个年龄阶段。

● 新生儿保健:自出生后脐带结扎时起至生后 28 天内,称新生儿期。这一时期小儿脱离母体开始独立生活,内外环境发生巨大变化,但其生理调节和适应能力不够成熟,易发生体温上升、体重下降,出现各种疾病如产伤、窒息、溶血、感染、先天畸形等,不仅发病率高,死亡率也高。新生儿时期儿童保健特别强调护理,新生儿房间应阳光充足,温度和湿度适宜,冬季达到 18~20℃,湿度为 55%~60%。

● 婴幼儿保健:1 周岁后到满 3 周岁之前为幼儿期。其生长发育速度,尤其在体格发育方面,较前减慢。活动范围渐广,接触周围事物增多,智能发育较前突出,语言、思维和应人应物的能力增强,但识别危险的能力尚不足,故应注意防止意外创伤和中毒。饮食已从乳汁转换为饭菜,逐渐过渡到成人饮食,故需注意防止营养缺乏和消化紊乱。此时婴幼儿接触外界较广,而自身免疫力仍低,传染病发病率较高,防病仍为保健重点。

● 学龄前期保健:3 周岁后(第 4 年)到入小学前(6~7 岁)为学龄前期。体格发育速度又减慢,达到稳步增长,而智能发育更趋完善,求知欲强,能做较复杂的动作,学会照顾自己,语言和思维能力进一步发展。应根据这个时期具有高度可塑性的特点,从小培养良好的卫生、学习和劳动习惯,为入小学做好准备。学龄前期小儿防病能力有所增强,但因接触面广,仍可发生传染病,易患急性肾炎、风湿病等;因喜模仿而又无经验,故意外事故较多。应依据这些特点,做好预防保健工作。

儿童保健模块包含:

① 散居儿童体检:散居儿童体检是指对不进托儿所、幼儿园等儿童保育机构而分散在家庭抚养的 7 岁以下儿童所进行的体检工作,其重点为新生儿和 3 岁以下的婴幼儿。

② 开展儿童口腔保健、眼保健、听力保健、儿童营养、心理咨询及智力测试工作。

③ 体弱儿的筛查及双向转诊,筛查的范围主要是佝偻病活动期,中、重度营养性缺铁性贫血,早产、低出生体重儿,中度以上营养不良,对佝偻病、贫血、营养不良患儿应建专案系统管理。

④ 儿童常见病防治,对异常、其他疾病儿童、缺陷儿童及时矫治,当时或当地不能解决的转上级专科门诊进一步检查和治疗,并做好追踪记录。

⑤ 准确登记、统计、上报有关的儿童保健基本数据和报表。

儿童保健流程如图 10-5 所示。

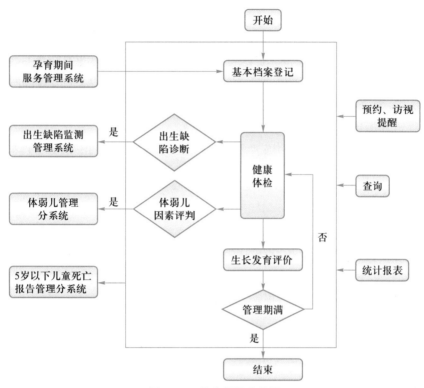

图 10-5　儿童保健流程图

（2）妇女保健

妇女保健学是一门以维护和促进妇女健康为目的的科学。它以妇女群体为服务和研究对象，以预防为主，密切结合临床。一个国家的妇女保健水平，是与该国妇女的政治、经济、社会地位紧密相连的。

妇女保健涵盖以下方面。

- 妇女劳动保护：随着我国建设事业的发展，妇女劳动者所从事的工种越来越复杂。其中，接触职业性有毒有害物质的种类也越趋复杂。这些有毒有害物质对女职工本身健康可能有害，但更重要的、更容易被忽视的是它们对胎儿、婴儿、乳儿的毒害，这是妇女劳动保健的重要内容。

- 孕期保健：人的胚胎从一个单细胞的受精卵或孕卵，要经过 38 周才发育成一个身长约 50 cm、体重约 3 kg 的新生儿。正常情况下，这个发育过程会有条不紊地进行，胚胎、胎儿在羊水、胎盘、胎膜、子宫和腹壁多层保护下，由母体给胎儿一个恒温条件，它所需要的营养、热量，从母亲血液中经过胎盘吸收，代谢废料经过胎盘由母亲的相关器官排出母体外。为了保证胎儿发育所需和减少毒害，必须加强有关营养、环境、感染等因素对胎儿发育影响的研究；也需要对孕妇及其家属进行必要的卫生教育，对孕妇进行监护和指导，这也是妇女保健工作的重要内容。

- 产期保健：这也是妇女保健的一个重点。对家庭来说，一个新生婴儿的到来是个大喜事；对社会和国家来说，在一个新公民出生后，必须保证母子健康安全。

针对社区内各类妇女(包括常住、暂住、流动人口),进行孕期卫生宣教、宣传住院分娩和科学接生,实行孕产妇系统保健管理;积极防治妇女常见病、多发病;做好妇女卫生保健;宣传优生优育等妇女保健知识,并进行计划生育技术指导;保障社区妇女健康。妇女保健模块主要业务如下。

① 掌握社区妇女基本情况:以婚→孕→产为切入点,掌握育龄妇女、新婚人员和孕产妇的情况,特别是早孕妇女、孕妇、产妇等信息并建立相应的登记册,掌握其动态变化。

② 产前保健:凡取得产前检查准入资格的社区卫生服务中心,可从事早孕建卡(要负责孕期梅毒、艾滋病的筛查)、孕期催检、孕期卫生宣教、母乳喂养知识教育和宣传孕妇到正规的产科医院分娩。

③ 产后访视:负责社区新生儿、产妇家庭访视工作,提供产后恢复、产后避孕、家庭生活调整方面的指导,促进和指导母乳喂养。

④ 孕产妇系统保健管理结案工作:产后 42 天检查完成后,对终止妊娠、孕产妇死亡等情况下对孕产妇的系统管理进行结案处理,自动产生相关统计指标。

⑤ 妇女常见疾病的诊疗和双向转诊:制定社区妇女常见疾病双向转诊标准,确定转诊流程,完善转诊制度。

⑥ 孕产期保健、母乳喂养、妇女常见疾病防治的宣教工作:掌握辖区妇女基本情况并分类建档,做好母乳喂养指导及妇女常见病、多发病等防治知识的宣传及健康教育工作。

⑦ 准确登记、统计、上报有关的妇女保健基本数据和报表:能按时间、部门、指标、数据项等统计要求生成和打印统计报表及分析报表、图形,并支持数据导出。

孕产期保健流程如图 10-6 所示。

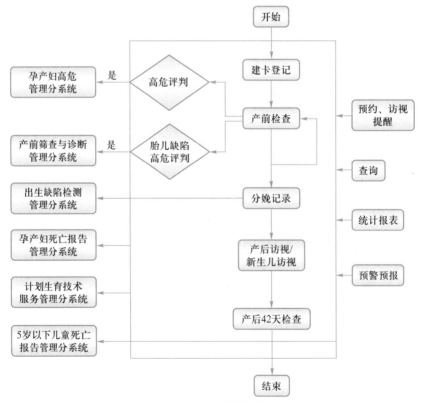

图 10-6 孕产期保健流程图

（3）慢性病管理

慢性病管理是一种综合的干预模式，是以疾病发展的自然过程为基础。其特点是以人群为基础，重视疾病发生发展的全过程，强调预防、保健、医疗等多学科的合作，预防疾病恶化，提倡资源的早利用、连续监管和持续评估改进的过程，是一种国际上推荐的新型慢性疾病管理模式。慢性病管理模块主要业务如下。

① 社区卫生服务中心按照入户调查等资料，掌握社区内高血压、糖尿病、结核病等慢性病的发病情况，作为社区资料存档。

② 落实高血压、糖尿病、结核病等慢性病的筛查措施。

③ 建立专项档案：为社区慢性病患者建立档案进行专案管理，做好慢性病的防治与康复工作。

④ 定期为社区的慢性病患者开展慢性病防治的健康教育工作。

⑤ 社区卫生服务中心全科医师依据病情，对慢性病患者进行随访与查体。

⑥ 社区卫生服务中心主要服务慢性病类型包括：高血压管理、糖尿病管理、冠心病管理、脑血管病管理、恶性肿瘤管理、结核病管理，以及其他慢性非传染病管理（除上述病症以外的慢性非传染性疾病）。

（4）传染病管理

传染病是由病原微生物侵入人体所引起的具有传染性的疾病，在一定条件下可能会广泛流行。依据《传染病防治法》和《传染病防治法实施办法》，社区医疗机构应履行传染病报告的法定责任，做好社区居民的健康教育和卫生宣传、消毒指导等传染病防治工作；发生疫情时，协助上级疾病预防控制机构做好社区的暴发疫情调查处理工作，完成交办的传染病防治工作任务。传染病管理是为预防、控制和消灭传染病而采取的各种措施，包括设立防疫机构和制订各项传染病防治法规、制度等。

1）传染病报告病种

法定传染病包含以下几类。

① 甲类传染病：鼠疫、霍乱。

② 乙类传染病：传染性非典型肺炎、艾滋病（艾滋病病毒感染者）、病毒性肝炎、脊髓灰质炎、人感染高致病性禽流感、麻疹、流行性出血热、狂犬病、流行性乙型脑炎、登革热、炭疽、细菌性和阿米巴性痢疾、肺结核、伤寒和副伤寒、流行性脑脊髓膜炎、百日咳、白喉、新生儿破伤风、猩红热、布鲁氏菌病、淋病、梅毒、钩端螺旋体病、血吸虫病、疟疾、人感染 H7N9 禽流感。

③ 丙类传染病：流行性感冒、流行性腮腺炎、风疹、急性出血性结膜炎、麻风病、流行性和地方性斑疹伤寒、黑热病、包虫病、丝虫病，除霍乱、细菌性和阿米巴性痢疾、伤寒和副伤寒以外的感染性腹泻病、手足口病。

④ 国家卫生计生委决定列入乙类、丙类传染病管理的其他传染病和按照甲类管理开展应急监测报告的其他传染病。

其他传染病包含：省级人民政府决定按照乙类、丙类管理的其他地方性传染病和其他暴发、流行或原因不明的传染病，以及不明原因肺炎病例和不明原因死亡病例等重点监测疾病。

2）传染病报告程序与方式

传染病报告实行属地化管理和首诊负责制。传染病报告卡由首诊医生或其他执行职务的人员负责填写。现场调查时发现的传染病病例,由属地医疗机构诊断并报告。采供血机构发现阳性病例也应填写报告卡。

① 传染病疫情信息实行网络直报或直接数据交换。不具备网络直报条件的医疗机构,在规定的时限内将传染病报告卡信息报告属地乡镇卫生院、城市社区卫生服务中心或县级疾病预防控制机构,同时传真或寄送传染病报告卡至代报单位。

② 区域信息平台或医疗机构的电子健康档案、电子病历系统应当具备传染病信息报告管理功能,已具备传染病信息报告管理功能的要逐步实现与传染病报告信息管理系统的数据自动交换功能。

③ 军队医疗卫生机构向社会公众提供医疗服务时,发现传染病疫情,应当按照本规定进行传染病网络报告或数据交换。

3)传染病报告时限

根据《传染病信息报告管理规范(2015 年版)》管理规定,责任报告单位和责任疫情报告人发现甲类传染病和乙类传染病中的肺炭疽、传染性非典型肺炎等按照甲类管理的传染病人或疑似病人时,或发现其他传染病和不明原因疾病暴发时,应于 2 小时内将传染病报告卡通过网络报告。

对其他乙、丙类传染病病人、疑似病人和规定报告的传染病病原携带者在诊断后,应于 24 小时内进行网络报告。

不具备网络直报条件的医疗机构及时向属地乡镇卫生院、城市社区卫生服务中心或县级疾病预防控制机构报告,并于 24 小时内寄送出传染病报告卡至代报单位。

(5)入户调查和健康档案

① 该功能可录入和维护受访者的基本信息,记录每次家访情况(包括调查日期、以往发病情况、发病时间等)。

② 统计任意时间段的入户调查人数、各种基本疾病的发病人数、每位医生的调查人数等。

③ 结合家庭病床、出诊等信息,建立较为完善的社区居民健康档案。

④ 根据既往病史,分析各年龄段的多发病种、各季节的多发病种,从而为疾病的防治提供依据,并可针对个人合理安排治疗。

(6)健康教育

对全体居民实行健康教育,发放各类健康教育处方。开发有关健康教育的各种宣传材料、咨询板报、保健知识库,提供社区义诊信息。

(7)卫生监督

建立各项卫生监督档案,定期录入检查信息、统计报表,及时上报传染病。

10.2　区域卫生信息平台

随着医疗改革的深入,建立高效和谐的区域卫生信息平台势在必行。区域卫生信息化对于我国医疗卫生体制改革具有重要的现实意义,近几年,随着国内外医疗信息技术的日益成熟,区域卫生信息平台建设逐渐成为信息化建设的趋势。

10.2.1　区域卫生信息平台概述

1. 区域卫生信息平台的基本概念

区域卫生信息平台是连接规划区域内各机构（医疗卫生机构、行政业务管理单位及各相关卫生机构）的基本业务信息系统的数据交换和共享平台，是让区域内各信息化系统之间进行有效信息整合的基础和载体，是多元化子系统整合的一个综合业务平台。从业务角度看，平台可支撑多种业务，而非仅服务于特定应用层面的系统平台。

人们普遍认为，区域卫生信息平台是指在一定的行政区域内基于各类医学信息标准、具有统一接口的在既有的异构复杂子系统的基础上进行的更为顶层的系统架构，是适应医疗卫生事业的需求和发展的产物。区域卫生信息平台是关乎多方利益的系统，在一定的行政区域内实现各医疗卫生信息平台安全地进行网上数据收集、交换并存储，从而在本区域内建立一套规范化、社会化、数字化、网络化的医疗、保健、防疫、卫生监督等一体化系统，能实现大范围的医疗文档共享，改进和提高医疗卫生服务。

2. 区域卫生信息平台现状

经过数据调查研究，人们在就医时容易出现 8∶2 的现象，即 80% 的人直接到大医院，而只有 20% 的人会去小医院看病。而实际上，这一数值应该倒过来，只有 20% 的疑难杂症应该去大医院，80% 的小病或康复治疗只需要去一些社区医院即可。造成这一现象的原因就在于人们对小医院和社区医院的医疗水平不太认可，从而导致很多医疗资源被闲置和浪费。解决这一问题就需要改善医疗资源配置，提升基层医院的医疗质量，而区域卫生信息平台的建设将会很好地配置医疗资源。

从医疗角度出发，信息系统的发展可划分为三个阶段。

（1）以财务管理为核心的第一代医院信息系统：这个阶段强调的是医院的自身管理，重点是和财务有关的管理，如收费（包含门急诊、入出院等）、药品、医保等，以此延伸医院的经营成本核算管理等。

（2）以临床信息为核心的第二代医院信息系统：这个阶段在第一阶段基础上强化对临床医疗的信息化，临床是医疗问题的核心所在，比如门诊医生工作站、住院医生工作站、护士工作站、检验信息管理子系统和影像管理子系统等都属于临床信息系统的范畴。

（3）以区域卫生信息共享的第三代医院信息系统：这个阶段的系统是在第二阶段基础上强调不同医疗机构之间的院际共享系统，而数据信息交换的内容正是第二阶段的内容：和个人有关的临床信息，包含个人在不同医疗机构之间的检查检验信息和用药信息、禁忌信息等。

近几年国内区域卫生信息共享的呼声越来越高，但由于区域内医疗卫生机构信息化建设各自为政，缺乏统一的数据交换标准、信息网络平台等，病人在一家医院就诊后，其全部诊疗数据就完全保存在该医院的信息平台内，与过去纸质病案保存在柜子里一样不能在区域内医疗机构之间共享。目前，国内还没有一个城市实现区域性医疗卫生所有的业务信息完全共享。近年来，医院信息平台开始与医保信息平台连接，可提供就诊医保病人的基本信息、费用信息和诊疗信息，以供身份认证、诊疗项目和用药目录检查审核等操作。我国由于各地区经济发展不平衡，医疗信息化的发展水平、速度和目标都不一致,区域医疗卫生信息化也是这几年刚刚发展起来的,目前只在一线城市有一些试点工作。

3. 区域卫生信息平台的意义

建立区域卫生信息平台的目的在于以医疗服务机构为主体,以医疗资源和信息共享为目标,集成共性技术及医疗服务关键技术,使有限的医疗卫生资源利用最大化,因此区域卫生信息平台的建设具有重要意义。

(1)实现健康一卡通

建立医疗便民服务一卡通信息共享平台,一卡通对区域卫生信息化来说是一个重点,主要通过一卡通使病人到各级医疗机构就诊和获取健康服务的时候能够获得身份确认。另外,也为病人提供从挂号、交费、取药到检查等各个医疗服务环节更加快捷的医疗服务。

(2)实现居民健康档案共享

按照国家标准,建立起统一的居民健康档案,主要采取健康档案记录生命周期中的健康活动数据,实现数据集中存放和共享;把生命周期从胚胎发育到死亡过程的各个时间点对健康情况的干扰和措施进行全程记录,包括门诊、住院、妇幼保健等。

(3)实现健康信息集中存放和共享

健康信息主要通过病人就诊获得,集中的几个主要方面包括病案的首页、门诊处方信息、住院医嘱信息、病历信息、检验报告、检查报告、PACS 信息等,双向转诊共享,实现区域内社区居民健康活动数据的集中收集、存储,实现对人整个生命周期健康信息的完整记录。

(4)通过区域信息共享提高基层医院竞争力

通过信息化手段,把居民在大医院做的检验检查报告、诊断、病案首页、用药信息、出院小结、过敏史、阳性 PACS 报告放在区域平台中,实行双向转诊和远程会诊。通过信息化手段,把病人在大医院里所做的检查资料与基层卫生院共享,提高基层卫生院的医疗质量和医疗水平,逐步使病人提高对基层卫生院的信任度。

(5)提高公共卫生应急处理能力

通过区域卫生信息平台的共享和业务有机融合,为卫生指挥决策系统、检测预警系统、突发事件报告系统、应急处理系统等骨干应用系统的建设奠定坚实的基础,加强疾病检测预警能力和应急处理能力,同时提高卫生行政部门对各级卫生机构管理的效率。

区域卫生信息化能最大限度地促进医疗卫生事业的进步,并且符合国家的医改政策。区域卫生信息平台能更好地管理病人的基本信息和病历信息,更可以保证病历的公正性,能对医生开方进行监督,对病人的治疗过程进行跟踪,有利于科学研究。能够解决卫生服务信息管理无章可循的局面,同时区域性医疗卫生信息集成管理体系内的信息资源具有极大的信息增值潜力,有利于提高卫生系统的综合效益和利用价值,能够避免各医疗机构信息化的重复低水平建设,同时便于整个系统的管理、维护和升级。

10.2.2　区域卫生信息平台发展与挑战

目前我国区域卫生信息平台建设还处于低水平阶段,还有很多问题需要解决。

1. 存在问题

① 资金投入不足、技术人才短缺。资金、技术和专业人才匮乏在区域卫生信息体系建设中显得尤为突出,而其中最大的问题是资金缺乏。

② 技术问题。技术问题主要体现在区域卫生信息基础设施的构建上,其构建涉及医学伦理、病人隐私信息的保护技术、信息安全、电子加密和认证等,同时还要解决整个系统参考架构的定义、区域卫生数据中心与各医疗机构系统的连接问题、区域医疗实现数据文档共享的问题等。

③ 缺乏统一的标准。由于缺乏国家权威统一的卫生信息标准,造成各个医疗机构的信息平台之间存在着差异,导致数据来源不一致、统计标准不同、统计算法不同,从而影响数据的完整性和一致性。

④ 安全问题。区域医疗卫生信息资源是区域医疗卫生的核心机密,其安全性必须予以足够的重视。然而,注重信息安全并不是不要数据共享,而是采用科学有效的安全机制、信息管理机制,在保证信息安全的前提下,实现最大程度的信息共享。

2. 解决方法

① 制订长期的战略计划并分步实施。以政府为主导,推进区域内卫生系统资源的整合,由近及远、以点带面,逐步实现区域协同医疗服务体系,对区域内医疗信息化建设进程进行统一规划和建设,是经济、合理、高效地实现医疗现代化的有力途径。

② 足够的资金投入。可以与企业合作共建区域协同医疗卫生服务信息平台。目前,不同医疗系统也处于整合阶段,不同机构进行数据交换所需的资金是由公共基金和公司共同承担的。

③ 建立区域卫生信息化标准,实现信息数据标准化,进而实现各级医疗平台衔接。

④ 确保信息安全,不仅在技术上确保安全,而且要制定相应的法规,以实现信息充分安全共享。

要保证区域卫生信息平台的有效建设,还需要对其进行有效的综合管理,提高其对外界环境变化的适应能力等。同时为保证区域卫生信息化建设工程的速度和质量,还应制定一系列可操作的评估体系及标准,建立评估队伍、评估程序,以保证工程按标准实施和验收。

10.3　远程医疗信息平台

10.3.1　远程医疗信息平台概述

远程医疗是指通过计算机技术,以遥感、遥测、遥控技术为依托,充分发挥大医院或专科医疗中心的医疗技术和医疗设备优势,对医疗条件较差的边远地区、海岛或舰船上的伤病员进行远距离诊断、治疗和咨询。它旨在提高诊断与医疗水平、降低医疗开支,是满足广大人民群众保健需求的一项全新的医疗服务。目前,远程医疗技术已经从最初的电视监护、电话远程诊断发展到利用高速网络进行数字、图像、语音的综合传输,并且实现了实时的语音和高清晰图像的交流,为现代医学的应用提供了更广阔的发展空间。远程医疗信息平台包括远程诊断、远程会诊咨询、远程教育、远程医疗信息服务等医学活动。

21世纪初,国内各种医疗机构以多种形式参与组建的基于因特网的医疗网络、网上医院大量涌现,远程医学活动渗透到各个应用专科领域。许多医院建立了医院信息平台和医学影像存储和传输系统,远程电子病历的应用开始普及。我国的远程医疗进入了数字化发展向集成化发展过渡的阶段。

目前,我国远程医疗行业仍处于起步阶段,还未有成熟的商业模式。但是,随着“互联网+”的不断深入,互联网经济已经成为我国经济发展的重要因素,“互联网+医疗”不断得到应用和发展。随着我国通信基础设施建设基本全国覆盖,4G网络覆盖率达到了95%以上,5G网络也正式开始商用,软件服务和云计算、大数据等产业均在快速发展之中,为远程医疗打下了较好的技术基础。随着自动化、智能化远程医疗技术的使用,患者对远程医疗的认可度越来越高,随之而来的是大量需求的增加,远程医疗市场潜在空间巨大。

1. 远程医疗的意义

(1) 优化医疗资源配置

开展远程医疗能很好地优化医学资源的配置,尤其是能对高水平医学专家资源实现有效的利用,同时也给基层医院的生存和发展带来无限的契机。采用远程医疗技术能够很好地解决基层医院对疑难杂症的诊断和治疗问题,还能对一些特殊场合患者进行及时诊疗。

(2) 实现医疗信息资源共享

医疗信息资源共享分为医院系统内部的信息交换和医院间的信息交换。系统内部的信息交换包括医院信息系统(HIS)、影像储存与传输系统(PACS)等。医院间的信息交换包括病例和医学影像的远程传输、共享等。远程医疗信息网络的建设为医务人员进行网上科研检索提供了方便,提高了工作效率。

(3) 构筑新型教育渠道

远程教育是远程医疗的服务形式之一,主要包括对医护人员的基础教育和继续教育。远程教育打破了空间和时间的限制,对急救医护人员的培训以及在缩短外科医生实习期等方面具有重要作用。借助远程教育可有效地发挥各种教育资源优势,使分散的临床医生都能接受培训而不影响正常工作。

(4) 在突发公共事件与特殊环境中的应用

在突发公共事件方面,远程医疗可以迅速将各类优质医学资源集中到事发现场,最大限度地保障人民群众的生命安全。如2003年传染性非典型肺炎(SARS)期间,通过对隔离期的病人实施远程医疗使相关信息可以共享与交流;同时,医学专家的专题远程讲座,使全国众多医务人员迅速掌握了防治SARS的基本技能。

2. 远程医疗信息平台所面临的问题

(1) 成本与效益的问题

远程医疗信息平台的建设和运作成本,包括技术设备的投资、网络使用费用、远程医学团队人员费用、会诊医师的劳务费用等。其中,远程通信基础设施不完善、通信价格昂贵、技术设备投入成本高是主要的障碍。但随着国家基础网络系统建设的不断完善,网络和技术设备使用频率的提高,从整体社会效益和长远经济效益上看,这个问题将逐渐得到解决。

（2）技术和标准化的问题

在远程医疗信息平台发展的每个阶段,都存在着不同技术的融合与渗透。技术发展是推动远程医疗发展的主要动力之一。开发具有远程通信、信息管理、交互式操作、临床数据采集等多种功能的设备系统是远程医疗信息平台进一步发展的技术基础。各种技术设备、各个子系统之间遵循统一的接口协议,是远程医疗信息平台广泛整合和应用的标准化基础。

（3）法律与道德的问题

远程医疗涉及信息通信、医疗实践等多方面的法规,《消费者权益保护法》和《医师法》等法律仍然是远程医疗实践的基本行为准则。随着远程医疗信息平台的应用与普及,与远程医疗对应的法律法规有待进一步完善。

3. 远程医疗信息平台的组成

远程医疗信息平台通常包括远程诊断、专家会诊、信息服务、在线检查和远程交流等几个主要部分,它以计算机和网络通信为基础,实现对医学资料和远程视频、音频信息的传输、存储、查询、比较、显示及共享。

远程医疗系统应是一个开放的分布式系统,系统应用现代信息通信技术(特别是双向视听技术)、数字技术和医学技术为远方患者提供医学服务,为异地医务工作者提供医学信息服务和开展学术交流。系统应具有远程诊断、信息服务、远程教育等多种功能,可进行远距离视频、音频交互,实现医学资料(包括数据、文本、图片和声像资料)的传输、存储、查询及显示。

4. 远程医疗信息平台中的关键技术

（1）网络通信技术

网络通信技术是保证远程医疗信息平台能够正常运行的关键技术。在通信传输过程中,必须遵循相应的网络传输协议,远程医疗中需要采用不同的网络传输协议,这是因为远程医疗的数据类型复杂,包括文本、静态图形、动态影像、音频等信息。使用多种协议分别传输不同的数据,如使用 FTP 协议传输诊断报告和病理报告等文本信息以及较大规模的图片文件;用 RTP 协议传输实时的音频和视频数据。

（2）数据压缩技术

远程医疗信息平台需要传送大量的图片及音视频数据,由于这些数据占用的存储空间巨大,需要对这些数据进行有效压缩才能传输,常用的压缩标准为静态图像压缩标准。医学图像要求有较高的图像分辨率,大量的图片资料必须进行压缩才能有效地传递并存储。

（3）数据库技术

医疗信息管理系统是远程医疗的核心,而医疗信息管理系统的核心一定是数据库。医疗信息化虽然起步晚,但是数据处理从一开始就十分复杂,对于远程医疗信息平台的数据库要求较高。

（4）数据存储技术

远程医疗信息平台在进行远程医疗的过程中,会传输、存储大量的医学影像、医学数字化图像,且不允许使用有损压缩算法,所以占用存储空间非常大。另外,数字化图像的数量多、增量大。目前,医院信息平台中采用 PACS 系统,PACS 具有存储容量大、信息保存时间长、安全性高的特点,因此非常适合医学图片的存储。

(5) 虚拟现实技术

远程医疗信息平台中常使用虚拟现实技术进行远程医疗协作。医学虚拟现实系统网络化,使得不同区域的医生能在同一时间参与到一个共同的虚拟手术场景中来,通过语音和视频交换信息,完成对患者的诊断和治疗。

10.3.2　远程医疗的应用场景

(1) 基于有线通信网络的远程医疗信息平台

远程医疗信息平台可以构建在不同类型的网络上,提供不同质量的服务,但是无论从服务质量还是消费群体来看,把宽带用户作为远程医疗系统的服务群体是最可行的。从应用的角度,可以把远程医疗分为家用型和会诊型两种模式。

① 家用型远程医疗。家用型远程医疗信息平台用于提供家庭保健和老人看护服务,只需要传送电话级的语音、家用级的视频以及一定数量的生理信号(例如体重、血压、心律等)。系统要求的带宽不高,可以构建在 ADSL、4G/5G 等网络上。最简单的系统组成如下:视频 + 生理信号采集 / 传输器,如图 10-7 所示。视频通信和生理信号的传输分时共享同一根电话线,医疗中心只需要存储和处理简单的生理信号。

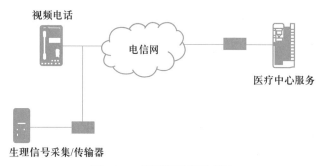

图 10-7　家用型远程医疗网

② 会诊型远程医疗。会诊型远程医疗信息平台除了传送普通质量的视频和音频外,还要传送一定清晰度的视频(如 CT、X 光机、B 超视频等)以及高清晰度的影像(例如胸片、X 光片),所以要求有较高的网络带宽。系统设计时还需要考虑与 HIS、PACS 的整合,PACS 采集到的病人影像可以直接传送给远程的医疗中心,也可以在本地的远程医疗系统的各个层次进行处理传送。会诊型远程医疗网以一个会诊管理中心、多个会诊中心、众多会员医院的三级模式开展远程医疗活动,以此为枢纽将位于各权威医疗机构内的会诊中心与各地的会员医院连成网络。远程医疗的主要服务内容可以包括远程影像会诊、临床交互式会诊、临床资料会诊、病例讨论和多专家会诊、远程培训等,如图 10-8 所示。

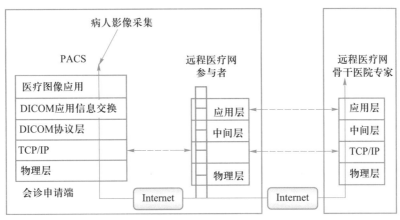

图 10-8 会诊型远程医疗网

（2）基于卫星通信网络的远程医疗信息平台

卫星通信系统特别适合通信业务较小的边远地区和应用领域，已经成为现代宽带通信网建设的主要业务。其地球站具有小天线（通常为 1.2 m~2.4 m）、低发射功率（1 W~3 W）、小容量、低成本的特点。VSAT 卫星通信系统组网灵活、建设快、不受地理条件限制，对距离不敏感，是适用于边远地区的大范围的稀路由卫星网络。

远程医疗信息平台是医院数字化、网络化的重要组成部分。该系统涉及的几个关键技术是未来远程医疗信息平台研究发展的重点，尤其对于我国这样一个面积较大的国家，为更好地发展远程医疗，建立完善高性能的远程医疗信息平台具有深远的意义。

10.4 新型农村合作医疗保险平台

农村合作医疗保险是为我国农民创造的互助共济的医疗保障制度，在保障农民获得基本卫生服务、缓解农民因病致贫和因病返贫方面发挥了重要的作用。

新型农村合作医疗信息平台是专门用于农村合作医疗管理的计算机信息平台。农村合作医疗是以农民为主体，在政府的组织、引导和扶持下，农民遵循自愿、受益和适度的原则，通过多种合作形式筹集医疗资金，从而减轻医疗费用负担的一种农村医疗保障制度。农村合作医疗已经在全国全面铺开。业务管理涉及合作医疗管理部门、经办机构、定点医疗机构、参与农民等多方主体，其业务流程复杂、覆盖面广、人员庞杂、定点医疗机构分散、相关信息量大，对各级管理、经办机构提出了很高的要求。仅靠传统手工操作仅应付数据收集都十分困难，故需要现代化的数字管理。

1. 建立新型农村合作医疗信息平台的作用

① 提高决策的效率和效能，增加各项费用指标制定的科学性。利用信息化手段对受益面、受益度、起付线、止付线、封顶线、各费用段补助比例等进行定量分析研究，从源头上降低经营风险。

②提高理赔时效。实现结算管理中心、各结报点、各定点医院之间的网络资源共享、网上审核、网上实时结报。

③保障基金安全,提高资金使用效率,加强在线审核结算、实时监控、风险防范、信息汇总及定期评估。

④确保补偿支付的真实和准确。实时了解参合农民信息情况,掌握第一手资料,方便事前控制、事中监督、事后审查的进行。

⑤增加农村合作医疗的透明度。公示合作医疗的相关信息,比如补偿情况、基金使用情况等,主动接受社会监督。

2. 新型农村合作医疗信息平台的结构和组成

(1) 新型农村合作医疗信息平台的结构

全国新型农村合作医疗信息平台的建设以两级平台(国家级、省级)为主,多级业务网络(国家、省、市、县)并存。省级建立信息平台,市级通过省级平台建立辖区虚拟信息管理网络,县级建立业务操作网络。业务网络覆盖到乡镇经办机构和同级的定点医疗机构,并进一步扩展。国家级和省级系统的构成分为决策辅助系统、业务管理系统、基层单位管理平台以及门户网站系统。县级业务操作网络以组织、管理与运行的基础信息收集和业务管理为主。以县为单位实现在线费用审核、即时结算和实时监控功能。国家级信息平台和数据库建在国家卫生行政部门,直接服务于决策并作为联系各省级信息网络的枢纽,具有海量数据存储、实时获取数据、支持数据应用、实现业务监测等多重功能,通过虚拟专用网与省级数据中心实时(或准实时)进行业务数据的交换。省级信息平台和中心数据库建在省级卫生行政部门,服务于各地决策并作为联系本辖区各级新型农村合作医疗信息网络的中心平台,同时还具备对参合农民在省内异地就诊的信息传输和结算功能。它的数据来源为各基层经办机构和定点医疗机构。县级通过省级信息平台可接收参合农民省内异地就诊数据信息,完成异地间就诊费用的审核、补偿和结算。

在满足以上功能、结构要求的基础上,各省结合地方实际情况构建各自的新型农村合作医疗信息平台。以四川省为例,其新型农村合作医疗信息平台结构如图10-9所示。

(2) 新型农村合作医疗信息平台的管理模式

新型农村合作医疗信息平台的管理模式就是农村合作医疗信息化管理的模式。管理模式的形成和转变是流程再造和组织变革相结合的过程,而不仅仅是一个技术过程。依据信息流与数据流的同步程度,可以把新型农村合作医疗信息平台的管理模式划分为以下3类。

①非实时联网模式:指参合农民在垫付医疗费用后,凭费用发票前往新型农村合作医疗机构报销的模式。其信息平台与定点医疗机构没有接口,存在信息流与业务流的割裂以及医疗费用的二次输入过程。无法对费用的发生进行实时监管。

②异步联网模式:指参合农民的医疗费用明细产生后,通过医院信息系统(HIS)平台导出,再导入新型农村合作医疗信息平台的模式。其信息平台与定点医疗机构有接口但不直接联网,信息流与业务流不存在割裂但不同步,没有费用的二次输入过程。仍只能对费用的发生进行事后监管。

③实时联网模式:指参合农民在医疗过程中各个环节发生的费用明细实时上传至新型农村合作医疗信息平台,诊疗完成后进行实时结算和补偿的模式。其信息平台与定点医疗机构实时

联网,信息流与业务流完全同步,实现了事前和事中监管。

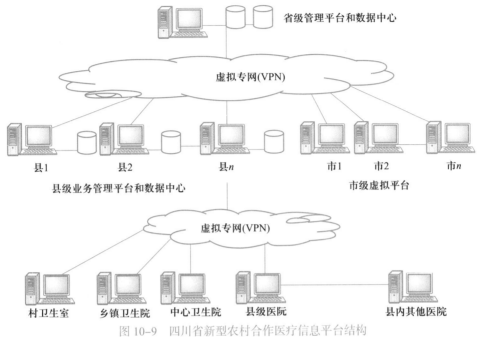

图 10-9 四川省新型农村合作医疗信息平台结构

实时联网模式是较为理想的管理模式,是新型农村合作医疗信息平台建设的目标。异步联网模式是对实时联网模式在某些情况下的补充(比如省外就医),或者作为在各种因素制约下的过渡模式。非实时联网模式是新型农村合作医疗信息平台管理模式的最低形式,由于信息化程度低于其他的管理模式,故不能称之为合格的信息化管理模式。

3. 农村合作医疗信息化建设的目标

传统的农村医疗、养老保险和民政救助等管理方式,不利于资金的有效管理和农民就医的及时补偿。因此,建设和实施农村合作医疗信息化已经势在必行。农村合作医疗信息化工程建设直接受益者将是全体农民。通过该系统的建设和应用,还可以获得有关农民健康的第一手资料,为政府制定公共卫生决策提供最可靠、最直接的数据支持。农村合作医疗信息化建设具有如下目标。

① 建设覆盖各乡镇的农村医疗保障信息交换平台,实现农村医保信息的数字化、网络化管理以及与各级医疗机构之间的信息共享,从而实现农民医保信息的集中存储,方便医病病人及时得到医保费用补偿。

② 为农民逐步建立起终身有效的电子化健康档案,有助于增强农民的卫生保健意识,实现预防为主,提高农民健康水平,为政府制定宏观卫生管理决策提供第一手资料。

③ 重点研究疫病预警和公共卫生突发事件的快速反应和及时处理,建立起抵御和控制传染病的第一道防线。

④ 通过对基础卫生数据的采集和数据动态维护系统的建立,以及基础网络和数据交换中心

的建设,有利于逐步实现政府卫生资源全面信息化管理。

4. 农村合作医疗信息化建设中存在的问题

（1）地区差异大和资金投入不足

由于我国地域辽阔,各地区经济发展状况差别较大,一些经济比较困难的地区普遍存在新型农村合作医疗信息建设资金难以到位的情况。全国只有少数地区在农村信息平台建设方面走在前列。东部地区以江、浙、沪为代表,依靠地方财力,对本地农村合作医疗信息化建设投入了大量资金;中部地区以湖南、湖北为代表,西部地区以重庆、云南为代表,依靠财政拨款试点获得成功,也带动了整体的发展,基本实现了实时联网管理模式;其他大部分地区的信息平台建设尚处在空白或启动阶段。信息平台已经投入使用的地区,大部分试点县也还处于计算机管理的初级阶段,管理模式仍处在非实时联网甚至单机操作阶段。

（2）信息化队伍人才建设滞后

在农村合作医疗信息化的需求分析、项目建设、运行维护阶段都需要具有相应的计算机专业知识、合作医疗业务知识、信息化项目知识的管理人员参与。目前,全国多数地区合作医疗管理经办机构工作人员编制尚未解决,工作人员多为兼职或临时借调,人才队伍流动性较大,人员素质难以保证。而信息化建设与管理应用需要既懂计算机技术又懂合作医疗业务的人员来进行,如果仅仅依靠各地现有人员实施,则多数地区合作医疗信息化建设的质量、进度及应用效果等均难以保证。因而,抓紧落实人员编制,加快引进专业人才,提高人才待遇,已是当务之急。

（3）数据安全存在隐患

目前,各地对于管理信息系统后期的升级和维护大体上可分为由省级卫生信息中心代管、开发商开发并进行管理或当地运营商代管等3种模式。相对而言,第一种模式在数据安全方面更可靠些,但系统运行的稳定性较差。而后两种模式系统运行的稳定性更有保障,但由于合作医疗数据具有一定的保密性,将数据库由商业公司管理,数据安全性需要重点考虑,以避免出现不必要的安全问题。

10.5　双向转诊

10.5.1　双向转诊概述

“双向转诊”,简而言之就是“小病进社区,大病进医院”,积极发挥大中型医院在人才、技术及设备等方面的优势,同时充分利用各社区医院的服务功能和网点资源,促使基本医疗逐步下沉社区,社区群众危重病、疑难病的救治到大中型医院。

双向转诊主要是指根据病人的病情需要由不同医院相应科室合作诊疗的过程,包括正向转诊和逆向转诊。正向转诊是下级医院将超出自己诊疗范围的患者向上级医院转诊,通常称为上转;逆向转诊是指上级医院将病情得到有效控制的患者转至下级医院继续治疗、康复,又称之为下转。图 10-10 所示为双向转诊模式图。

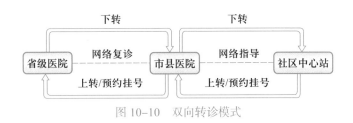

图 10-10　双向转诊模式

在我国医疗卫生体制改革进程中,双向转诊制是在社区首诊基础上建立的扶持社区医疗卫生,解决"看病难、看病贵"的一项重要举措,对于减少由于城市综合性大医院承担大量常见病、多发病的诊疗任务而造成的卫生资源浪费,以及基层医院和社区医疗服务机构需求萎靡、就诊量过少等现象具有重要意义。

1. 双向转诊的相关条件

转诊转院原则:患者自愿、保证安全原则;分级诊治原则;专科特色原则;资源共享原则;连续治疗管理原则。根据实际工作经验总结,可将下列情况列为转诊条件。

(1) 上转条件(正向转诊)

① 临床各科急危重症和基层医疗卫生机构难以实施有限救治等病例。

② 不能确诊的疑难复杂病例。

③ 重大伤亡事件中处置能力受限的病例。

④ 疾病诊治超出基层医疗卫生机构核准诊疗登记科目的病例。

⑤ 需要到上级医疗机构做进一步检查、明确诊断的病例。

⑥ 其他因技术、设备条件限制不能处置的病例。

(2) 下转条件(逆向转诊)

① 急性期治疗后病情稳定,需要继续康复治疗的病例。

② 诊断明确,不需要特殊治疗的病例。

③ 需要长期治疗的慢性病病例。

④ 老年护理病人。

⑤ 一般常见病、多发病病例。

⑥ 心理障碍等精神疾病恢复期病人。

⑦ 急性传染病症状已经控制并渡过传染期的病人。

⑧ 各种恶性肿瘤病人的晚期非手术治疗和临终关怀。

⑨ 自愿转回的病人。

2. 转诊流程

转诊的一般流程如下。

① 社区卫生服务机构上转病人时填写《社区卫生服务双向转诊上转单》,注明初步诊断结果,由经治医师签字并加盖公章,同时电话通知医院分管社区的工作人员,经认可后转诊。危急重症患者转诊时,需派专人护送,并向接诊医生说明病人病情,同时提供相关的检查、治疗资料。

② 双向转诊单分存根栏与转诊栏,病人上转时需持《社区卫生服务转诊单》就诊,存根栏由

转出社区留存。

③ 医院接诊后,应认真填写《双向转诊登记表》,并及时安排转诊病人至相应病区或门诊。

④ 医院在接收社区卫生服务机构转诊病人并进行相应的诊断治疗期间,专业医生有义务接受社区医生的咨询,并将病人的治疗情况反馈社区医生。

⑤ 当病人诊断明确、病情稳定进入康复期时,医院专业医生应填写《社区卫生服务双向转诊下转单》,说明诊疗过程、继续治疗的建议和注意事项,及时将病人转回社区卫生服务机构,并根据需要指导治疗和康复,必要时接受再次转诊。

⑥ 实行临床检验及其他大型医疗设备检查资源共享。大型医疗设备检查由社区电话预约检查日期,并告知病人做好相应准备。病人持社区医生开具的检验、检查单,直接到医院相应科室划价、收费后,进行检验、检查(免挂号和诊疗费)。

10.5.2　双向转诊平台功能与特点

1. 双向转诊平台的功能

(1) 对卫生资源进行重新配置

医疗卫生资源是在一定社会经济条件下,国家、社会和个人对卫生部门综合投资的总称,是卫生部门为社会及人群提供卫生服务的基础。卫生资源可以分为卫生硬资源和卫生软资源。卫生硬资源是指卫生人力、卫生财力、卫生物力等有形的卫生资源;卫生软资源是指卫生政策、卫生信息、卫生管理等无形的资源。通过双向转诊,可以对卫生软资源进行重新配置,有利于充分利用现有医疗卫生机构的卫生资源。

(2) 方便弱势群体就医

对于弱势群体而言,“就近就廉”是其就医的心愿。通过双向转诊平台,社区医生可以在其需要上转时提供帮助,住院治疗后及时下转,在社区进行康复治疗。社区医生通过此平台与上级医院在业务上密切沟通,一方面有利于其提升专业技能;另一方面可以就近向弱势群体提供更为周到的服务。

(3) 发挥社区卫生服务机构应有的功能

社区卫生服务机构的发展主要依赖于其自身的能力,而由于大多数患者“偏爱”大医院,使得社区卫生服务机构的功能得不到充分发挥。长此以往会形成门诊业务量小、职工待遇差、工作热情下降、业务水平降低等不良循环,对社区卫生服务的发展极为不利。实行双向转诊可以实现大医院与社区卫生服务中心的结对帮扶,增加社区卫生服务机构人气和医务人员的工作积极性。

2. 双向转诊平台的特点

(1) 标准化

通过双向转诊平台的运行,可以明确患者上转 / 下转的病情指征、相关医务工作人员的职责和权限,建立起合理、标准的转诊流程。

(2) 规范化

通过双向转诊平台,社区主管医生可以直接帮助患者预约挂号,联系县级医院的专家进行会诊,并给出患者是否需要上转、上转至合适医院及相关科室等建议,避免患者盲目转诊。平台可为社区卫生服务机构及相关医务工作人员提供技术支撑,为患者的就诊、复诊、康复等工作提供全面指导,实现医疗服务的规范化。

(3) 智能化

当患者还在社区时,社区主管医生就可以将需要上转患者的初诊信息上传至平台,平台可以自动用短信的方式将相关内容发给接诊医院相关部门工作人员,接诊医院可以在第一时间安排好入住的科室或病床,大大方便了上转患者的就医。出院患者的信息实时自动下传至其所在社区的卫生服务中心,中心的社区主管医生可据此进行主动随访。通过不同医疗机构间的双向转诊单据、预约信息、患者诊疗信息的共享,实现对患者健康的高效、智能化管理。

3. 双向转诊在卫生服务中的作用

(1) 双向转诊在社区卫生服务中的作用

按照区域卫生规划及医疗保险的相关规定,结合患者的需求,社区卫生服务中心应与上级医院、专科医院建立双向转诊关系,将疑难重症患者及时转往综合医院就诊。

目前,我国的社区医生除了承担着社区居民的基本医疗任务外,还要承担预防、保健、康复、健康教育与计划生育等一系列卫生服务,承担着居民健康守门人的职责。但现在社区卫生人才匮乏,其医务人员与全科医生的要求差距较大;另一方面很多地方对社区卫生人才,尤其是全科医生的规范化培训力度较弱,培养人数离需求相差甚远。因此,基层社区主要表现为通过社区卫生服务中心上转病人,而接受下转病人的情况较少。要促进全科医生规范化培训和分级诊疗的普遍实施,让社区卫生服务中心逐步承担更多的基本医疗服务,接受来自综合医院的下转病人,真正实现病人与医疗服务的双向流动,提高卫生资源的使用效率。

(2) 双向转诊在医院管理中的作用

为了提高医疗资源的使用效率,国家目前在大力推广分级诊疗,而双向转诊则是实现分级诊疗的关键途径。同时,各地纷纷依托当地优质医疗资源成立医联体,通过医联体内资源整合、先进医疗设施共享、互认检查项目、派出专家业务指导等多元化合作形式,提高区域内医疗保障水平,为区域内群众提供安全、有效、价廉、分级、连续的医疗服务。患者可以选择就近的基层医疗机构首诊,并实现医联体内双向转诊。实践证明,医联体模式对建立完善双向转诊机制起到了积极的推动作用。医联体模式对医院管理提出了新的要求,需要各级医院明确自身定位、各司其职,搭建双向转诊的绿色通道,坚持共享共用原则,大医院要加大帮扶力度,提升基层医疗机构的服务能力与水平,并且通过医保政策进行引导,实现首诊在基层,最终实现上下联动、利益共享、共同发展的良好局面。

【课后习题】

扫描二维码,查看本章课后习题。

课后习题

第 11 章 新技术在医疗信息化中的应用

21 世纪的卫生保健应该是以质量为重点、以患者为中心、以证据为基础的个性化的卫生保健。随着医疗领域与互联网、大数据、人工智能等技术的深度融合,传统的医疗信息化的内涵将得到极大扩充;同时,互联网也有助于为医疗信息化基础较为薄弱的基层医疗卫生机构提供信息化服务。这两个因素都有望使得医疗信息化市场规模得到持续扩大。医疗信息化行业正面临着从最基层医疗机构到医院再到区域医联体的全面信息化建设的提速,最终的目标是建设成一个覆盖全面、打通所有医疗环节的信息系统。在这个过程中,短期而言,行业将受益于信息化建设的提速;长期而言,人工智能、大数据、互联网等新技术的应用将拓宽医疗信息化内涵,从而对辅助诊疗、远程医疗、互联网医院、按疾病诊断分组付费等领域的应用创新起到推动作用。

11.1 移动医疗

随着我国经济社会的不断发展,人们对医疗服务、医疗健康、就医方式等提出了越来越高的要求。传统的医疗服务模式与新时代人们的需求发生了变化,人们总是希望通过最方便快捷的渠道,获取最优质的医疗资源,收获最有效的健康咨询、管理和保障。如何方便人们寻医就医,优化医疗流程,提高我国医疗资源配置效率,是社会各界普遍关注的问题,移动医疗也成了目前的研究热点之一。

11.1.1 移动医疗概述

1. 移动医疗的定义

移动医疗就是通过使用移动通信技术——例如 PDA、智能手机和卫星通信来提供医疗服务和信息。具体到移动互联网领域,则以基于安卓和 iOS 等移动终端系统的医疗健康类 App 应用为主。它为发展中国家的医疗卫生服务提供了一种有效方法,在医疗人力资源短缺的情况下,通过移动医疗可解决发展中国家的医疗问题。

目前在全球医疗行业采用的移动应用解决方案,可基本概括为:无线查房、移动护理、药品管理和分发、条形码病人标识带的应用、无线语音、网络呼叫、视频会议和视频监控。可以说,病人在医院经历过的所有流程,从住院登记、发放药品、输液、配液/配药中心、标本采集及处理、急救室/手术室,到出院结账,都可以用移动技术予以优化。因为移动应用能够高度共享医院原有的信息系统,并使系统更具移动性和灵活性,从而达到简化工作流程、提高整体工作效率的目的。

随着科学技术水平不断提升和有利政策的支持,我国医疗服务也在进行着快速的改革。在2014年,"健康中国云服务计划"被提出,该计划鼓励各行业积极应用目前新兴的互联网技术,推动我国智慧医疗服务的发展。在2015年,国务院发布了《关于积极推进"互联网+"行动的指导意见》,要求各行各业都大力实施该行动,积极鼓励各行业运用互联网技术打造更加方便、快捷、高效的服务。在2019年,国务院在《关于促进和规范健康医疗大数据应用发展的指导意见》中提出,在新的社会环境下,我国应积极探索医疗服务新模式,而"互联网+健康医疗"就是一个不错的选择,这为建设人民满意的医疗卫生事业提供了有利的政策支持。"互联网+"医疗产业正突飞猛进,火速发展。现如今已有很多医院和医疗机构与科技公司合作,正研究和开发符合我国人民实际需求、适用我国医疗服务国情的手机应用程序。

2. 移动医疗的特点

(1) 突破就医时间、空间的障碍

现在传统线下医疗模式中排队挂号、付费、取药等待的时间往往很漫长,大大降低了患者看病的满意度,特别是在一些三级甲等的大医院或者名气比较大的专科医院,患者需要花费大量的时间用在排队上面。移动医疗改变了过去人们只能前往医院"看病"的传统方式。无论在家里还是在路上,人们都能够随时听取医生的建议,或者是获得各种与健康相关的信息。因为移动通信技术的加入,不仅将节省之前大量用于挂号、排队等候乃至搭乘交通工具前往的时间和成本,而且会更高效地引导人们养成良好的生活习惯,变治病为防病。

(2) 改进医患间沟通模式

通过移动医疗平台,患者可采取各种各样的方式向医生描述自己的病情,有的是文字,有的是语音,很好地解决了多方面的沟通问题。首先,使用移动医疗平台可以通过文字使得医患之间的表达更为流畅,可以使得医生在诊断过程中避免一些无关紧要信息的干扰,将注意力集中在主要的语音文字信息上。其次,文字、语音等医患之间的沟通交流内容可以很好地保存下来,假如发生了医患事故,则相关内容可以成为法律层面上的证据。

(3) 优化医疗资源配置

由于区域经济的发展差异,直接影响了区域的医疗卫生分化程度,这一点在城乡方面反映得比较明显。通过资料查询,我国城市所占用的医疗资源占整体医疗资源的近80%。同时,也只有在城市里面才有甲级医院,农村地区的人们很难享受到更为优质的医疗服务,而移动医疗可以很好地解决上述问题,使得农村偏远地区也可以享受优质的医疗服务。

11.1.2　移动医疗的发展前景与挑战

1. 移动医疗的发展前景

随着互联网科技的飞速发展,不仅给传统行业带来了创新的发展模式,而且给医疗领域的发展带来的新的机遇。掌上电脑、移动电话的普及,人工智能和大数据的兴起为移动医疗保驾护航。因为有了它们,世界各地的医疗问题从此才有了新的解决方法和思路。党和国家领导人曾经指出,要加快推动"互联网 + 医疗",要做到让"数据多跑路,群众少跑腿"。为了提高群众的医疗体验,就要依靠互联网技术下建立的预定诊疗机制,这个改良期也正是互联网医疗模式飞快发展时期,多种多样的互联网医疗技术和模式如雨后春笋般出现。

因为我国是手机使用大户,故移动医疗在我国具有广阔的发展空间。2021 年 7 月,《中国互联网发展报告(2021)》正式发布,《报告》显示,截至 2020 年底,中国网民规模为 9.89 亿人,互联网普及率达到 70.4%,特别是移动互联网用户总数超过 16 亿;5G 网络用户数超过 1.6 亿,约占全球 5G 总用户数的 89%。据统计,2020 年中国移动医疗用户规模为 6.61 亿人,预测 2021 年为 6.87 亿人。具体来看,付费下载的应用中以"医疗身心知识普及"类应用最多,其次为"跑步健身""私人健康管理""病理测量"等;免费下载中最多的是健康医疗询问服务方面的 App 应用,并且以"预约挂号"类应用最多,其次多的为"跑步健身""私人健康治理""线上诊治""治疗电商"。互联网医疗行业数据分析显示,2020 年中国移动医疗市场规模为 544.7 亿元,预测 2021 年将达到 635.5 亿元。由于 2020 年新冠肺炎疫情的暴发,移动医疗也成为疫情期间公众寻医问诊的重要方式。移动医疗在提供医疗服务、解决医疗资源分布不均衡问题以及传染病治疗防控等方面有着越来越重要的作用,因此大力发展移动医疗具有重要的价值。

2. 移动医疗的挑战

移动医疗目前受到一定的局限性,4G 网络的不给力、互联网带宽限制的影响以及基层医院设备落后均不适合开展移动医疗。另外移动医疗,特别是医疗健康类 App 应用还存在一些弊端。

① 当前市场上运行的医疗健康类 App 功能不够全面,有些虽然具有网上药店功能,便于用户了解药品信息,但是缺少医患沟通渠道,缺少提示用户服药方式和服药时间等,不能保证用户正确服药。

② 当前使用的移动医疗软件,存在推广的医药常识不够系统化和权威化,常常是依托知名的大型平台进行推广。在推广的过程中,一些虚假不实的广告信息也在通过网络快速传播,公众往往不具备医药学的相关知识而轻信此类信息,所以在医药常识的传播上还需要专业人士的指导。

③ 老年人在当今社会是不可忽略的重要群体,但是目前市场上很多移动医疗软件和健康类 App 操作不够简洁,页面排版对于老年人群体来说过于复杂,不便于老年人群体查找信息和进行相关操作。

11.2　物联网医疗

11.2.1　物联网概述

1. 物联网的概念

物联网(Internet of Things,IoT)技术是信息科技产业的第三次革命。物联网是指通过信息传感设备,按约定的协议,将任何物体与网络相连接,物体通过信息传播媒介进行信息交换和通信,以实现智能化识别、定位、跟踪、监管等功能。

物联网的概念是在 1999 年提出的,通过物联网可以把所有物品通过射频识别等信息传感设备与互联网连接起来,实现智能化识别和管理。也就是说,物联网是各类传感器和现有的互联网相互衔接的一项技术。有专业报告指出,无所不在的"物联网"通信时代即将来临,世界上所有的物体从轮胎到牙刷、从房屋到纸巾都可以通过因特网主动进行交流。射频识别(RFID)技术、传感器技术、纳米技术、智能嵌入技术将得到更加广泛的应用。

在中国,物联网被正式列为国家新兴战略性产业,写入政府工作报告,受到了全社会极大的关注,其受关注程度是世界其他各国不可比拟的。

2. 物联网应用中的关键技术

① 传感器技术:这也是计算机应用中的关键技术。绝大部分计算机处理的都是数字信号。自从有计算机以来,就需要传感器把模拟信号转换成数字信号,计算机才能处理。

② RFID 标签:也是一种传感器技术,RFID 技术是融合了无线射频技术和嵌入式技术为一体的综合技术,RFID 在自动识别、物品物流管理领域有着广阔的应用前景。

③ 嵌入式系统技术:是综合了计算机软硬件、传感器技术、集成电路技术、电子应用技术为一体的复杂技术。经过几十年的演变,小到人们身边的智能手表,大到航天卫星系统,以嵌入式系统为特征的智能终端产品随处可见。嵌入式系统正在改变着人们的生活,推动着工业的发展。如果把物联网比作人体,则传感器相当于人的眼睛、鼻子、皮肤等感官,网络就是用来传递信息的神经系统,嵌入式系统则是人的大脑,在接收到信息后要进行分类处理。这个比喻很形象地描述了传感器、嵌入式系统在物联网中的位置与作用。

④ 智能技术:是为了有效地达到某种预期的目的,通过在物体中植入智能系统,可以使得物体具备一定的智能性,能够主动或被动地实现与用户的沟通,也是物联网的关键技术之一。

⑤ 纳米技术:用于研究结构尺寸在 0.1~100 nm 范围内材料的性质和应用。主要包括:纳米体系物理学、纳米化学、纳米材料学、纳米生物学、纳米电子学、纳米加工学、纳米力学等 7 个相对独立又相互渗透的学科和纳米材料、纳米器件、纳米尺度的检测与表征等 3 个研究领域。纳米材料的制备和研究是整个纳米科技的基础,其中,纳米物理学和纳米化学是纳米技术的理论基础,

而纳米电子学是纳米技术最重要的内容。使用传感器技术就能探测到物体物理状态,物体中的嵌入式智能设备能够通过在网络边界转移信息处理能力而增强网络的威力,而纳米技术的优势意味着物联网当中体积越来越小的物体能够进行交互和连接。电子技术的趋势要求器件和系统更快、更冷、更小。更快是指响应速度要快。更冷是指单个器件的功耗要小。

11.2.2　RFID 技术在医疗方面的应用

物联网早期是指依托 RFID(Radio Frequency IDentification,射频识别)技术和设备,按约定的通信协议与互联网的结合,实现物品信息智能化管理。医学物联网,就是将物联网技术应用于医疗、健康管理、老年健康照护等领域。

医学物联网中的“物”,就是各种与医学服务活动相关的事物,如健康人、亚健康人、患者、医生、护士、医疗器械、检查设备、药品等。医学物联网中的“联”,即信息交互连接,把上述“物”产生的相关信息交互、传输和共享。医学物联网中的“网”是通过把“物”有机地连成一张“网”,就可感知医学服务对象,实现各种数据的交换和无缝连接,达到对医疗卫生保健服务的实时动态监控、连续跟踪管理和精准的医疗健康决策。

那么什么是“感”“知”“行”呢? “感”就是数据采集和信息获得,比如,连续监测高血压患者的人体特征参数、周边环境信息、感知设备和人员情况等。“知”特指数据分析,如,测到高血压患者连续的血压值之后,计算机会自动分析出他的血压状况是否正常。如果不正常,就会生成警报信号,通知医生知晓情况,调整用药,加以处理,这就是“行”。目前,RFID 技术在医疗方面的应用主要有以下几方面。

1. 医疗监护

由于每天急诊患者数量很大,传统的人工登记不仅速度缓慢而且错误率也很高,对于危重患者根本无法正常登记。为了能对所有患者进行快速身份识别,完成入院登记并有效地进行急救工作,医务部门迫切需要一套能实时提供患者身份和病情信息的自动识别系统,只有这样,医院工作人员才能高效、准确并且有序地进行抢救工作。

为每个患者佩戴腕带标签,当接收诊治患者时,医护人员只需用手持阅读器扫描标签信息,就可以知道需要进行的急救事项。由于 RFID 技术提供了一个可靠、高效、经济的信息储存和检验方法,因此医院对急诊患者的抢救不会延误,更不会发生患者错认而导致医疗事故。由于这些信息的输入都可以通过读取 RFID 标签一次完成,减少了不必要的手工录入,避免了人为造成的错误。

2. 新生婴儿标识管理应用

新生婴儿由于特征相似,而且理解和表达能力欠缺,如果不加以有效的标识往往会造成错误识别,结果给各方带来无可挽回的巨大影响。

婴儿出生后应立即在产房内进行母亲和婴儿的标识工作,在其他待产妇被送入产房之前母亲及婴儿都应被转移出产房。产房必须准备:两条不可转移的 RFID 标识带,分别用于母亲及新生儿;标识带上的信息应该是一样的,包括母亲全名和标识带编号,婴儿性别、出生的日期和时间以及其他医院认为能够清楚匹配亲生母子的内容。当有人企图将新生儿偷出医院病房时,

RFID 识别设备能够实时监测并发出警报,并通知保安人员被盗婴儿的最新位置。

3. 医院重要资产和物资追踪定位应用

一些大型医疗中心一般都拥有庞大的重要医用资产和医用物品存储基地,医院后勤人员每天需要根据订单从成千上万件物资中寻找合适的物品。医用物品的外包装通常比较相像,但内在物品的用途却差异巨大。因此,医院后勤部门通常需要花费巨大的人力、物力查找、核对这些物品。

RFID 标签将会使得这一查找、核对过程极为快捷准确,并且标签本身可以携带物品相关信息,大大提高了管理效率。

4. 医药供应链的管理应用

在医疗领域每年都可能会发生处方、药品配送和服药等方面的错误,从而导致医疗事故、产生误工时间和法律诉讼。改进药品追踪手段可能有助于医院节省费用,并且能遏制假冒伪劣药品的泛滥。

通过使用这种标签,将可以在制造和分销过程中的任何一个时刻对物理对象进行识别。它还能够在供应链上的所有节点对药品进行监视,包括精确的目标批量上货,从而帮助制药公司满足日益增加的规章制度方面的要求。RFID 在医疗行业中的应用已经超越快速查找定位的概念,整合 RFID 技术的医院信息系统(HIS)将会把医院所有资产整合成一个有机整体,为病患提供快速、高效、可靠的服务。

因此,RFID 技术改善了医疗行业的五大方面。

① 改进手术器械跟踪。许多医院正在使用该技术来跟踪手术器械和其他物品,以此通过消除手动计数来节省时间,确保每个物品被适当灭菌来降低感染的风险,以及更好地管理库存。

② 改善患者安全性。除了确保器械正确灭菌以外,RFID 还可用于使用"智能"柜安全地管理医院中的药物。RFID 患者腕带还可以帮助确保患者在适当的时间接受每种药物适当的剂量。在一些机构中,RFID 甚至已被用于跟踪痴呆患者的位置以防止其走失。

③ 更好的供应链管理。医院正面临越来越大的降低成本压力。通过使用 RFID 追踪供应品和医疗设备的库存,供应商可以创建解决方案,根据实时库存信息自动触发供应订单。这可以帮助避免不必要的订单,并确保医院可以访问他们所需要的材料。

④ UDI(Unique Device Identifier,器械唯一标识)合规性。很多医院要求医疗设备制造商唯一标识医疗设备,以帮助简化跟踪和召回管理。通过将 RFID 标签用于 UDI 应用,制造商可以保持兼容性,同时允许医疗一共。这样更容易在医疗机构内跟踪和管理他们的设备,所有这些都没有条形码的扫描要求,因此更精准、更简便,也更节省时间。

⑤ 改进资产管理。护士和医生每天都浪费很多时间寻找各种设备。通过将 RFID 标签连接到轮椅、床、IV 泵和其他物品,医院可以对其定位并改进资产利用率。这为护理人员节省了很多时间,并能帮助医院通过更准确的资产计数来避免不必要的资产浪费,既节省时间又节省资本。

RFID 由于属于非接触式识别,已经被广泛应用于各领域。它通过射频信号自动识别目标对象并采集相关信息数据,识别工作无须人工干预,适应于各种恶劣环境。RFID 技术可识别高速运动物体,而且还能同时识别多个标签,操作快捷方便。随着医院管理信息化建设的不断深入,自动识别产品也越来越多地走入医疗机构,成为医院管理不可缺少的设备。

11.3　健康医疗云 ◎

信息化的发展推动了医疗信息化的变革,而医疗信息化也促进了医疗健康行业的发展,随着利用云计算技术开发的产品和技术方案逐步趋于成熟,也开启了医疗健康信息化中大数据处理的新模式。

11.3.1　健康医疗云概述

健康医疗云是指利用云计算技术将医院和相关医疗机构的计算资源虚拟化,设计出一套集医疗信息管理、电子健康档案、电子病历于一体的医疗健康云平台,可随时提供动态的医院管理和居民健康管理服务。云计算具有低成本、虚拟化、高可靠性、动态可扩展、高计算能力等特点,尤其是其低成本的分布式并行计算能力的优势在医疗健康数据的分析处理中起到重要作用,因此也给医疗健康领域信息化的发展提供了新的运行模式。健康医疗云平台的特性包括以下几点。

1. 开放性

健康医疗云平台具有高度的开放性,可以实现对医疗机构全面开放,也可以实现跨区域、跨等级、跨所有制的开放。

2. 整合性

健康医疗云平台可以,对外整合各个医疗机构的资源以及与医疗相关的保险、支付、养老、保健等健康产业资源;对内整合药品、检查、检验等各个部门的资源。

3. 共享性

健康医疗云平台是一种新的运行模式,是基于云计算的区域医疗信息化平台。其最大的特点是消除信息孤岛,实现了医疗机构和就医者的交互,实现了医院之间的资源共享。

4. 协作性

健康医疗云平台不仅仅局限于医院内部,其范围可扩大到各个医疗机构。因此,健康医疗云平台的运行,需要医生之间互相协作、医院之间互相协作、医院与其他健康产业互相协作。各个医疗机构之间共同协作,使资源得到充分的积累和利用,从而为患者提供更好的就医环境。

11.3.2　健康医疗云平台的基本功能

随着医疗信息化的发展和逐步深入,一些问题也逐渐浮现出来,如医院各应用系统分割、相互独立,形成了信息孤岛;业务流程不规范、不标准;各个医疗机构独立行事、缺乏协作;对于患者的服务较少,跟踪不足;资源投入不够、配置不均衡、无法共享等。为解决上述问题,使区域卫生信息资源得到更优的配置,在基于行业标准、信息标准、电子病历、电子健康档案以及区域医疗协作的基础上,以云计算技术为支撑,以建设数据中心或云数据中心为主,通过城域网或者专用的广域网,搭建健康医疗云平台,实现信息共享,为居民、医疗机构、政府机构等对象提供各类卫生医疗信息服务,全面推动医疗健康业务的发展。健康医疗云平台的基本功能应包括:双向转诊、远程移动会诊、医药联动、区域检查/检验协同、电子病历与电子健康档案中心等。

1. 双向转诊

双向转诊是实现医院间协同诊疗的功能,旨在为病人提供更加便捷、精准和优质的就医服务,实现资源的合理配置。当基层医生遇到超出自身能力范围的疑难杂症时,可为病人申请转诊,经上级专科医生确认后,患者可直接到上级医院就诊;当患者经上级专科医院治疗后,可为患者申请转诊到基层医院进行基本的康复治疗。

2. 远程移动会诊

远程移动会诊是实现医院间业务互助的系统,能够提高基层医生的服务能力和医疗质量。会诊由基层医生发出申请,同时支持多个医生提出会诊申请,专科医生接收到会诊申请后,可通过手机查阅病历资料或者影像资料后,进行在线学科交流讨论或通过电话与患者、申请医生进行沟通了解后给出会诊意见。基层医生通过平台接收会诊意见并进行处置。

3. 医药联动

医药联动是医院与医药企业之间相互协作的一种新的运行模式,改变了传统到药房自取药的方式。实现方式包括两种:一种是在院就诊,医生开出处方,患者线上或线下完成支付后,医药配送商将药品配送到患者手中;第二种是针对一些慢性病患者,通过远程问诊方式进行诊疗,主诊医生在线开出处方,患者完成支付后,形成的电子处方将发送到药品配送商处,配送商最后将药品配置好后送到患者处。

4. 区域检查/检验协同

区域检查/检验协同是指基层医院与上级医院之间能够互相开出检查单,安排检查时间,患者能直接进行检查的方式。这种方式实现了医院间业务协同,做到了资源共享。

5. 电子病历与电子健康档案中心

电子病历的建设要符合国家标准体系,采用云存储的方式,能够整合医嘱、检验、医学影像、护理等临床信息系统的数据,同时还支持与各个医疗机构进行信息交换和共享,能够满足临床医护人员对病人诊疗信息的需求。电子健康档案应符合国家标准体系,围绕居民的生命阶段、健康与疾病、卫生服务干预三个维度,全面整合居民的个人健康档案,满足居民自我保健、健康管理、健康决策的需要,做到健康档案随时查,为掌握居民健康和疾病情况提供了信息基础。同时,也能面向居民开放信息平台,引入医疗行业内优质资源,覆盖慢性病管理、健康咨询、预约挂号等诸多健康管理业务。

11.4　健康大数据

随着云计算、物联网等的发展,数据呈现爆炸式增长,人们正被数据洪流所包围。大数据时代的到来,为传统的数据管理方式带来了极大的挑战。2015 年 8 月 31 日,国务院印发《促进大数据发展行动纲要》,提出在健康等领域开展大数据应用示范,建设健康服务大数据,构建电子健康档案、电子病历数据库,建设覆盖公共卫生、医疗服务、医疗保障、药品供应和综合管理业务的医疗健康管理和服务大数据应用体系。

11.4.1　健康大数据概述

随着互联网信息时代的发展,大数据的概念应运而生。大数据(big data)是 IT 行业术语,它是指无法在可承受的时间范围内用常规软件工具进行捕捉、管理和处理的数据的集合,是需要新处理模式才能具有更强的决策力、洞察发现力和流程优化能力的海量、高增长率和多样化的信息资产。

大数据与传统数据的规模、内容和处理方式不同。大数据的数据量非常大,无法通过简单的数据库工具进行分析,需要利用云计算、分布式处理技术、存储技术和感知技术等来完成大数据采集、处理、存储到形成结果的整个过程。因此,大数据不仅仅能处理结构化数据,还能处理图像、声音、文件等半结构化、非结构化数据。大数据具有“5V”特点,即 Volume(大量)、Velocity(高速)、Variety(多样)、Value(低价值密度)、Veracity(真实性)。

健康大数据指的就是巨量的与健康相关的数据集合。健康大数据是近几年来大数据概念兴起后,应用在健康行业的新名词。“互联网 +”行动计划的发展推动了健康管理信息化的变革。探索健康大数据的应用对健康管理和创新应用研究有着重要意义。如通过健康体检大数据结果的共享、防治结合、医养结合、健康咨询等服务,能够优化、形成规范、共享、互信的健康管理流程。另一方面,鼓励有关企事业单位开展健康大数据的创新应用研究。如基于基因组学、转录组学、蛋白质组学、代谢组学等生物大数据的分析利用,可以推动精准医学、转化医学、代谢组学等生物大数据的分析利用,将推动精准医学、转化医学、协同医疗的发展,促进基因芯片与测序技术在遗传性疾病诊断、癌症早期诊断和疾病预防检测等方面发挥重要作用。

健康大数据可以汇聚人的生命周期跟踪监测、疾病预防预测预报、健康养生保健保障、个性化健康管理定做定制、精准健康管理规划设计、慢性病的健康干预等。因此,建设创新型、引领型、平台型一体的大数据应用研究体系迫在眉睫。

11.4.2　健康大数据的应用

健康大数据的应用非常广泛,通过对医疗大数据的分析研究,能够获取数据的潜在价值,为医学研究提供有效支撑,促进医疗服务,提高医院管理效率,全面提升健康医疗领域的治理能力。

1. 在卫生监管部门中的应用

大数据技术在健康领域的应用,打破了各个医院、行业之间的边界,卫生监管部门可以通过大数据获取各个行业、医院之间跨系统、跨平台等丰富的、全面的、精确的数据,通过对这些数据进行集中整理、分析后,可以获得更加客观地反映真实现状的结论,从而为卫生监管部门决策提供强有力的数据支撑。

2. 在临床医疗决策中的应用

在临床诊疗过程中,可以收集患者体征、费用、用药和疗效电子病历等数据,精准进行用药、药品不良反应、疾病并发症、治疗疗效相关性分析,从而协助医生确定有效且成本低的治疗方法,形成个性化治疗方案。大数据还可以有效拓宽临床医生的知识,减少人为的疏忽,帮助医生提高工作效率和诊疗质量。

3. 在公共卫生预防与应对中的应用

通过长周期、全方位地聚集健康医疗数据,扩大了公共卫生监测的范围,利用大数据应用技术对疾病进行精准预测与预防,提高对疾病传播形势判断的及时性和准确性。通过实时分析,提高对公共卫生事件的辨别、处理和应对速度,并且能够实现全过程跟踪和处理,对于精准诊疗和精准预后起到了非常关键的作用。

4. 在公众健康管理中的应用

大数据技术让健康数据的采集不再受时间和空间的限制,可以通过一些较为日常的穿戴式医疗设备,收集居民个人的数据。另外,整合居民健康检查、医院诊疗数据等众多源头的数据,形成个人的健康数据库,这些数据可以辅助进行居民健康管理。特别是针对一些慢性疾病、流行性疾病的治疗和控制能够提供扎实的数据基础,另一方面,对居民就医行为习惯、诊疗信息等大数据分析,使得对疾病的早期甚至发病因素进行干预、治疗成为可能。通过对慢性病患者的日常生活、饮食睡眠等数据进行采集后,找出诱发疾病的原因,纠正不良习惯,从而能够提前进行有效的健康干预;对流行性疾病,通过分析人群特征,进行流行疾病学分析后,采取相应的措施可以有效阻断传播途径。因此,利用大数据分析,实现对居民健康危险因素进行判断,实现个性化健康保健指导,为实施精准医疗提供可能。

11.5   虚拟现实和区块链技术

虚拟现实(Virtual Reality, VR)技术最早出现在 1962 年,"虚拟现实"的概念是 1989 年首次提出来的。然而,在早期阶段,由于虚拟现实专业设备价格昂贵,其应用并不普遍,主要用于军事训练、飞机制造、航空航天等专业领域。20 世纪末,虚拟现实技术的应用逐渐丰富,但仍处于起步阶段。随着国内外计算机技术、人工智能、网络通信技术和图像处理技术的飞速发展,虚拟现实技术的应用已成为信息产业的一个热点。近年来,虚拟现实技术也被引入医疗领域,不仅可以提高医务人员的服务水平,提高疾病诊疗效率,还可以改善患者的医疗体验,加强个人健康管理。

11.5.1　虚拟现实的基本概念

虚拟现实技术是指利用计算机仿真生成三维仿真系统,它集成了计算机图形学和仿真技术、传感技术、人工智能、显示技术等相关技术,为用户提供各种感官的仿真,进行可视化操作和交互。

虚拟现实技术主要有 3 种:虚拟现实(VR)、增强现实(AR)和混合现实(MR)。虚拟现实技术和增强现实技术广泛应用于医疗领域。其中,增强现实技术是在虚拟现实技术的基础上发展起来的,它可以扩展和增强用户对周围世界的感知。混合现实是指真实世界和虚拟世界结合产生的视觉环境,分为增强现实和增强虚拟现实。虚拟现实产品如图 11-1 所示。

目前,虚拟现实技术主要有以下应用。

① 临床技能和培训:包括手术模拟、护理技能模拟和人体解剖结构的三维数字模型。

② 患者康复治疗:通过虚拟技术模拟各种肢体活动,包括日常简单行为和游戏,帮助患者康复。

③ 心理治疗:利用虚拟现实技术为患者创造一个特定的环境,让患者直观生动地进行感受和响应,主要用于治疗恐惧症、社交焦虑症、创伤后应激障碍、惊恐障碍、精神分裂症、抑郁症和自闭症等。

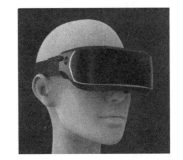

图 11-1　虚拟现实产品

④ 远程医疗:主要用于远程手术和远程康复。

11.5.2　虚拟现实系统的分类及关键技术

1. 虚拟现实系统的分类

根据当前的应用场景,虚拟现实系统可分为以下几类。

① 桌面式虚拟现实系统:主要用于医疗领域以知识和概念学习为主的基础教学。

② 沉浸式虚拟现实系统:主要用于虚拟手术和虚拟特定环境等。

③ 分布式虚拟现实系统:多用于远程教育和远程医疗。

④ 增强式虚拟现实系统:多用于实现虚拟环境与真实环境的叠加,达到虚实结合的效果。

2. 虚拟现实系统关键技术

虚拟现实技术主要包括以下几个方面。

① 动态环境建模技术:根据动态环境获取三维数据,并利用三维数据在动态环境中建立模型。

② 三维图形生成技术:实时生成三维环境,提高屏幕刷新频率。

③ 立体显示和传感器技术:用于支持虚拟现实设备与人之间的交互。

④ 虚拟现实应用系统开发工具。

⑤ 系统集成技术。

⑥ 屏幕分辨率：屏幕至少需要 4K 分辨率，才可以实现沉浸体验和清晰度的平衡。

11.5.3　虚拟现实技术在医疗中的应用

1. 虚拟手术

虚拟手术系统是利用各种图像数据和虚拟现实技术在计算机上创建一个虚拟的环境，用户借助虚拟环境中的信息进行术前计划和培训，指导手术一系列的操作。通过准确测量切口压力和角度、组织损伤等指标，可以用来监测和评估学员的手术操作技能。目前国内外已经开发了针对人体不同部位的虚拟手术系统，用于模拟各种手术，如腹部手术、心血管手术、神经外科手术、耳鼻咽喉手术、内镜手术和肿瘤切除手术等。

虚拟手术可用于以下方面。

① 术前评估和计划：将患者术前图像数据导入系统，患者信息与系统进行集成，形成三维手术环境，以便对患者特定部位的解剖关系进行量化，指导手术关键步骤的操作和拟定术前计划。

② 手术方案的制定：可以通过虚拟现实系统研究复杂的解剖关系，明确解剖部位的三维空间环境，为手术的"安全范围"提供参考，从而最终确定最佳的手术方案。

③ 手术培训：用户可以在虚拟手术系统中动态观察手术的全过程，也可以进行手术模拟，减少训练时间和成本。

④ 术中引导：制作与手术器官空间位置一致的三维模型，用于手术指挥和模拟。

2. 医疗技能培训

虚拟现实技术可以应用在护理技能训练中，如基于虚拟现实技术的静脉注射训练平台，通过三维图像和压力传感器模拟静脉注射和皮肤穿刺的场景，让学员在训练中获得真实的操作体验。基于虚拟现实技术的导尿技能训练系统，用于训练导尿管插入技能，客观测试学员操作能力。利用虚拟现实技术构建职业防护模拟场景，对医务人员进行防护培训，能降低职业暴露风险。此外，虚拟现实技术还可用于军事医疗培训、虚拟室外野战环境和各种复杂创伤治疗，培训学员相关创伤治疗方法和技能，提高急救现场的临床判断能力和心理素质。

3. 人体三维数字化模型

早在 1985 年，国外就开始研究人体解剖图像的数字化，也就是"可视人体工程（VHP）"；21世纪初，国外利用可视人体成像技术已经建立了虚拟人体系统，使得用户能够充分了解人体的解剖结构；2010 年，长春中医药大学引入了 VHP 构建出虚拟视觉人体数字化三维解剖模型，用于解剖学的动态观察和学习。

4. 康复治疗

目前，国内外用于康复治疗的虚拟现实系统主要是针对人体肢体活动而设计的。国外开发的系统主要包括：上肢康复机器人系统、基于虚拟现实技术设计的三维康复训练系统、触觉反馈数据手套康复训练系统、全身运动反馈训练系统等。

国内研究主要集中在患者的肢体活动康复治疗和老年人的活动康复，比如脑卒中、脑外伤、脊髓损伤和骨折等方面，就虚拟平衡游戏训练在脑卒中患者平衡和步行功能康复中的应用、虚拟现实技术悬吊训练对脑卒中偏瘫患者上肢功能恢复的影响展开了研究，并设计了脑卒中患者上肢康复训练系统和虚拟现实手康复训练系统。

利用虚拟现实技术对患者进行康复治疗，可以依据不同损伤类型的患者提供不同的虚拟训练系统。一方面，患者可以通过游戏或任务进行康复训练，可以充分调动患者训练的积极性；另一方面，系统可以详细记录患者的训练数据，康复医生可以根据实际情况调整训练计划和训练强度，制定最佳的康复治疗方案。虚拟现实系统不仅可以提高医生的工作效率，而且可以保证患者康复治疗的可持续性和有效性。

5. 心理治疗

虚拟现实技术可以用于创建特定的环境，跨越时间和空间的限制，将特定的事件和对象呈现在患者面前，患者能直观形象地感受和响应虚拟环境，从而达到治疗的目的。目前，在国内外被广泛应用于治疗动物恐惧症、恐高症、焦虑症、回避行为、灾难思维和靶行为。在恐高症的治疗中，利用虚拟现实技术建立虚拟场景，使患者产生恐高症，然后采用暴露疗法和系统脱敏方法进行治疗。在创伤后应激障碍的治疗中，理想的治疗方法是情景暴露，但在以往的治疗条件下，很难再现个体当时遭受创伤和灾难的情况，虚拟现实技术能较好地解决这一问题。在研究孤独症和社交焦虑障碍的治疗时，可以使用基于虚拟现实的社会系统，通过模拟不同的社会场景，结合患者的社会背景、社会关系、社会反应和情绪表达来评估患者的焦虑水平。

6. 远程医疗

（1）中医远程脉诊

基于虚拟现实的仿真技术可以应用于中医远程脉诊，此系统可以实现 3 个功能：患者与医生协作完成切脉过程，医生获取患者脉象的指端感觉，专家决策系统辅助疾病决策。当前，这项技术仍处于理论研究阶段，在硬件、软件和脉冲诊断模型方面仍存在挑战。

（2）远程手术

通过虚拟现实技术和网络技术的结合，医生可以通过键盘、鼠标、"数字手套"等输入设备进行手术操作，可以观察传回现场影像和控制远端医疗设备的动作。

（3）远程康复

应用虚拟现实技术能够合理配置医疗资源，平衡落后地区和发达地区之间的医疗服务水平。例如，利用通信技术帮助中风患者在家完成康复训练；通过远程监控系统，医生可以实时了解患者上肢的运动情况，并进行监控和管理；基于力反馈的远程康复训练虚拟系统，医生端的计算机显示患者的训练模式、强度、视频等数据，使患者的训练效果逐步提高。

目前，虚拟现实技术主要应用于虚拟手术、康复治疗、心理治疗等方面，在其他方面的应用研究较少。随着虚拟现实技术在医学领域的不断发展，应用范围将更加广泛，这对于提高医务人员的服务水平和诊疗效率，提高患者的医疗体验具有重要意义。

11.5.4 区块链技术

区块链技术是在 2008 年提出来的。最先,区块链被分开为"区块"和"链"使用,直到被广泛使用后才被称为"区块链"。区块链是指按照时间顺序将数据区块以顺序相连的方式组合成的一种链式数据结构。区块链是分布式数据存储、点对点传输、共识机制、加密算法等计算机技术的一种新的应用模式。从技术角度看,块链接不是由一种或几种技术组成的,而是多种技术集成的结果。这些技术与新的结构相结合,形成了一种新的数据记录、存储和表达方式。区块链示意图如图 11-2 所示。

目前,区块链技术正在加速人们未来工作和生活方式发生质变的进程。区块链作为一种分布式数据库,具有去中心化、保密、防篡改、可追溯和一致性等重要特征,可以应用于许多生产和生活领域,降低交易和维护成本,具有减少信任链接、提高工作效率的功能。区块链技术是信息社会发展中的一场重要技术革命,是互联网应用发展的重要里程碑。

图 11-2 区块链示意图

1. 技术原理

(1) 分布式记账

区块链设计者希望建立一个人人都可以参与的分布式记账系统,通过自愿记录的原则分散会计责任,并由所有网络参与者共同记录。区块链中的每笔新交易都根据对等网络层协议进行分布,并通过单个节点直接发送到整个网络的每个节点。区块链技术使数据库中的所有数据都能够存储在系统的所有计算机节点中,并进行实时更新。

(2) 非对称加密算法

在区块链系统中,非对称加密算法是所有权验证机制的基础。在区块链系统的交易中,密钥在非对称加密算法中有两种应用:一是用公钥对信息进行加密,用私钥对接收到的信息进行解密;二是用私钥对信息进行签名,用公钥验证签名。

(3) 智能合约

事先制定智能合约,当满足指定的条件时便自动执行相应的操作。每个智能合约本质上是许多指令的集合,说明这些指令记录需要满足哪些条件才可以执行操作。智能合约的特点如下。

① 高效的实时更新能力。智能合约的执行不需要第三方的参与,能够随时响应用户的请求,用户只需要通过网络就可以方便快捷地办理业务。

② 准确执行。合约内的所有条款和执行过程是提前制定好的,并且是在计算机的控制下执行的,所有的执行结果都是准确无误的。

③ 较低的人为干预风险。智能合约部署后,合约的所有内容都无法修改,合约当中的任何一方都不能干预合约的执行。

2. 技术特点

(1) 去中心化

区块链基于对等网络协议和纯数学方法原理,采用分散结构或部分集中结构,在网络节点和分布式系统结构之间形成信任关联。去中心化或部分中心化的结构设置,使得数据并不是只有一个人记录,而是全网络中每个节点通过共识机制来完成记录,从而确保数据在参与数据存储的网络节点进行实时更新,其他网络节点同步记录数据。

(2) 开放透明

分布式系统的每笔交易数据都是公开透明的,但只是相对的,不是绝对的。网络中的每个节点都有相同的权利和义务,它可以通过访问得到授权信息,并允许同一网络中的其他人访问该信息。网络系统中的所有代码都是开源的,每个人都可以学习这些代码,并分析它们的逻辑关系。

(3) 安全可信

区块链的数据交换依赖于机器的协议完成。每个节点形成强大的“算力”,以抵抗外部攻击,无须人工干预。交易双方在完全匿名的条件下利用对机器的信任来完成交易,不仅可以保护双方的隐私,而且可以提高交易的安全性和可信度。此外,区块链上的每个节点存储整个系统的总账。只要网络中并非所有节点都被黑客占据,系统就安全可靠。

3. 区块链在医疗健康领域的应用前景

由于医疗行业的特殊性,医疗卫生信息服务必须兼顾信息的隐私性、可访问性和完整性。与此同时,医疗卫生行业的巨大规模也放大了成本控制的重要性。对医疗卫生行业的预测认为:区块链将有望成为卫生行业最重要的技术之一,这将改变医疗行业的存储、共享和支付方式,有望解决现有医疗信息管理的巨大挑战。区块链通过汇集以患者为核心的医疗健康数据,进而显著提升医疗健康数据的价值。区块链提供了最大限度的隐私保护机制,在此基础上构建的应用层确保有权限的用户可以轻松访问和共享信息,有利于充分发挥数据的价值。区块链可以通过直接连接利益相关者,从而有效降低成本。

(1) 通过共享和集成建立纵向个人健康档案

我国居民健康档案尚处于建设阶段,很难获得完整的个人健康纵向数据。一方面,现有信息难以共享,医疗机构信息系统建设投入不断加大,信息化水平逐步提高。另一方面,产生了大量新的碎片化信息。随着物联网技术的发展和智能终端的普及,大量生命体征等健康数据将被采集。一份研究报告指出,在医疗行业,只有 10% 的数据为临床数据,而 60% 的数据为外部数据或临床环境之外的数据。近年来,可穿戴生物特征检测移动设备的用户大规模增加,如果能够获得包括完整生命体征、药物、诊断、疾病、手术和其他相关信息在内的纵向数据,医疗服务系统的质量和协调性将得到提高,相关成本和风险将降低。

区块链有潜力解决医疗健康数据存储中的建立信任网络、降低交易成本、构建患者主索引、统一数据标准、健康数据智能契约和安全访问等痛点。区块链不需要放弃当前数据库,而是对当前数据库进行集成,数据记录可以存储在原有的系统中,在使用时链接至区块链。

(2)医疗健康数据安全共享

医疗机构之间建立良好的数据共享和交换将有助于进一步提高诊断准确率,提高治疗效果,降低医疗成本。在区块链中,信息或记录放在一个个的区块中,然后通过密码签名链接到下一个块,系统的每个节点都有一个完整的副本,所有信息都可以通过时间戳进行追溯,无法在事后进行篡改。在没有权限限制的区块链上,各方都可以查看所有记录;在具有权限限制的区块链上,各方可以通过协商确定各方可以查看的信息,必要时作为个体的信息提供方可以隐藏自己的身份,从而维持隐私性。区块链通过算法保证数据库的安全性,避免单点故障导致数据库整体崩溃。因此,区块链有望实现更安全、更高效的医疗卫生信息共享,同时节约大量医疗费用。以去中心化为特点的区块链的广泛应用,甚至可能重构医疗服务产业。

区块链技术的应用使得将数据控制权返还给个人成为可能。医疗机构和第三方支付方将数据加载到区块链后,个人可以跨机构访问记录,查看其完整的健康历史记录,并授权哪些医生可以查看哪些记录。

国际上很多机构积极探索区块链技术在医疗卫生领域的应用。比如利用区块链技术,将患者的个人健康数据与传统医疗信息进行集成,从可穿戴式设备和其他设备获取睡眠模式、血糖水平和心率等数据,同时从医生的诊断、医疗记录和医疗设备中提取医疗信息,并将这些数据置于患者个人的手中。

(3)加强医疗质量监管

医疗服务质量是医疗管理的核心,随着医疗水平的不断提高,对医疗质量的要求也逐渐提高。2016年,原国家卫生和计划生育委员会发布的《医疗质量管理办法》就要求医疗机构及其医务人员在临床诊疗中严格执行18项医疗质量安全核心制度,强调客观数据在医疗质量管理中的应用,要求医疗机构熟练运用全面质量管理、质量环境、品管圈、疾病诊断相关组绩效评价、单病种管理、临床路径管理等医疗质量管理工具开展医疗质量管理和自我评估,根据卫生计生行政部门或质控机构发布的质控指标和标准,完善机构医疗质量管理相关指标体系,及时收集相关信息,形成机构医疗质量基础数据。然而,在近年来的医疗质量管理与评价中,量化指标的使用相对较少。目前获得有质量的数据数量很有限,而且质量较差。通过区块链技术,能建立可即时验证和可信的质量跟踪机制,不仅可以跟踪质量的结构、过程和结果,还可以提前预防不良行为。

(4)支撑临床科研

临床科研创新是促进医学发展的重要手段,完整、规范的临床数据是支持临床科研创新的主要依据。临床数据的缺陷至少在两个方面制约着临床科研的发展:一方面会限制临床科研的开展。虽然我国医疗机构的病例数量在世界上具有绝对优势,但缺乏统一的标准和有效的临床数据收集、存储和开放共享机制,在一定程度上造成我国符合国际规范的高水平临床研究较少,转化为临床实际应用的研究成果比例远低于国际先进水平;另一方面会造成临床研究结果的"发表偏倚"。一项调查结果显示,在超过 13 000 项应该公开数据的临床研究中,真正按时上报了研究数据的仅占 13%,由于无法对临床数据进行有效监督,导致研究人员难以了解全部真相,甚至将后续研究引入错误的方向,阻碍医学研究的发展。

区块链可以为解决上述问题提供有效的技术支持解决方案。所有临床试验的历史记录都可以通过区块链抓取,事后不可篡改。数据可以通过权限设置安全共享,这将大大提高临床试验的可重复性和临床数据的可信度,也有利于提高科研数据的标准化程度,提升临床数据在科研中的支撑作用。

(5) 提高药物临床试验质量和效率

药物研发过程中的临床试验会产生大量数据,需要在临床医生、伦理委员会、制药公司和监管部门之间进行共享,区块链几乎可以以低成本完美地解决数据的实时性和防篡改性这一问题。例如,通过区块链解决方案可以连接到标准实验室信息系统,以便安全可靠地交换不同实验室之间的实验数据。这些数据不存储在区块链上,每个交易都是通过引用,然后链接到一个分散托管的文件上,以确保数据的属性不会被篡改。

11.6　智慧医疗

新一代信息技术已经渗透到医疗卫生领域,促进了医疗卫生事业的跨越式发展,大大拓宽了治疗范围,降低了医疗总成本,为我国医疗卫生事业的发展带来了新的方向。

11.6.1　智慧医疗概述

物联网、云计算、移动互联网等技术逐渐成熟,智慧城市在各地广泛开展,医疗领域的信息化理念越来越深入。从单一的医院信息化到整个健康管理生命周期的信息整合,从医院环节扩展到就医前后,智慧医疗的宏伟蓝图正逐步展现在人们面前。

1. 智慧医疗的概念

智慧医疗是将物联网技术、云计算技术、移动计算技术、数据融合技术等应用于医疗领域,借助数字化、可视化模式,以患者为中心,利用先进的信息技术将有限的医疗资源实现广泛的共享,改善医疗服务流程的医疗体系。

智慧医疗是智慧城市庞大系统的一部分。智慧医疗是在新一代信息技术和智慧城市深入发展的推动下,人类健康管理与医疗信息化、医疗智能化相结合的高级阶段。从广义上讲,智慧医疗是指以人的健康状况为核心,以保持人的健康活力为目标,以技术产品创新、商业模式创新、体制机制创新为动力,扩展人们的医疗健康理念,调动和激发社会医疗卫生服务资源,提供便捷、个性化、经济、可持续的医疗健康服务。从狭义上讲,智慧医疗是综合应用云计算、物联网、大数据为代表的新一代信息技术以及生物技术、纳米技术,整合医院、社区、服务机构、家庭的医疗资源和设备,创新医疗健康管理和服务,形成全息全程的健康动态监测和服务体系。

2. 智慧医疗的特点

概括来讲,智慧医疗具有互连性、协作性、预防性、普及性、可靠性和创新性等特点。

① 互连性。互连性是指无论人们在哪里,被授权的医疗健康服务者都可以通过网络浏览个人健康档案、病历、服务记录等内容,并可与其他专家联合开展在线咨询或健康咨询,为人们提供优质的医疗健康服务。

② 协作性。协作性是指通过信息网络,记录、整合和共享医疗健康信息和资源,实现不同部门和机构之间的信息交流和协同工作,为人们提供预防、体检、诊疗、报销和康复等一体化服务。

③ 预防性。预防性意味着智慧医疗能够实时发现即将发生的重大疾病的征兆,提前提示,并在疾病发生之前快速有效地做出反应。

④ 普及性。普及性是指通过信息网络,突破城镇、社区和大型医院、医疗机构和卫生服务机构之间的限制,提供全国范围内优质的医疗卫生服务,解决"看病难"问题,实现健康全过程管理。

⑤ 可靠性。可靠性意味着未经个人同意,不得向任何人提供任何有关电子健康档案的信息,以确保个人网络信息的安全。

⑥ 创新性。创新性意味着借助丰富的医疗健康信息,在法律和伦理的范围内有效变革传统的医疗模式,促进医疗卫生领域的创新发展。

11.6.2　智慧医疗的发展现状和趋势

随着经济、社会、信息技术的飞速发展,以及老龄化社会的到来,在传统医疗的基础上出现了一些新的医疗形式,如移动医疗、家庭智慧保健、远程医疗等。这些新的医疗形式发展迅猛,正在被国内外广泛使用。

1. 国外智慧医疗发展现状

国外在智慧医疗领域发展迅速,涉及电子病历、医患沟通、移动医疗、个性化和连续性医疗等。将电子病历和电子处方系统作为基础,从而整合为个人电子健康档案,然后进行联网,再拓展到单个医院之外的社区、城市乃至更大范围内的医疗信息共享,就可以实现"区域医疗信息网络"和"医疗协作平台"。以甲型 H1N1 流感防控为例,通过医疗协作平台,患者可以通过互联网报告其疑似症状,然后相关机构可以根据患者个人电子健康档案快速制定相应的隔离、诊断和治疗措施,并能有效跟踪患者的健康状况。同时,它还可以有效地解决人口跨区域流动带来的医疗档案信息共享问题。更重要的是,医疗协作平台的建立可以有效监督医疗机构的治疗和收费过程。

随着医院医疗运行信息化以及电子病历、互联互通等医院通信基础设施的完善,信息系统之间的集成越来越完善。医务人员可以快速查询患者的用药史和过敏源,从而避免药物间的副作用和耐药性。这样可以有效避免医疗事故和纠纷,控制药品成本,最大限度地利用宝贵的医疗资源。

2. 国内智慧医疗发展现状

在远程智慧医疗方面,国内发展迅速,较先进的医院在移动信息的应用方面已经走到了前列。比如,可以实现病案信息、患者信息、病情信息的实时记录、传输、处理和利用,使得医院内部和医院之间通过联网,就可以实现相关信息的实时和有效共享。这对实现远程医疗、专家会诊和医院转诊具有良好的支撑作用。

将物联网技术应用于医学领域,可以使有限的医疗资源通过数字化、可视化的方式被更多的人共享。从目前医疗信息化的发展来看,随着医疗卫生社区和医疗保健的发展趋势日益明显,可以通过射频仪器等相关终端设备对家庭中的标识信息进行实时跟踪和监控。通过有效的物联网,医院可以实现对患者或亚健康患者的实时诊断和健康提醒,从而有效减少和控制疾病的发生和发展。此外,物联网技术在药品和用药管理方面也将发挥巨大作用。

3. 我国智慧医疗发展趋势

在近几年的发展过程中,呈现出产业发展活跃、政府参与力度加大、应用范围广、物联网健康终端需求剧增、互联互通更加全面等趋势。

（1）智慧医疗产业的发展

智慧医疗是实现国民健康管理的最有效途径之一。它将覆盖影响个人和人群健康因素的整个生命周期过程,有效利用以用户为中心的健康信息和各种医疗资源保护健康。在线预约、移动健康管理、云医院、移动社交圈、移动支付等新应用不断涌现,将渐渐渗透用户,激活智慧医疗产业,颠覆传统医疗产业链。

（2）医院信息化的全面发展

从医院的角度来看,未来医院信息化的发展趋势有 5 个方向,即临床信息系统、质量管理和移动医疗;后台操作管理系统;数据的分析和使用;健康管理以及虚拟化平台和虚拟化计算。虚拟化和公共云是未来的趋势。采用虚拟化设备和应用程序可以大大降低信息技术设施的建设和运营成本。公共云将是未来一个重要的发展方向,但其实现将取决于整个链路和整个硬件的安全性和稳定性的改善和提高。

医院未来的发展方向应该以健康为中心。健康管理的理念是,患者的个人健康记录不仅可以在医院共享,还可以在家里和其他任何地方共享,从而提高不同机构诊断和治疗的效率和准确性,并节约成本。采用以个人健康档案为核心的生命周期健康管理,建立一体化、应用化的医疗卫生服务体系,汇集各医疗机构和各级医疗机构的所有医生,共同为患者提供全生命周期健康和疾病的所有相关服务。

11.6.3　智慧医疗建设的框架和内容

智慧医疗是智慧城市建设的核心内容之一,是信息惠民的重要举措,也是智慧医疗产业发展的重要契机。

1. 智慧医疗的总体框架

智慧医疗的总体框架的核心部分从城市医疗健康信息化整体建设角度出发,由 4 个层次要素和支撑体系组成。4 个层次要素从下往上依次是物联感知层、网络通信层、数据与服务支持层、智慧应用层。支撑体系主要包括标准规范体系、安全保障体系、建设管理体系。

智慧医疗 4 个层次要素具体如下。

(1) 物联网感知层

智慧医疗物联网感知层主要提供医疗卫生环境的智能感知能力。以物联网技术为核心,以生物技术和纳米技术为补充,通过传感器、芯片、RFID、摄像头等手段实现对城市范围内人、医院、卫生站、救护车、健康流动车、社区、家庭、养老院等医疗健康相关方面的识别、信息采集、服务、监测和控制。

(2) 网络通信层

智慧医疗网络通信主要存在于智能城市网络通信中。智能城市网络通信层的主要目标是构建一个通用、共享、方便、高速的网络通信基础设施,为城市级信息的流动、共享和共享提供基础,以互联网、电信网络为重点,依托广电网和三网融合(如移动互联网),建设大容量、高带宽、高可靠的光纤网络和全覆盖的无线宽带网络。智慧医疗网络通信层重点建设医疗卫生专网。

(3) 数据与服务支持层

智慧医疗的数据与服务支持层是智慧医疗建设的核心内容。该层主要采用 SOA、云计算、大数据等技术,实现市级医疗卫生数据信息资源的聚合和共享,与智慧城市其他领域的数据资源互联,为各种智慧医疗应用提供支持。

(4) 智慧应用层

智慧应用层主要是指建立在物联网感知层、网络通信层、数据与服务支持层基础上的各种医疗健康智慧应用。该层针对特定领域的业务需求,通过智能分析、辅助统计、预测和仿真等手段,对及时掌握的各种感知信息进行综合处理,构建各类医疗健康应用体系,比如实现智慧医院、远程医疗、智慧健康、智慧养老、智慧社区、智慧卫生应急。这些智能应用为医疗卫生服务对象、服务提供者和管理决策者提供便捷、联动、高效的整体信息应用和服务,推动城市医疗卫生产业体系的发展。

智慧医疗支撑体系涉及整体框架的核心部分内容,为智慧医疗的运营、建设和管理提供必要的规定和指导,确保智慧医疗卫生体系有序高效运行,提供及时优质的医疗卫生服务。支撑体系中,标准规范体系从技术和服务的角度规范智慧医疗的整体建设和运营,确保智慧医疗建设的开放性、灵活性和可扩展性,并与智慧城市其他领域实现互联互通;安全保障体系用于提高基础信息网络、核心和关键信息及系统的安全性和可控性,为智慧医疗的建设和运行提供可靠的信息安全环境。

2. 智慧医疗的建设内容

我国智慧医疗的建设是在电子病历、电子健康档案、区域医疗等医疗信息化建设的基础上,根据城市医疗卫生的现状和需求,调整和完善城市智慧医疗体系的过程。从整体来看,按照作用和支撑关系,智慧医疗的核心建设内容主要包括智慧医疗的基础建设、智慧医院、智慧的区域医疗、互联网医疗等。

(1) 智慧医疗的基础建设

智慧医疗的基础建设为整个智慧医疗系统提供了基本技术支撑,为丰富多彩的应用提供了信息共享和信息连接的基础,主要包括医疗物联网、医疗云、电子病历和电子健康档案等组成部分。

(2) 智慧医院

智慧医院在数字医院的基础上,更加注重物联网、云计算和大数据技术的应用,更加注重内外部信息资源的联动、共享和整体协调,构建高效经济的医院信息系统和丰富便捷的医疗服务。智慧医院建设包括智慧医疗环境和智慧医院管理。智慧医疗环境主要是通过医院建筑设计和智能建筑设计,使医院拥有一个绿色、环保、人性化的环境。智慧医疗设施主要包括建筑智能化、通信自动化和业务专业化。智慧医院管理主要通过信息化手段促进临床诊疗的网络化、自动化和智能化,促进医院资源的有效利用,实现医院效益的最大化。智慧医院管理可以提供更好的临床医疗服务,促进资源的更有效利用,构建更加开放的医疗服务体系。智慧医院建设的重要内容还包括医疗物联网、移动医疗、远程医疗等,这些应用是智慧医疗建设的亮点,提升了医院满足自身管理和服务质量需求的能力。

(3) 智慧的区域医疗

智慧的区域医疗是指围绕"看病难、看病贵、看病烦"等医疗问题,遵循以人为本、服务人民的理念,采用新一代信息技术加强健康防控,加快资源协调调度,优化卫生管理决策,提高卫生资源利用率,实现预防、保健、医疗综合智能化医疗保障和智能化健康管理与康复相结合。智慧的区域医疗的建设重点是优化智慧医疗大数据云平台及支撑基础系统。

智慧医疗大数据云平台应用云计算新技术,构建资源易于整合、基础设施易于扩展、系统易于维护的系统平台,充分利用资源,节约建设成本。主要包括基础设施、云融合平台、云数据中心和云应用。

智慧的区域医疗提高了医疗卫生监督管理的效率,提高了政府管理者为人民服务的能力。政府应用子系统主要包括卫生应急指挥系统、疾病预防控制信息系统、合理用药电子预警管理系统、公共卫生监督系统等。

智慧的区域医疗专注于为医务人员提供技术支持,提高初级医疗服务质量。医务人员应用子系统包括基础医疗信息化及辅助系统,涉及体检、门诊、药品管理、转诊、支付等环节,包括双向转诊系统、先诊断后支付监管系统、区域卫生信息发布平台、区域医院信息系统移动客户端等。

(4) 互联网医疗

互联网医疗是通过可穿戴智慧医疗设备和大数据分析,将传统医学的生命信息采集、监测、诊断、治疗和咨询与移动互联网连接起来,提供多种形式的医疗服务和健康管家服务。互联网医疗代表了医疗行业新的发展方向,有利于解决我国医疗资源不平衡与人们日益增长的医疗需求之间的矛盾。这是国家积极指导和支持的一种医疗发展模式。目前主要包括移动医疗、远程医疗、智能健康、智能养老、医疗支付等几个关键应用领域。

智慧医疗的建设不仅仅是制度建设,更是智慧医疗相关制度机制的建设,需要人们转变医疗健康观念。在智慧医疗保障体系建设中,最重要的是标准规范体系和安全保障体系建设。

- 标准规范体系建设主要包括智慧医疗卫生标准体系、电子健康档案和电子病历数据标准和信息交换标准、智慧医疗卫生系统相关机构管理规定、居民电子健康档案管理规定、医疗卫生机构信息系统介入标准、医疗资源信息共享标准、卫生管理信息共享标准、标准规范体系管理等内容。

- 安全保障体系建设主要包括物理安全、网络安全、主机安全、应用安全、数据安全和安全管理等内容，为智慧医疗卫生系统的安全防护提供强有力的技术支持。

【课后习题】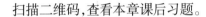

扫描二维码，查看本章课后习题。

课后习题

实训篇

第 12 章　门诊

12.1　建立健康档案

【功能】为在医院没有档案的患者建立档案。

【步骤】

① 单击"门诊"选项卡,选择"门诊挂号",在门诊挂号界面,单击"普通挂号"按钮,如图 12-1 所示。

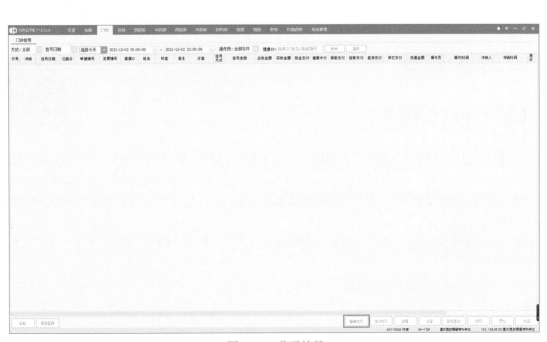

图 12-1　普通挂号

② 在普通挂号界面,单击"快速建档"按钮,在弹出"新增"窗口中输入患者姓名,输入身份证号,按 Enter 键,系统会自动读取患者的出生日期、年龄、性别等信息,选择患者的联系地址,单击"保存"按钮保存患者的基本信息,建档完成,如图 12-2 所示。

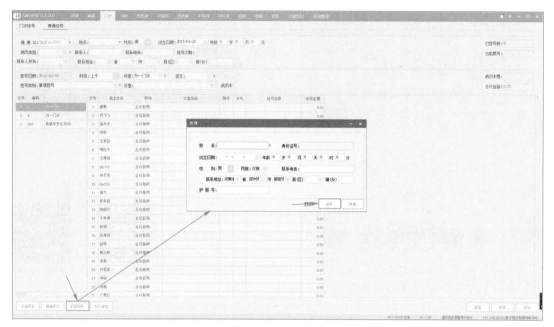

图 12-2　快速建档

12.2　门诊挂号

预约挂号

【功能】为患者挂号操作。

【步骤】

① 单击"门诊"选项卡,选择"门诊挂号",在门诊挂号界面,单击"普通挂号"按钮,如图 12-3 所示。

② 在普通挂号界面,输入患者健康 ID 读取患者基本信息,选择挂号科室及就诊医师,单击"结算"按钮,如图 12-4 所示。

③ 输入收到现金金额,单击"确认支付"按钮,挂号结束,如图 12-5 所示。

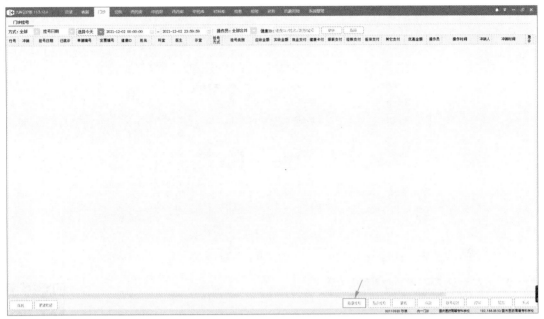

图 12-3 普通挂号

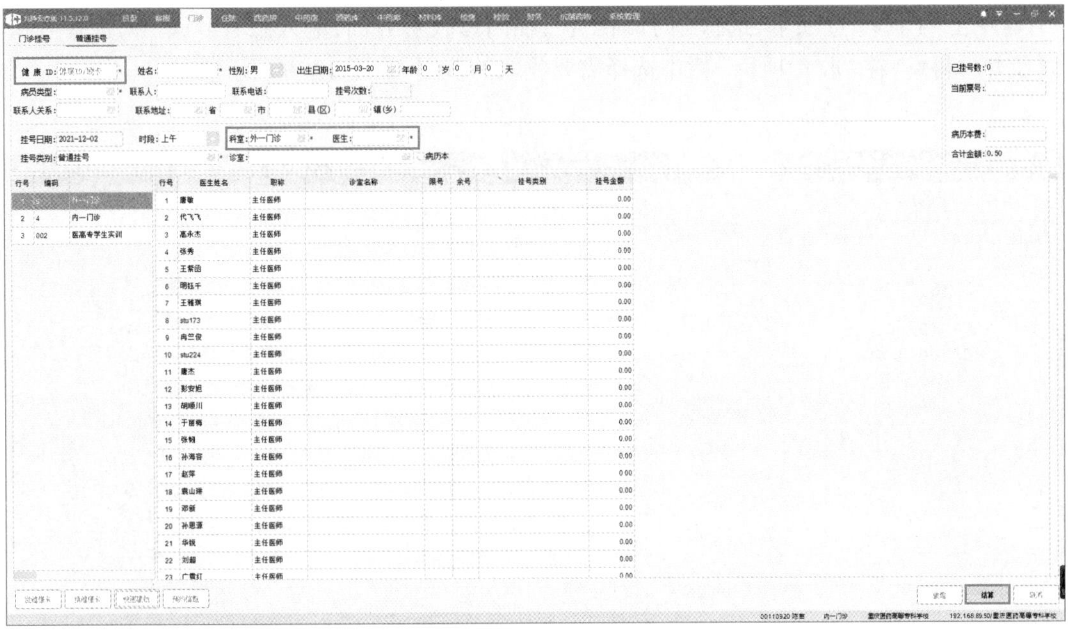

图 12-4 普通挂号登记

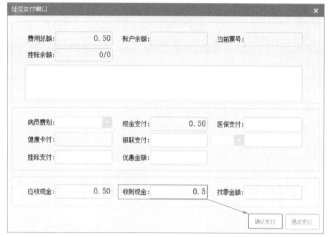

图 12-5 挂号支付

12.3 门诊手工收费

门诊收费

【功能】根据处方手工收取门诊费用。

【步骤】

① 单击"门诊"选项卡,选择"门诊收费",在门诊收费界面,输入患者健康 ID,选择开单医生以及开单科室,在"收费项目"栏中选择需要收取的费用,如图 12-6 所示。

图 12-6 门诊手工收费

② 在西药房门诊划价窗口的"药品名称"栏中输入药品名称,选择划价药品,输入数量,单击"保存"按钮,如图 12-7 所示。

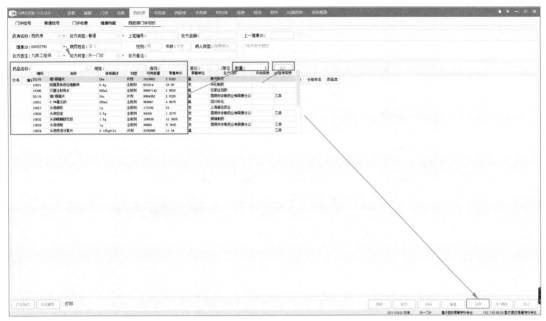

图 12-7　西药房门诊划价

③ 确认收费项目无误后,单击"结算"按钮,如图 12-8 所示。

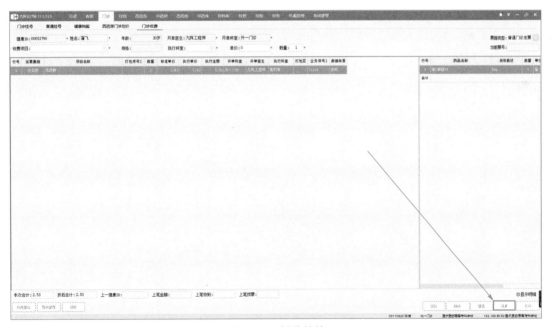

图 12-8　划价结算

④ 在"门诊支付窗口"输入收到的现金金额,单击"确认支付"按钮,如图 12-9 所示,门诊收费结束。

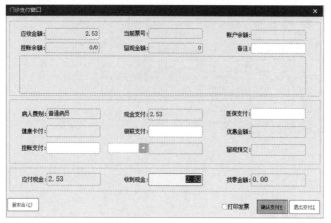

图 12-9 门诊收费支付

第13章　入院

13.1　入院登记

住院流程
介绍

住院管理－
入院登记

1. 普通入院登记

【功能】用于为普通患者办理入院登记。

【步骤】单击"住院"选项卡,选择"入院登记",单击"新增"按钮,在"新增"窗口的"健康ID"处刷健康卡调取患者基本信息,录入患者入院的其他信息(带星号标记的为必填项),单击"保存"按钮,完成患者入院登记,如图13-1所示。

注:第一次打开"新增"窗口需勾选右下角的"打印"复选框,后续将自动默认打印功能。

2. 预约入院登记

【功能】用于为预约患者办理入院登记。

【步骤】

① 单击"住院"选项卡,选择"入院登记",单击"新增"按钮,弹出"新增"窗口,在左下角单击"住院预约"按钮,如图13-2所示。

② 在"住院预约记录查询"界面刷患者健康卡,查询患者,选择患者,单击"确定"按钮,则患者信息获取到"住院预约记录查询"界面,单击"保存"按钮完成预约入院登记(带星号标记的为必填项),如图13-3所示。

住院流程
演示

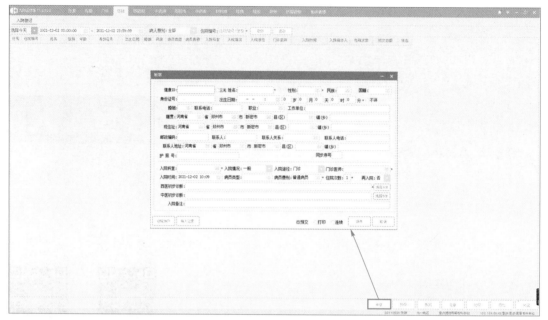

图 13-1 普通入院登记

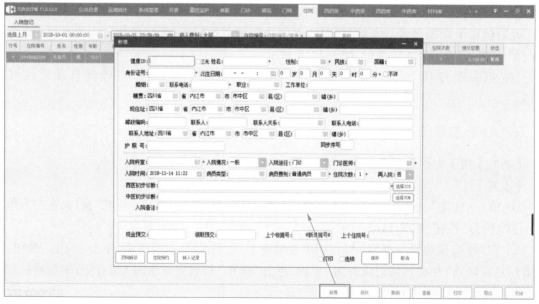

图 13-2 预约入院登记

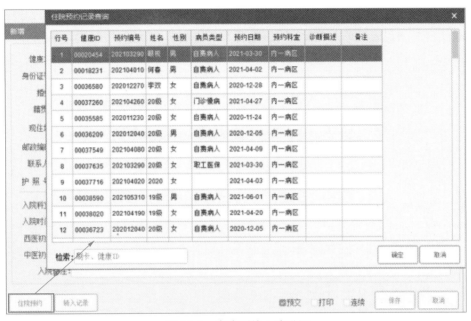

图 13-3　完成预约入院登记

3. 门诊转入登记

【功能】用于为门诊转入院患者办理入院登记。

【步骤】

① 单击"住院"选项卡，选择"入院登记"，单击"新增"按钮，弹出"新增"窗口，单击窗口左下角的"转入记录"按钮，如图 13-4 所示。

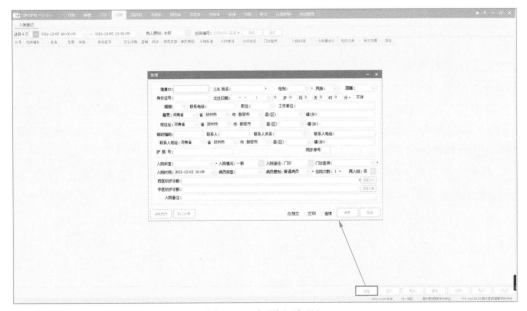

图 13-4　新增入院登记

② 在弹出的"门诊或留观转入记录查询"界面,选择转入患者,或通过下方检索框输入健康
ID 号查询,选择转入患者后单击"确定"按钮,保存后完成转入登记,如图 13-5 所示。

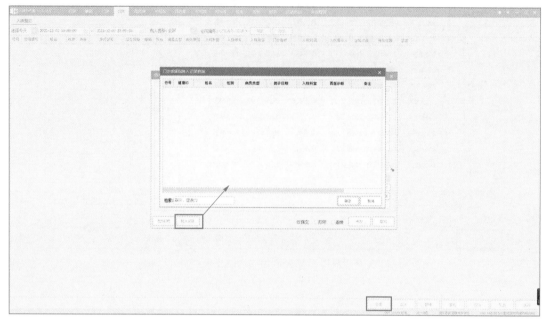

图 13-5　转入记录

13.2　住院预交金

住院管理 –
住院预交

1. 入院登记预交

【功能】用于收费室人员对入院登记患者收预交金。

【步骤】

① 单击"住院"选项卡,选择"入院登记",单击"新增"按钮,在"新增"窗口的"健康 ID"
处刷健康卡调取患者基本信息,录入患者入院的其他信息,患者交预交金,勾选"预交"复选框
(带星号标记的为必填项),如图 13-6 所示。

② 在预交金界面,选择预交方式(支付宝、微信、现金等),输入预交金额,单击"保存"按钮,
完成入院登记操作并打印预交金收据,如图 13-7 所示。

注:第一次打开"新增"窗口需勾选右下角的"打印"和"预交"复选框。

2. 住院补交款

【功能】用于收费室人员收入院患者补交款。

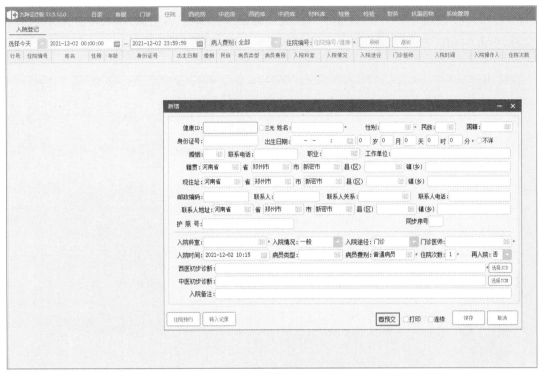

图 13-6 入院登记预交

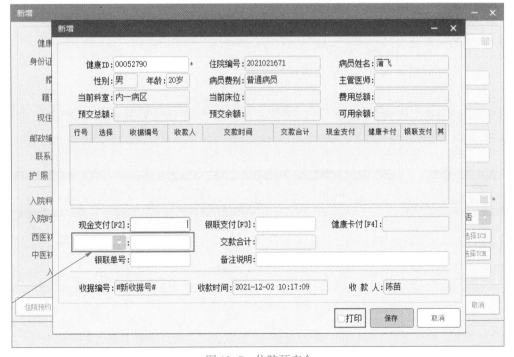

图 13-7 住院预交金

【步骤】单击"住院"选项卡,选择"住院交款"。在住院交款界面查询出交款的患者,单击"新增"按钮,在"新增"窗口的"健康卡 ID"处刷健康卡,获取患者信息,填入现金支付或银联支付金额,单击"保存"按钮完成交款操作并打印交款收据,如图 13-8 所示。

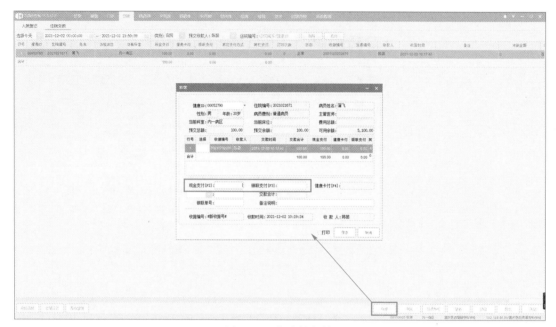

图 13-8　住院补交款

注:第一次打开"新增"窗口需勾选右下角的"打印"复选框,后续将自动默认打印功能。

3. 退预交款

【功能】用于收费室人员对住院患者退预交款。

【步骤】

① 单击"住院"选项卡,选择"住院交款",选择患者,单击需要冲销的预交记录,单击"冲销"按钮,如图 13-9 所示。

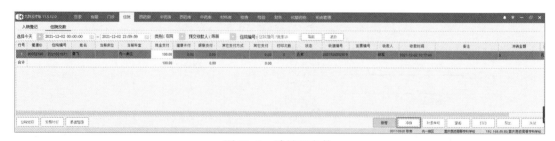

图 13-9　冲销预交款

② 在"住院预交退款"窗口的"现金退款""银联退款"或"健康卡退"文本框中,输入退款金额,单击"保存"按钮,完成预交金退款,如图 13-10 所示。

住院预交退款
健康ID: 00052790
住院编号: 2021021671
病员姓名: 蒲飞
性别: 男
年龄: 20岁
病员费别: 普通病员
主管医师:
当前科室: 内一病区
当前床位:
费用总额:
预交总额: 100.00
可用余额: 5,100.00
现金支付: 100.00
银联支付:
健康卡付:
交款合计: 100.00
已退金额:
备注说明:
收据编号: 20211202026795
收款时间: 2021-12-02
收 款 人: 陈苗
现金退款: 100.00
银联退款:
健康卡退:
退款合计: 100.00
备注说明:
打印
保存
取消

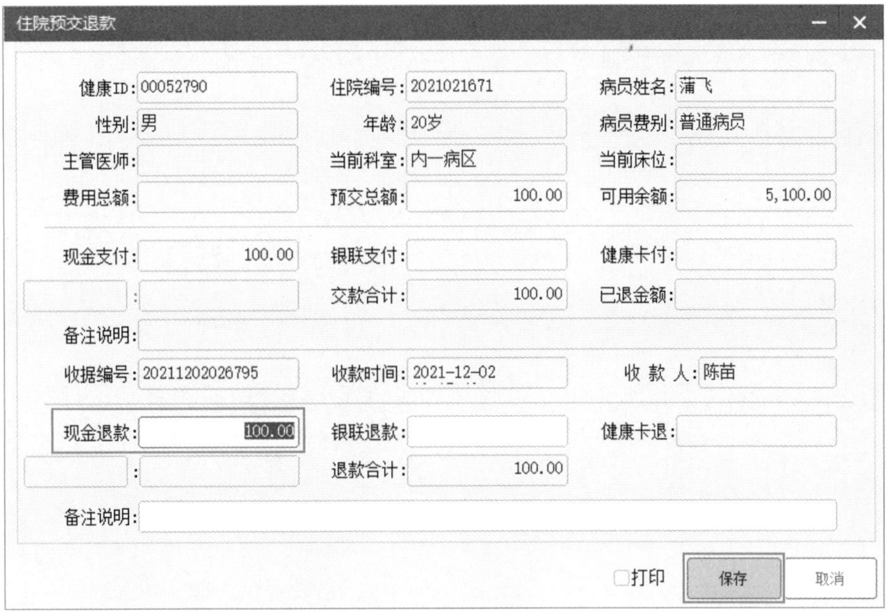

图 13-10　退预交款

第 14 章　住院护士

14.1　安排床位

【功能】用于患者入院后对床位、住院医生、责任护士的安排。

住院管理 – 住院排床　　增加床位

【步骤】

① 单击"住院"选项卡,选择"住院护理站",出现本科室床位,选择空床位,右击,在弹出的快捷菜单中选择"病员排床"命令,如图 14-1 所示。

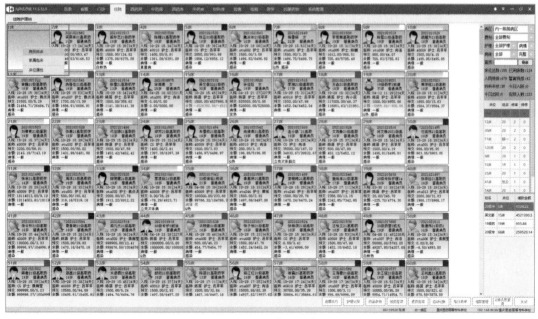

图 14-1　病员排床

② 进入"排床管理"窗口,选择需要排床的患者,选择主管医师、责任护士,单击"确定"按钮,完成患者住院排床,如图14-2所示。

行号	待排状态	住院编号	姓名	性别	入院时间	年龄	入院科室	当前(原)科室	原床位	门诊医师	
1	暂离	2020014567	20级中加班聂	女	2020/11/23 15:16:00	17岁	内一病区	内一病区	125床	stu002	感染
2	暂离	2020014571	20级中加班李	男	2020/11/23 15:16:00		内一病区	内一病区	101床	王金凤	感染;节
3	暂离	2020014573	20级中加董	女	2020/11/23 15:16:00	3岁5	内一病区	内一病区	9床	stu002	胃肠型
4	暂离	2020014575	20级中加陈鹏	男	2020/11/23 15:18:00	20岁	内一病区	内一病区	15床	曾洋	感染
5	暂离	2020014576	20级中加石炎	女	2020/11/23 15:18:00	18岁	内一病区	内一病区	6床	石炎平	感染
6	暂离	2020014579	20级护理中加	女	2020/11/23 15:18:00	19岁	内一病区	内一病区	16床	曾洋	感染
7	暂离	2020014580	20级中加班李	男	2020/11/23 15:18:00	18岁	内一病区	内一病区	34床	王金凤	肾自截
8	暂离	2020014581	20级中级护理	女	2020/11/23 15:17:00	52岁	内一病区	内一病区	12床	stu002	病毒性
9	暂离	2020014582	20级中加程瑶	女	2020/11/23 15:18:00	18岁	内一病区	内一病区	3床	程瑶	病毒性
10	暂离	2020014583	20加胡忻	男	2020/11/23 15:18:00	999岁	内一病区	内一病区	25床	王金凤	感染;Q
11	暂离	2020014585	20加邱美玲	女	2020/11/23 15:18:00	20岁	内一病区	内一病区	35床	王金凤	感染
12	暂离	2020014586	20级中加郑涵	女	2020/11/23 15:18:00	18岁	内一病区	内一病区	18床	曾洋	感染

待排床位:1床　　待排状态:全部　　查询患者:　　查询

主管医师:聂鑫　*　　责任护士:吕苹苹　*　　确定　取消

图14-2　选择排床患者

14.2　床位管理

病人转床

1. 转床

【功能】用于护士对住院患者同科室转床(常用于患者换床)。

【步骤】

① 单击"住院"选项卡,选择"住院护理站",选择需转床患者,右击,在弹出的快捷菜单中选择"床位管理"及"转床",如图14-3所示。

② 在"病员转床"窗口,选择需转入的空床位后单击"保存"按钮,完成患者转床,如图14-4所示。

2. 暂离床位

【功能】用于护士对住院患者进行暂离床位操作(例如,周末患者要求回家治疗,不在医院住院治疗,那么会停止患者回家期间的住院治疗项目以及药品的发放)。

【步骤】

① 单击"住院"选项卡,选择"住院护理站",选择需暂离床位的患者,右击,在弹出的快捷菜单中选择"床位管理"及"暂离"命令,如图14-5所示。

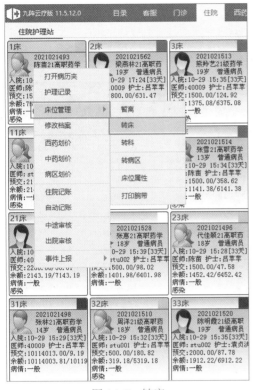

图 14-3 转床

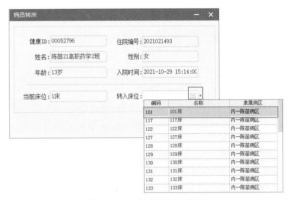

图 14-4 选择转入床位

② 在"暂离"窗口选择暂离类型（临时离床、请假离床、其他原因），单击"保存"按钮完成患者暂离床位操作，如图 14-6 所示。

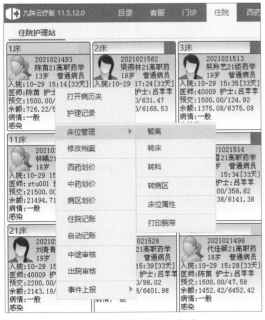

图 14-5 床位管理—暂离

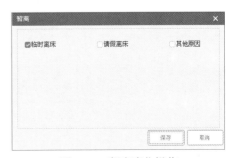

图 14-6 暂离床位操作

3. 转病区

【功能】用于护士对住院患者进行转病区操作。

【步骤】单击"住院"选项卡,选择"住院护理站",选择需转病区的患者,右击,在弹出的快捷菜单中选择"床位管理"及"转病区"命令,如图14-7所示。

护士操作患者转病区后,在转入的病区里面进行患者排床;然后,在住院护理站按照上面的操作原路转回自己病区,并进行排床。

4. 转科

【功能】用于护士对住院患者进行转科(常用于患者转科后系统中的转移科室床位)。

【步骤】

① 单击"住院"选项卡,选择"住院护理站",选择需转科患者,右击,在弹出的快捷菜单中选择"床位管理"及"转科"命令,如图14-8所示。

② 护士操作患者转科前,需先由医生开具转科医嘱,待护士审核执行医嘱后,在"病员转科"窗口,选择患者需转入的下个科室,单击"保存"按钮完成患者转科,如图14-9所示。

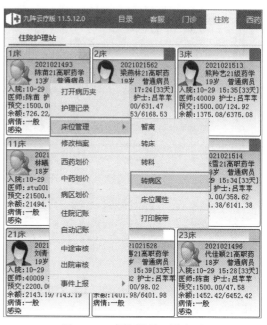

图14-7　床位管理—转病区

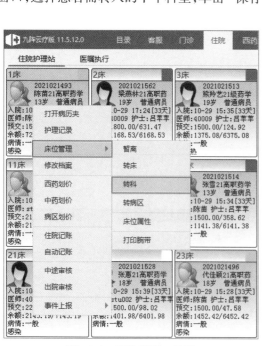

图14-8　床位管理—转科

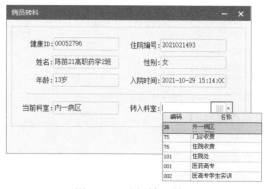

图14-9　选择转入科室

14.3　修改患者信息

【功能】用于修改住院患者档案信息。

【步骤】

① 单击"住院"选项卡,选择"住院护理站",选择需修改档案信息的患者,右击,在弹出的快捷菜单中选择"修改档案"命令,如图 14-10 所示。

② 在"修改患者档案"窗口,修改患者档案信息,单击"保存"按钮完成患者档案修改,如图 14-11 所示。

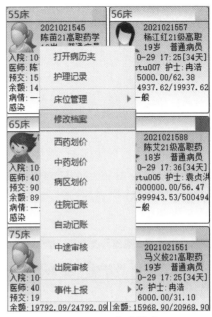

图 14-10　修改档案

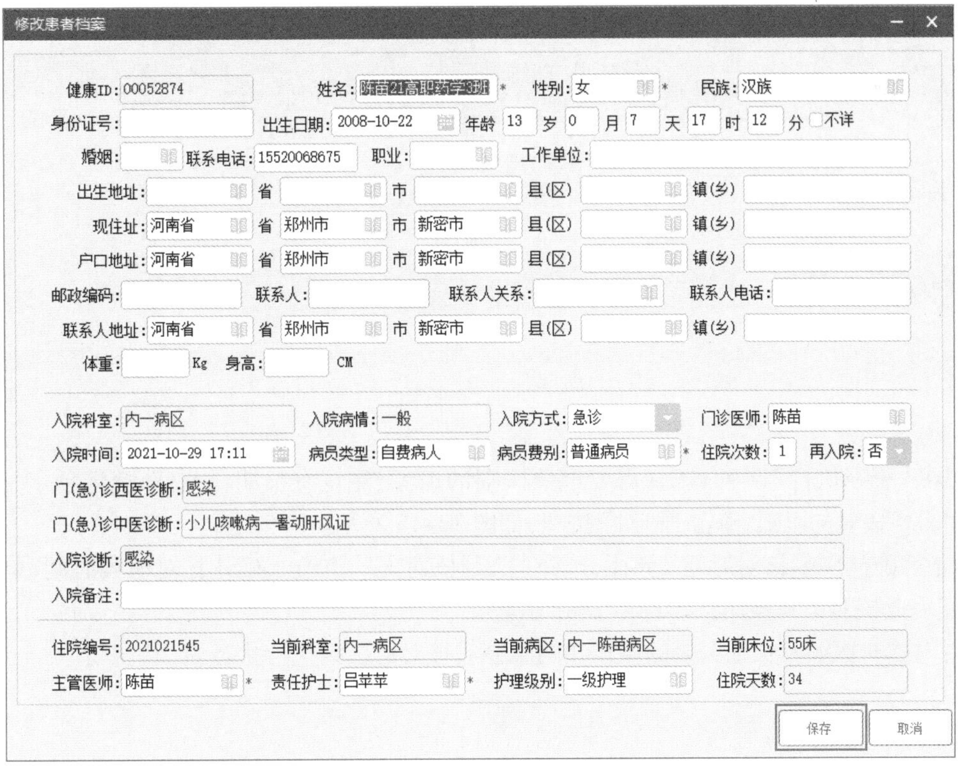

图 14-11　修改患者档案信息

14.4 医嘱执行

住院管理 –
审核医嘱   住院管理 –
医嘱执行

1. 审核医嘱

【功能】用于住院护士审核医生下达的医嘱。

【步骤】

① 单击"住院"选项卡,选择"住院护理站",医生开具医嘱后,在"住院护理站"界面右下角的框中提示有待审核的医嘱,双击患者或在界面下方单击"医嘱执行"按钮,如图 14-12 所示。

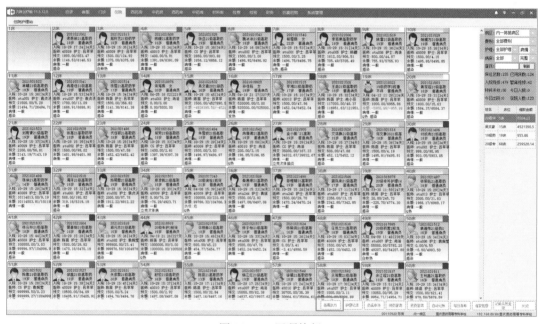

图 14-12   医嘱执行

② 在"医嘱执行"界面,选择需要审核医嘱的患者(注意有长期、临时医嘱选项卡)进行核对,选中需要核对的医嘱,单击"核对"按钮,如图 14-13 所示。

③ 在"确认医嘱核对时间"界面,选择"医嘱核对人"(护士),确认核对医嘱时间,单击"确定"按钮完成核对医嘱操作,如图 14-14 所示。

注:对临时医嘱及长期医嘱的操作相同。完成核对的医嘱执行状态为"待执行"。

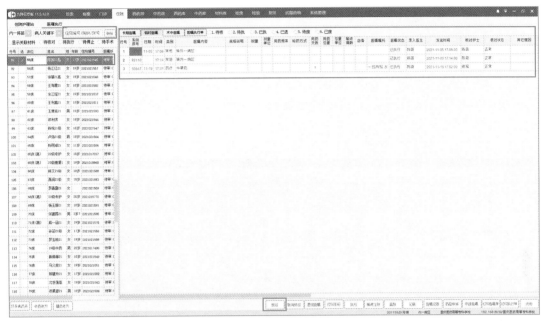

图 14-13 核对医嘱

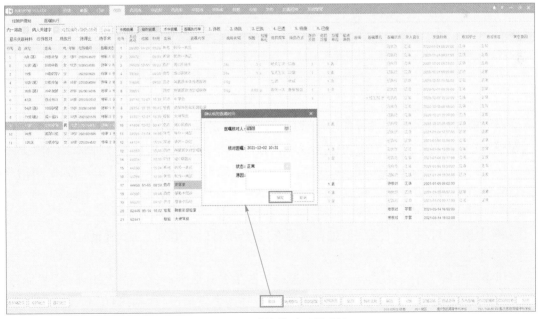

图 14-14 确认核对医嘱时间

2. 生成处方

(1) 中药处方单生成

【功能】用于住院护士生成患者中药处方。

【步骤】

① 单击"住院"选项卡,选择"住院护理站",医生开具医嘱后,在"住院护理站"界面右下角的框中提示有待审核的医嘱,双击患者标签或在界面下方单击"医嘱执行"按钮,如图 14-15 所示。

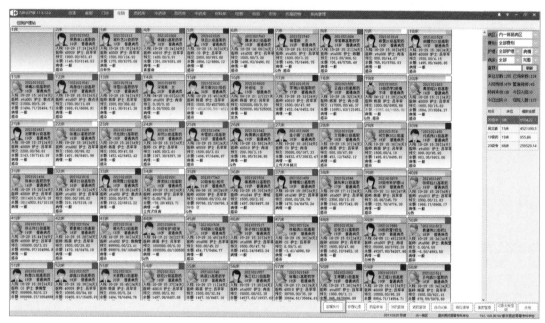

图 14-15　医嘱执行

② 在"医嘱执行"界面,选择需要生成的中药处方(需提前审核医嘱,审核医嘱操作详见审核医嘱模块),单击界面左下方的"中药处方"按钮,在"中药处方"窗口有 3 种状态(未生成、已生成、已发药),如需查看处方明细,勾选"显示明细"复选框,选中"未生成"单选按钮,单击"保存"按钮,完成中药处方单的生成,如图 14-16 所示。

(2) 病区领药单生成

【功能】用于住院护士生成病区患者领药单(领药单可以用作药房对账凭证)。

【步骤】

① 单击"住院"选项卡,选择"住院护理站",医生开具医嘱后,在"住院护理站"界面右下角的框中提示有待审核的医嘱,双击患者标签或在界面下方单击"医嘱执行"按钮,如图 14-15 所示。

② 在"医嘱执行"界面,选择需要生成的西药(需提前审核医嘱,审核医嘱操作详见审核医嘱模块),单击界面右下方的"药品申领"按钮,如图 14-17 所示。

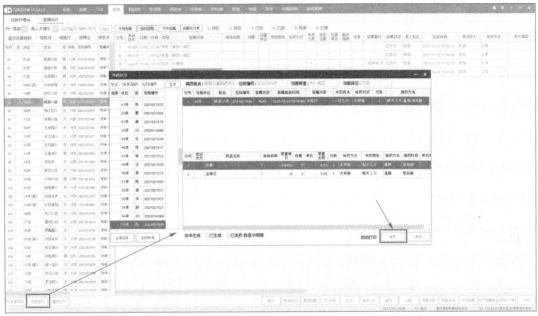

图 14-16　中药处方单生成

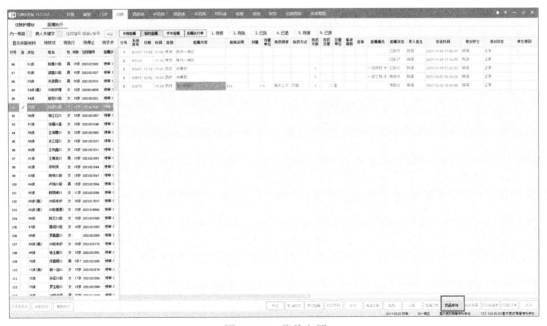

图 14-17　药品申领

③ 在"西药房病区集中发药"界面，单击"刷新"按钮，出现病区患者药品申领信息，界面自动默认全选患者，也可单独勾选患者；在窗口右下方，单击"新建"按钮获取病区患者领药信息，护士审查药品，单击"保存"完成病区领药单的生成，如图 14-18 所示。

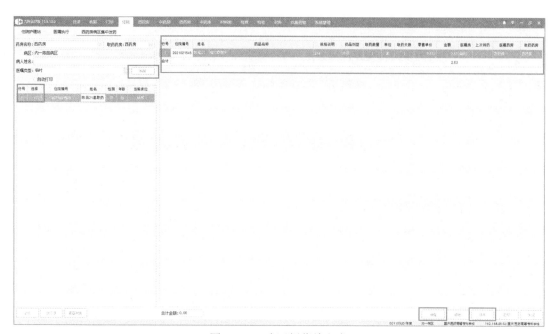

图 14-18　病区领药单生成

3. 执行医嘱

【功能】用于住院护士执行医嘱。

【步骤】

① 单击"住院"选项卡，选择"住院护理站"，医生开具医嘱后，在"住院护理站"界面右下角的框中提示有待审核的医嘱，双击患者标签或在界面下方单击"医嘱执行"按钮，如图 14-15 所示。

② 在"医嘱执行"界面，选择需要执行的医嘱（需提前审核医嘱，审核医嘱操作详见审核医嘱模块）；右击，在弹出的快捷菜单中选择"执行"命令或在界面下方单击"执行"按钮，如图 14-19 所示。

在"执行"文本框选择执行人，填写执行时间，单击"确定"按钮完成患者医嘱的执行，如图 14-20 所示。

4. 退回医嘱

【功能】用于住院护士退回医嘱。

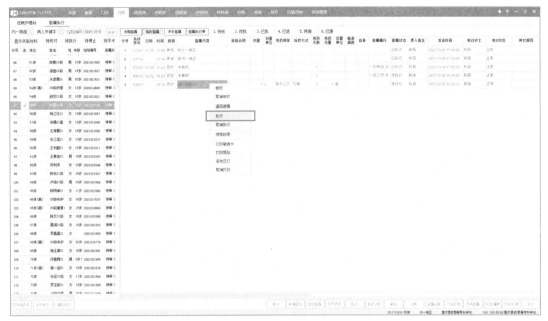

图 14-19　执行医嘱

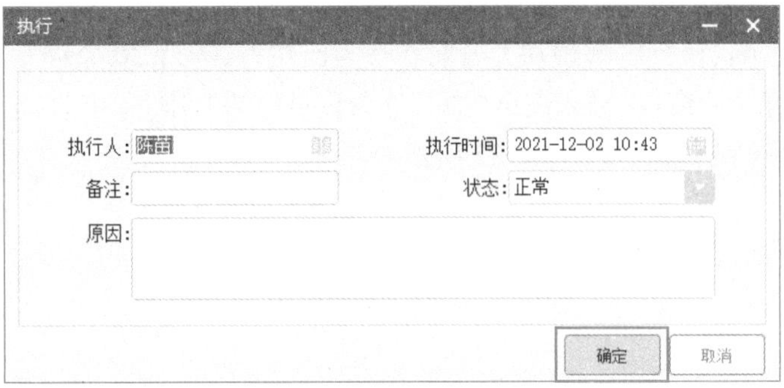

图 14-20　确认执行医嘱

【步骤】单击"住院"选项卡,选择"住院护理站",医生开具医嘱后,在"住院护理站"界面右下角的框中提示有待审核的医嘱,单击界面下方的"医嘱执行"按钮,如图 14-15 所示。

在"医嘱执行"界面,选择未审核的医嘱,单击界面下方的"退回医嘱"按钮,弹出"退回医嘱原因"窗口,填写退回医嘱原因,单击"确认"按钮完成医嘱退回,如图 14-21 所示。

5. 皮试流程

【功能】用于住院护士执行皮试医嘱。

【步骤】单击"住院"选项卡,选择"住院护理站",医生开具医嘱后,在"住院护理站"界面右下角的框中提示有待审核的医嘱,单击界面下方的"医嘱执行"按钮,如图 14-15 所示。

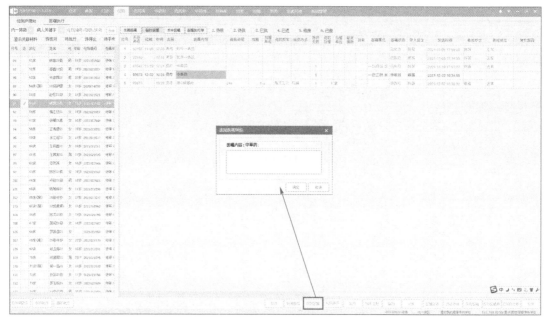

图 14-21　退回医嘱

　　在"医嘱执行"界面,选择需执行的皮试医嘱(需提前审核医嘱、执行医嘱,审核医嘱、执行医嘱操作详见审核医嘱、执行医嘱模块),医嘱状态为已执行,等待 20 分钟后,双击皮试结果空白格,弹出"皮试结果录入"窗口,输入皮试时间,选择皮试结果(阴性、阳性),选择执行人,单击"确认"按钮完成皮试医嘱的执行,如图 14-22 所示。

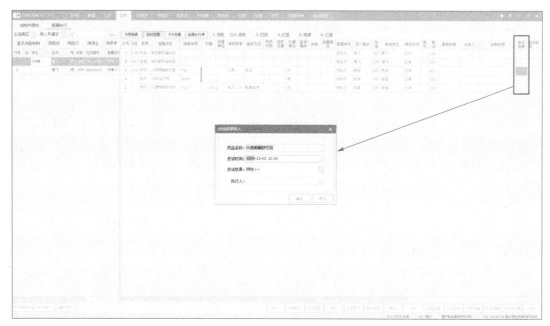

图 14-22　录入皮试结果

14.5　领药查询

【功能】用于住院护士查询病区患者药品申领情况（可以用作核对病区领药依据）。

【步骤】单击"住院"选项卡，选择"住院护理站"，在"住院护理站"界面右下方，单击"药品申领"按钮，如图 14-23 所示。

在"西药房住院集中发药列表"界面中查询病区所有患者药品申领单，如图 14-24 所示。

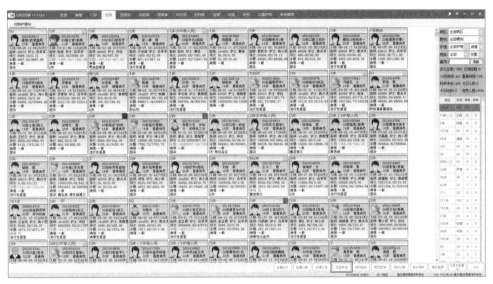

图 14-23　住院护理站界面

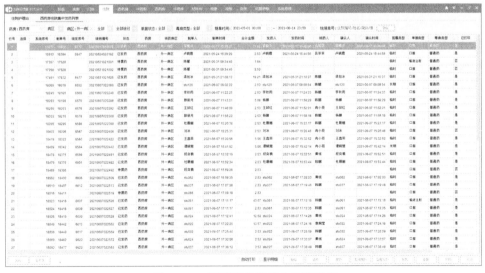

图 14-24　西药房住院集中发药列表

14.6　患者处方

1. 处方查询

【功能】用于住院护士查询处方信息。

【步骤】单击"住院"选项卡,选择"住院护理站",在住院护理站界面右下方,单击"领药查询"按钮,如图 14-25 所示。

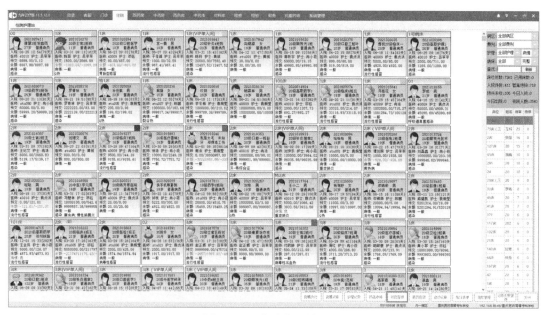

图 14-25　住院护理站界面

在"西药房住院集中发药列表"中可以通过患者"住院编号/姓名/单号"查询药品申领单,双击"病区"中的单个患者标签,或单击界面下方的"查看"按钮,如图 14-26 所示。

在"集中发药单明细"窗口,可查看患者处方明细,如图 14-27 所示。

2. 处方删除

【功能】用于住院护士删除已经生成的处方。

【步骤】单击"住院"选项卡,选择"住院护理站",在"住院护理站"界面右下方,单击"领药查询"按钮,可以查看药房是否发药(状态为"待摆药"的可以删除患者药品申领单,状态为"已摆药"或"已发药"的则不能删除),如图 14-28 所示。

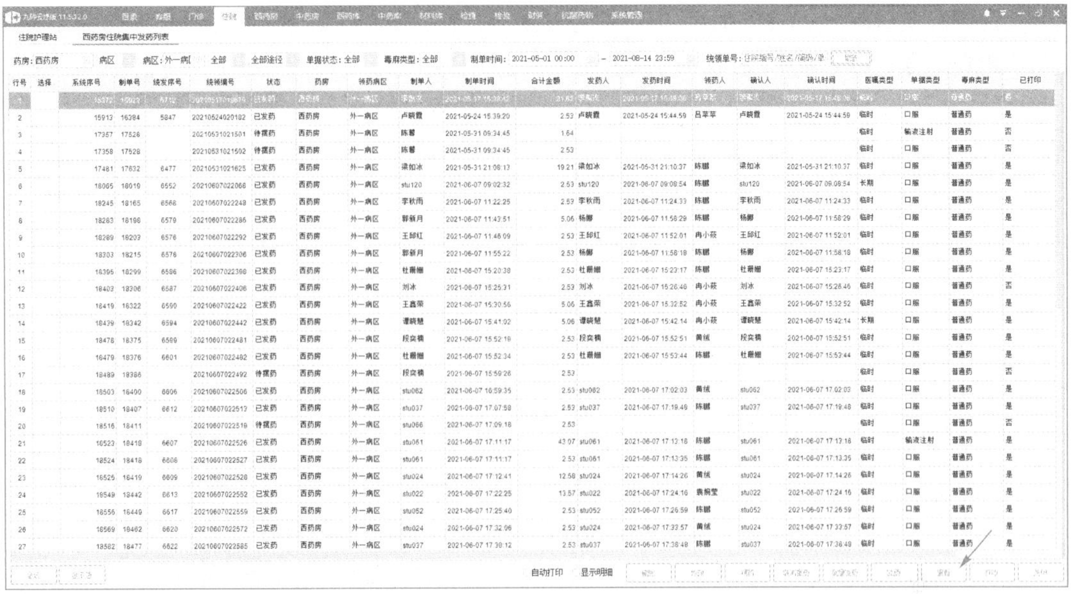

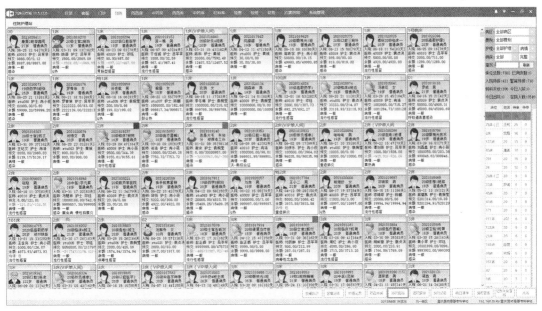

图 14-26　西药房住院集中发药列表

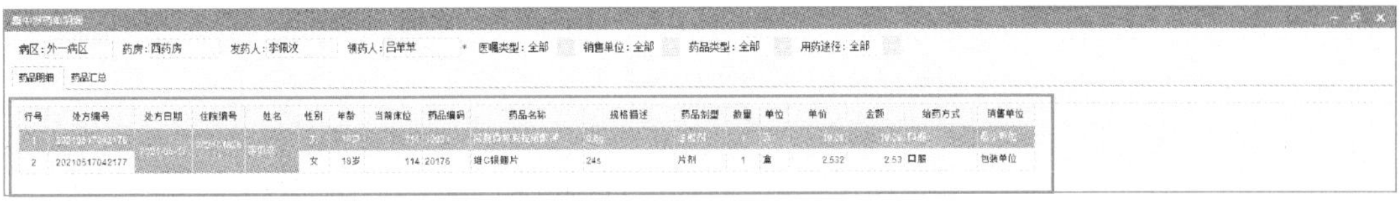

图 14-27　"集中发药单明细"窗口

图 14-28　"住院护理站"界面

在"西药房住院集中发药列表"中可以通过患者"住院编号/姓名/单号"查询药品申领单，选择需要删除的药品申领单，在界面下方单击"删除"按钮，如图14-29所示。

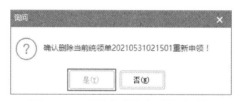

图14-29　西药房住院集中发药列表

在弹出的对话框中，单击"是"按钮完成患者处方的删除，如图14-30所示。

图14-30　确认患者处方删除对话框

14.7　护理记录

1. 护理记录录入与修改

（1）记录录入

【功能】用于住院护士录入患者护理记录数据。

【步骤】单击"住院"选项卡，选择"住院护理站"，在"住院护理站"界面右下方，单击"护理记录"按钮，如图14-31所示。

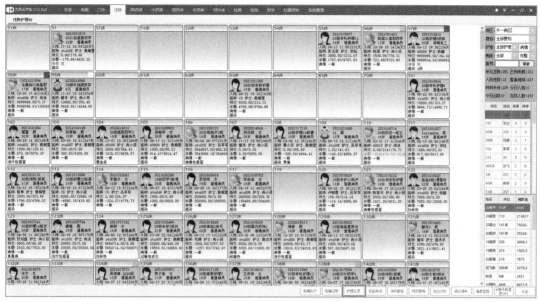

图 14-31 住院护理站界面

在"护理记录"界面,选择需要录入护理记录的患者及护理记录单模板(模板内容可根据医院实际情况进行设置),单击界面右上方的"添加"按钮可进行记录内容的录入,录入后,单击"保存"按钮完成护理记录的录入,如图 14-32 所示。

(2) 记录修改

【功能】用于住院护士修改患者护理记录数据。

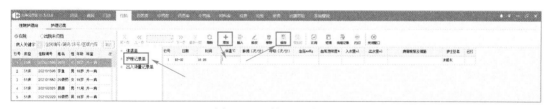

图 14-32 护理记录录入

【步骤】单击"住院"选项卡,选择"住院护理站",在"住院护理站"界面右下方,单击"护理记录"按钮,如图 14-31 所示。

在"护理记录"界面,单击"修改"按钮可以对已保存的护理记录进行修改,修改后单击"保存"按钮完成护理记录的修改,如图 14-33 所示。

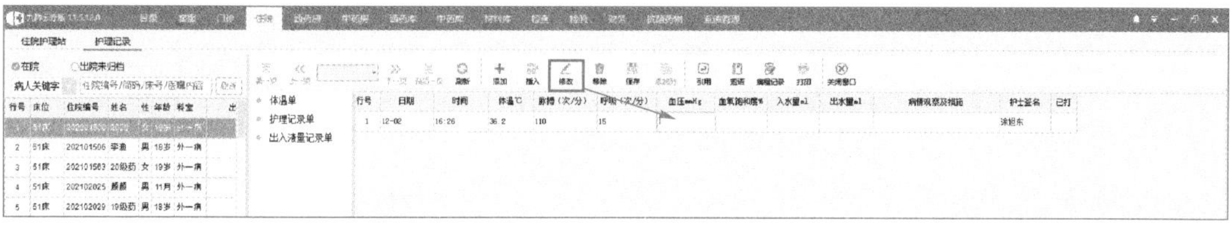

图 14-33 护理记录修改

2. 体温单录入与修改

(1) 体温单数据录入

【功能】用于住院护士录入患者体温单数据。

【步骤】单击"住院"选项卡,选择"住院护理站",在"住院护理站"界面右下方,单击"护理记录"按钮,如图 14-31 所示。

在"护理记录"界面,选择需要录入体温单的患者,显示患者体温单,单击"录入数据"按钮,如图 14-34 所示。

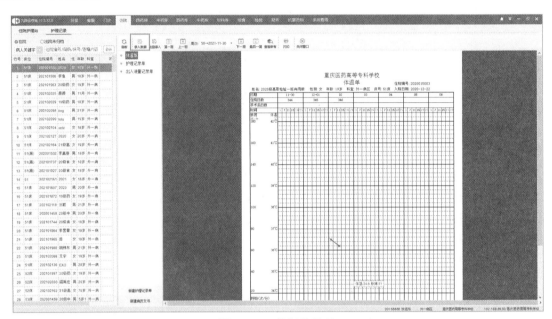

图 14-34　体温单界面

在"体温单录入"界面左方,可选择日期(天)录入对应的体温单数据,录入后单击"确定"按钮完成体温单数据的录入,如图 14-35 所示。

(2) 体温单数据修改

【功能】用于住院护士修改患者体温单数据。

【步骤】单击"住院"选项卡,选择"住院护理站",在"住院护理站"界面右下方,单击"护理记录"按钮,如图 14-31 所示。

在"护理记录"界面,选择需要修改体温单的患者,显示患者体温单,单击"录入数据"按钮,如图 14-36 所示。

在"体温单录入"界面左方,可选择日期(天)修改对应的体温单数据,录入后单击"确定"按钮完成体温单数据的修改,如图 14-37 所示。

3. 护理文书

(1) 新建文书

【功能】用于住院护士建立患者护理文书(即病历文书)。

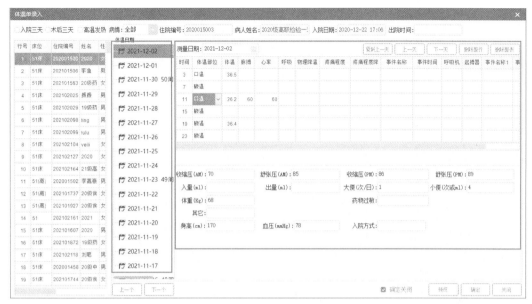

图 14-35　体温单数据录入

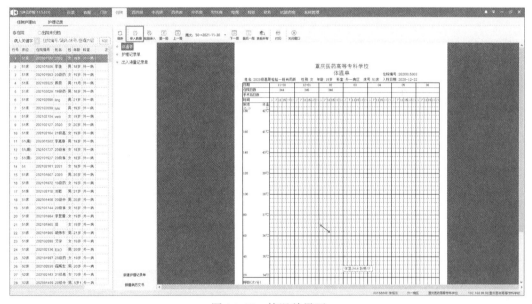

图 14-36　体温单界面

【步骤】单击"住院"选项卡,选择"住院护理站",在"住院护理站"界面右下方,单击"护理记录"按钮,如图 14-31 所示。

在"护理记录"界面,选择需建立护理文书的患者,单击界面下方的"新建病历文书"按钮,在弹出的"新建病历:病历文书"对话框中,选择相应的文书,此处选择"手术记录",然后单击"确定"按钮,如图 14-38 所示。

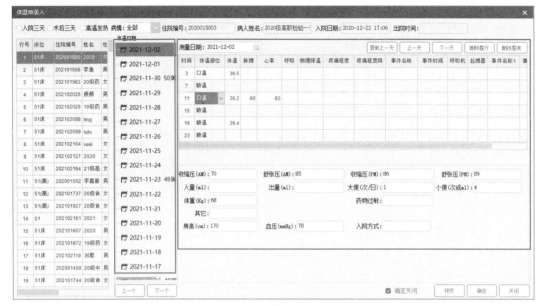

图 14-37　体温单修改

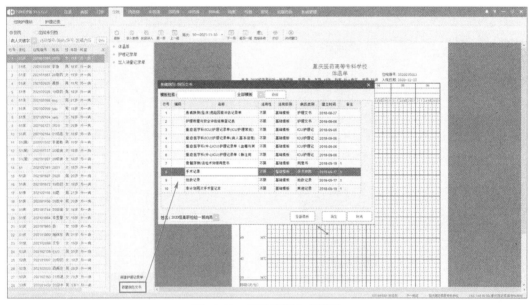

图 14-38　新建病历文书界面

在护理文书的编辑界面,文书默认为编辑状态,填写完文书内容后,单击"保存文档"按钮完成护理文书的新建,如图 14-39 所示。

(2) 修改文书

【功能】用于住院护士修改患者护理文书(即病历文书)。

【步骤】单击"住院"选项卡,选择"住院护理站",在"住院护理站"界面右下方,单击"护理记录"按钮,如图 14-31 所示。

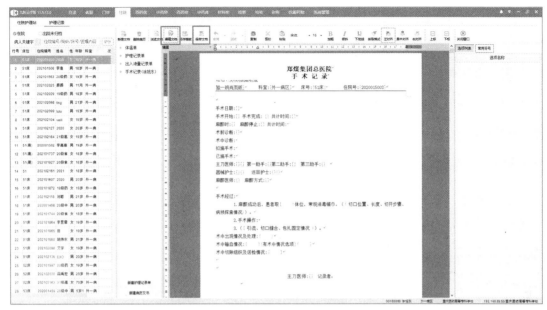

图 14-39 手术记录界面

在"护理记录"界面,选择需要修改患者对应的护理文书,文书默认为预览状态,单击"编辑文档"按钮,如图 14-40 所示。

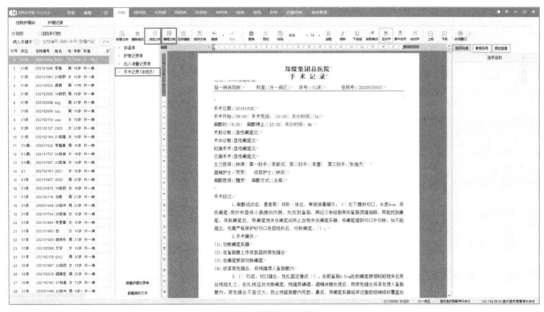

图 14-40 手术记录编辑界面

在护理文书编辑界面修改文书内容,完成后单击"保存文档"按钮完成护理文书的修改,如图 14-41 所示。

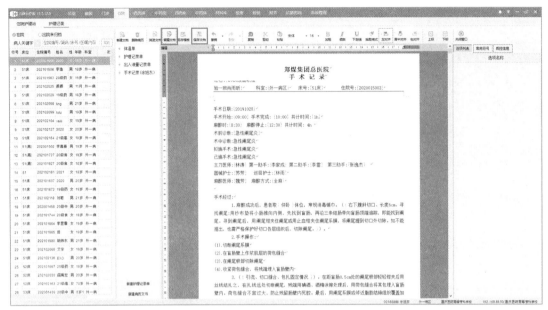

图 14-41 手术记录的保存

14.8 每日清单

【功能】用于住院护士打印患者每日费用清单。

【步骤】单击"住院"选项卡，选择"住院护理站"，在"住院护理站"界面的右下方单击"每日清单"按钮，如图 14-42 所示。

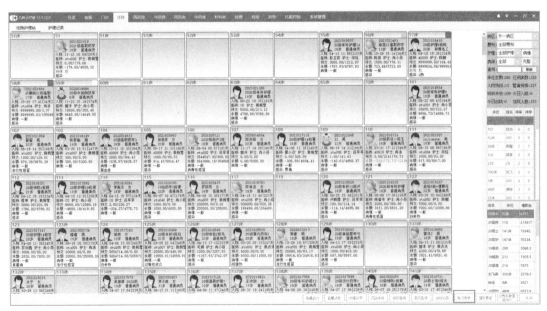

图 14-42 "住院护理站"界面

在"每日清单"窗口,支持打印全部或单个患者的费用清单,单击"单打"按钮,可以打印当前勾选的单个患者的费用清单;单击"连打"按钮,可以打印多个患者的费用清单,如图 14-43 所示。

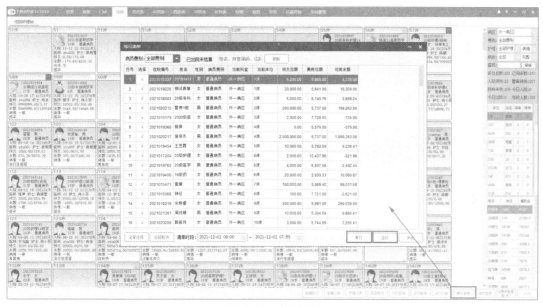

图 14-43　每日清单

14.9　住院记账

【功能】用于住院护士对患者住院费用的记账(如项目、材料等,常用于对杂费记账,补记费用)。

【步骤】单击"住院"选项卡,选择"住院护理站",如图 14-44 所示。

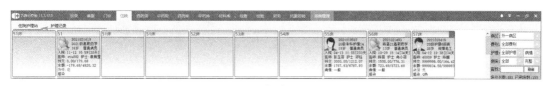

图 14-44　"住院护理站"界面

在"住院护理站"界面右击需要记账的患者标签,在弹出的快捷菜单中选择"住院记账"命令,如图 14-45 所示。

在"新增"窗口中录入需要记账的项目或材料,选择"执行科室"中的相应科室,结果将列入记账明细列表中;单击"保存"按钮完成对患者(项目、材料等)的记账,如图 14-46 所示。

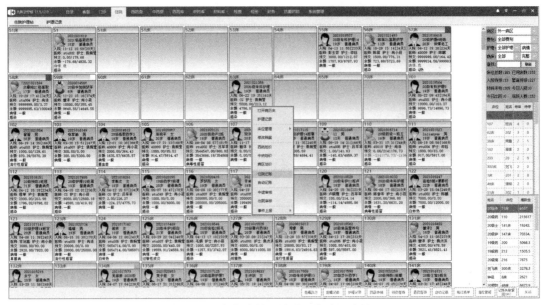

图 14-45　在住院护理站进入住院记账界面

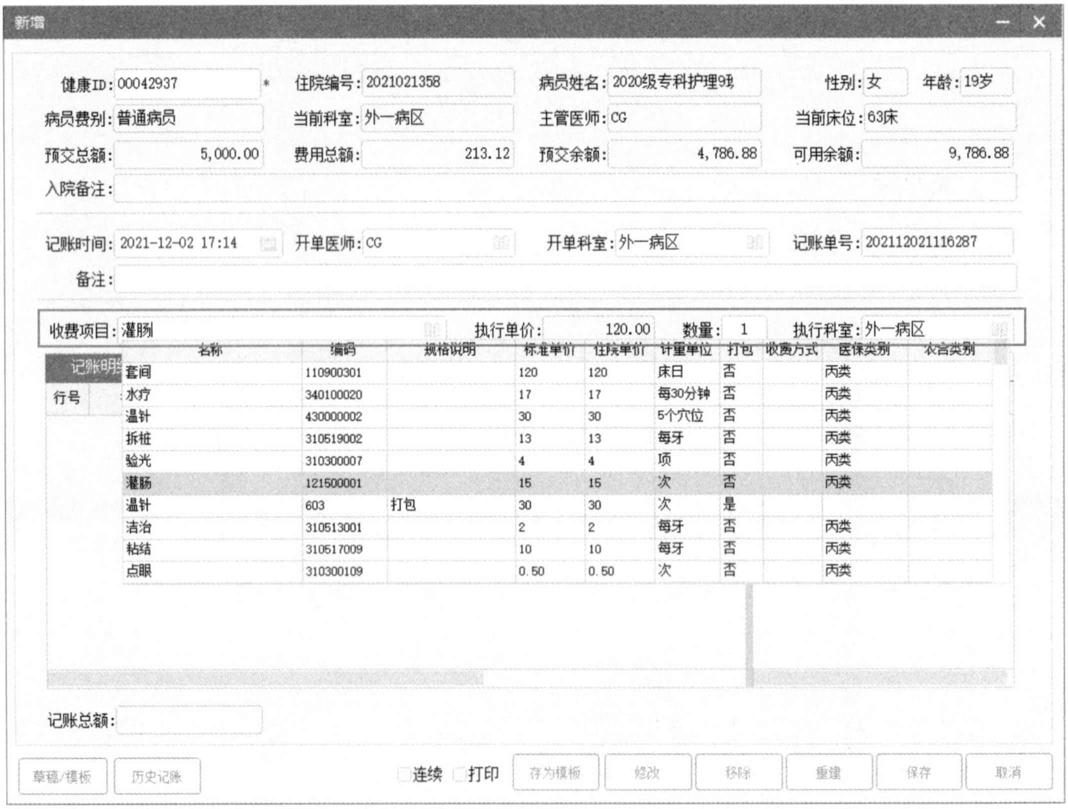

图 14-46　新增记账界面

注: 住院记账费用管理模式是按照收费项目进行管理的, 不计实际库存(数量)。

14.10　病区划价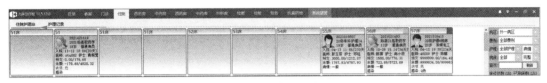

【功能】用于住院护士对患者住院费用的记账（常用于科室药房记账）。

【步骤】单击"住院"选项卡，选择"住院护理站"，如图 14-47 所示。

图 14-47　"住院护理站"界面

在"住院护理站"界面的床位上右击需要记账的患者，在弹出的快捷菜单中选择"病区划价"命令，如图 14-48 所示。

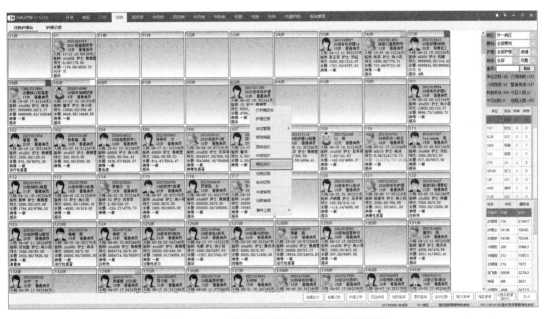

图 14-48　在住院护理站进入病区划价界面

在"西药房病区划价"窗口，选择需要记账的材料，输入记账数量，单击右侧的"加入"按钮生成记账明细，单击"确定"按钮完成对患者（材料）的记账，如图 14-49 所示。

注：病区划价管理模式是按照库存管理的，计算实际库存（数量）。

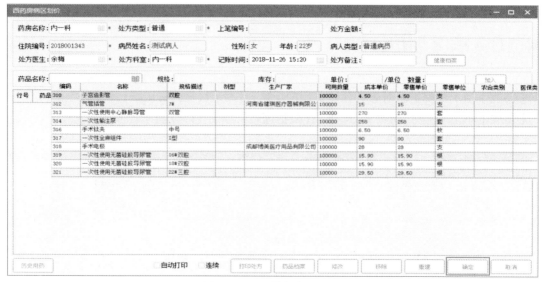

图 14-49　西药房病区划价

14.11　西药、中药划价

【功能】用于住院护士对患者住院费用的记账。

【步骤】单击"住院"选项卡，选择"住院护理站"，如图 14-50 所示。

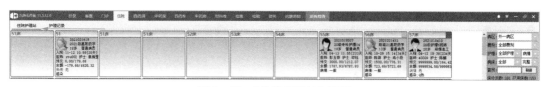

图 14-50　"住院护理站"界面

在"住院护理站"界面的床位上右击需要记账的患者，在弹出的快捷菜单中选择"西药划价"命令，如图 14-51 所示。

在"西药房住院处方划价"窗口，选择需要记账的药品，输入记账数量，单击"加入"按钮生成记账明细；单击"确定"按钮完成对患者(药品)的记账，如图 14-52 所示；中药划价可参照西药划价操作。

注：西药划价管理模式是按照库存管理的，计算实际库存(数量)，此功能多用于对特殊药品进行划价(手术室、麻醉科)，使用普遍。

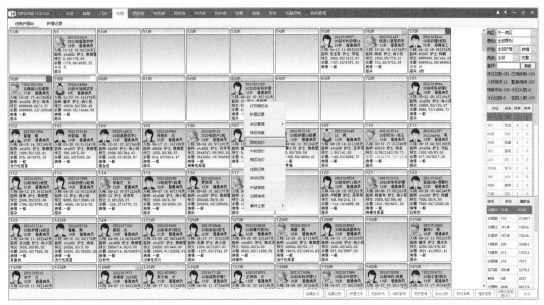

图 14-51 在住院护理站进入西药划价界面

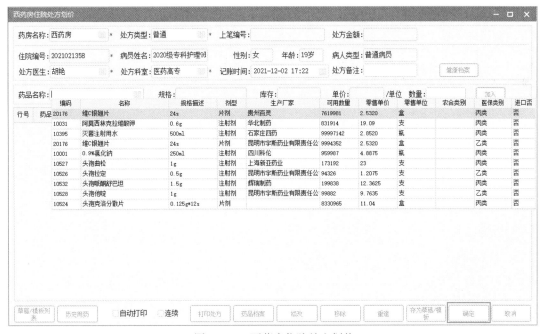

图 14-52 西药房住院处方划价

14.12　自动记账

1. 设置自动记账项目

【功能】用于患者住院费用自动记账（常见的如床位费、取暖费等）。

【步骤】单击"住院"选项卡，选择"住院护理站"，在"住院护理站"界面下方，单击"自动记账"按钮，如图 14-53 所示。

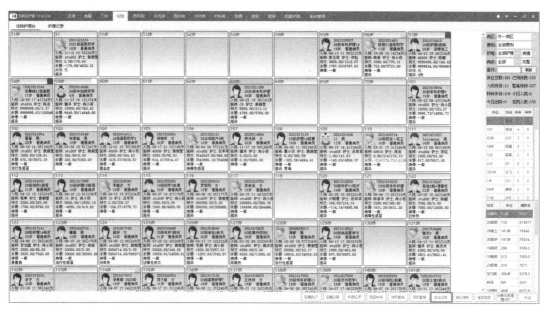

图 14-53　住院护理站界面

在"费用自动记账编辑"窗口，输入需记账的收费项目，填写数量，执行科室默认为当前科室，按 Enter 键生成自动记账项目明细（添加的项目每天定时进行自动记账），如图 14-54 所示。

2. 取消自动记账项目

【功能】用于取消住院患者自动记账费用。

【步骤】单击"住院"选项卡，选择"住院护理站"，在"住院护理站"界面下方，单击"自动记账"按钮，如图 14-53 所示。

在"费用自动记账编辑"窗口，选择需取消的记账项目，单击"移除"按钮，在弹出的对话框中，单击"是"按钮完成自动记账项目的取消，如图 14-55 所示。

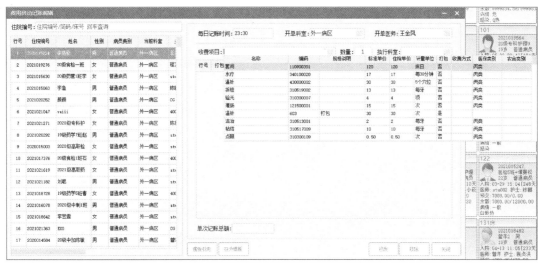

图 14-54　自动记账

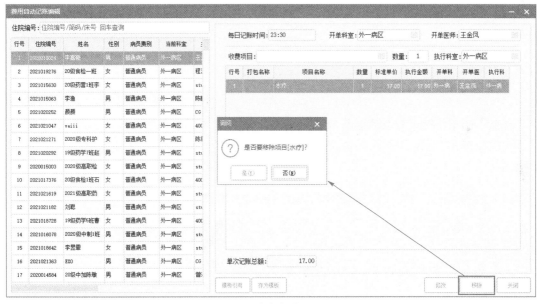

图 14-55　移除自动记账项目

14.13　病区退药申请

1. 退药申请

【功能】用于住院患者退药申请。

【步骤】单击"住院"选项卡,选择"病区退药",在"病区退药"界面,选择退药患者,然后选择需退药品,在界面下方"待退明细"中输入药品的待退数量、退药原因,单击"保存"按钮,在弹出的对话框中,单击"是"按钮完成退药申请,如图 14-56 所示。

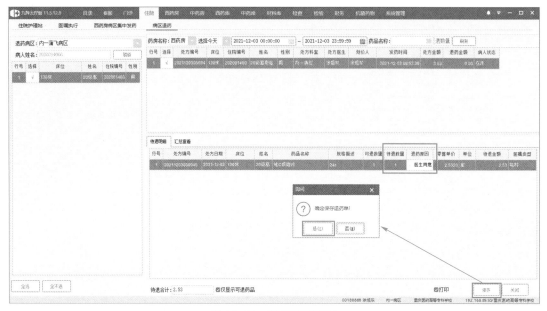

图 14-56 病区退药窗口

2. 取消申请

【功能】用于住院患者取消退药申请。

【步骤】单击"住院"选项卡,选择"住院护理站",在界面下方,单击"退药查询"按钮,如图 14-57 所示。

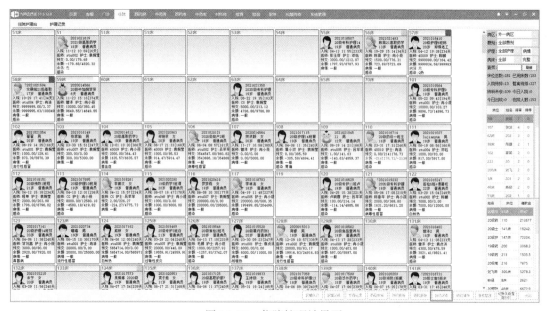

图 14-57 住院护理站界面

进入"住院病区退药列表"界面,选择需要取消的退药申请,单击"删除"按钮,在弹出的对话框中,单击"是"按钮完成取消退药申请,如图 14-58 所示。

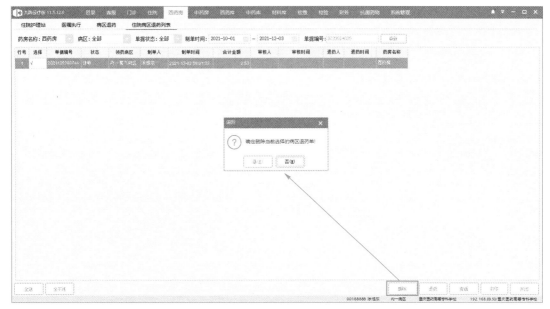

图 14-58　住院病区退药列表

14.14　患者费用

1. 查询费用

【功能】用于查询患者住院期间产生的费用信息。

【步骤】单击"住院"选项卡,选择"住院护理站",在住院护理站界面中,双击选择相应的患者,如图 14-59 所示。

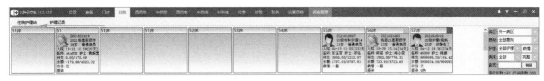

图 14-59　住院护理站界面

在"住院病员详细信息"界面,可对患者住院期间的费用进行查询,可以切换查询不同的明细费用,如图 14-60 所示。

2. 记账

【功能】用于住院护士对患者住院费用的记账。

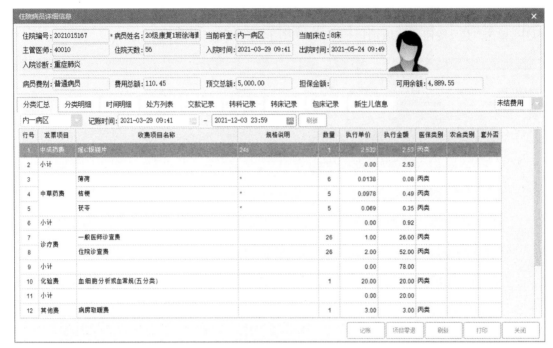

图 14-60　住院病员详细信息

【步骤】单击"住院"选项卡，选择"住院护理站"，在"住院护理站"界面中，双击选择相应的患者，如图 14-61 所示。

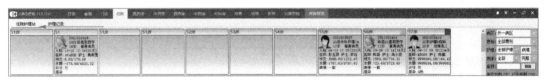

图 14-61　住院护理站界面

在患者信息界面中，可以分别单击"分类汇总""分类明细""时间明细"界面的"记账"按钮，在弹出的对话框中，进行记账操作，此处与住院记账操作相同，详见住院记账模块，如图 14-62 所示。

3. 项目零退

【功能】用于冲销患者住院费用。

【步骤】单击"住院"选项卡，选择"住院护理站"，在"住院护理站"界面中，双击选择相应的患者，如图 14-63 所示。

在患者信息界面中，可以分别单击"分类汇总""分类明细""时间明细"界面的"项目零退"按钮，如图 14-64 所示。

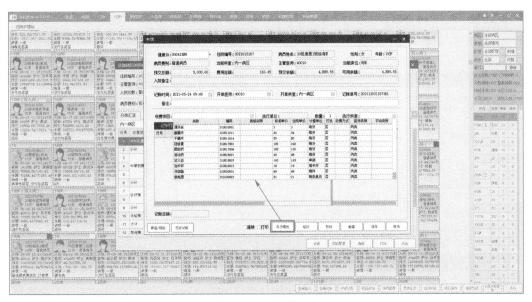

图 14-62　新增记账

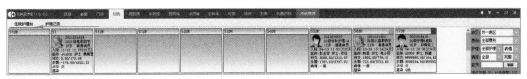

图 14-63　住院护理站界面

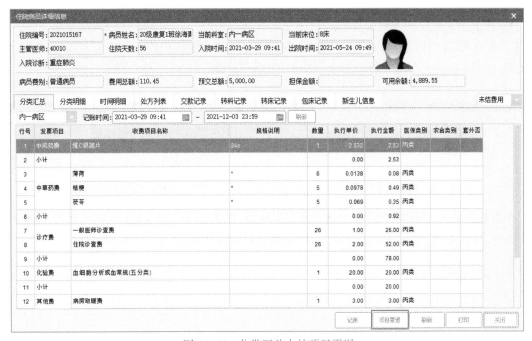

图 14-64　分类汇总中的项目零退

进入"零退"界面,选择相应的零退项目,此处默认待退数量与可退数量相同,同时待退数量可根据患者情况做修改;单击"保存"按钮完成患者项目零退,如图 14-65 所示。

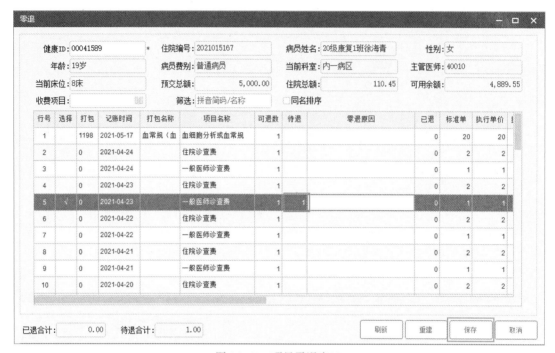

图 14-65 项目零退窗口

4. 修改记账时间

【功能】用于住院护士对患者住院费用记账时间的修改。

【步骤】单击"住院"选项卡,选择"住院护理站",在"住院护理站"界面中,双击选择相应的患者,如图 14-66 所示。

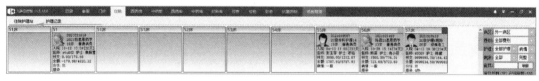

图 14-66 住院护理站界面

在患者信息的"时间明细"界面选择相应的记账项目,单击"修改记账时间"按钮,在弹出的对话框中,录入时间,单击"确定"按钮完成记账项目的时间修改,如图 14-67 所示。

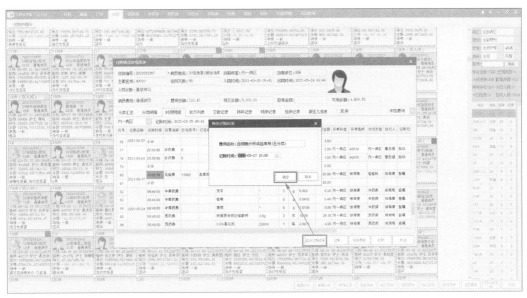

图 14-67　修改记账时间

14.15　催款管理

【功能】用于住院护士对患者费用的催款,打印催款单。

【步骤】单击"住院"选项卡,选择"住院护理站",在"住院护理站"界面中,双击选择相应的患者,如图 14-68 所示。

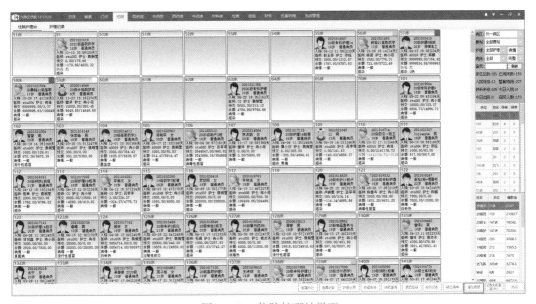

图 14-68　住院护理站界面

在"催款管理"界面,勾选相应的催款患者,单击"打印"按钮完成患者催款条打印,如图 14-69 所示。

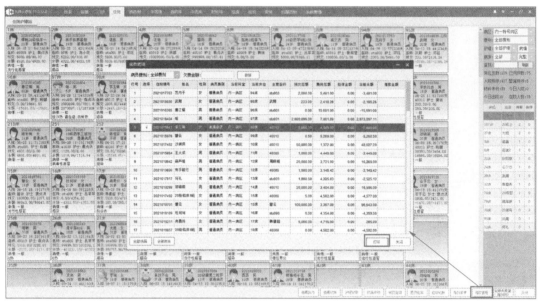

图 14-69 病员的催款管理界面

住院管理 – 费用审核

14.16 中途审核

【功能】用于住院护士对患者住院期间费用的审核(类似出院审核,比如医保扎账等特殊情况下使用)。

【步骤】单击"住院"选项卡,选择"住院护理站",如图 14-70 所示。

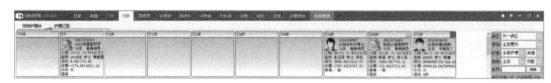

图 14-70 住院护理站界面

在"住院护理站"的床位上,选中需要费用审核的患者,右击"中途审核",如图 14-71 所示。

在中途结算审核界面,单击"保存"按钮完成患者费用审核,如图 14-72 所示。

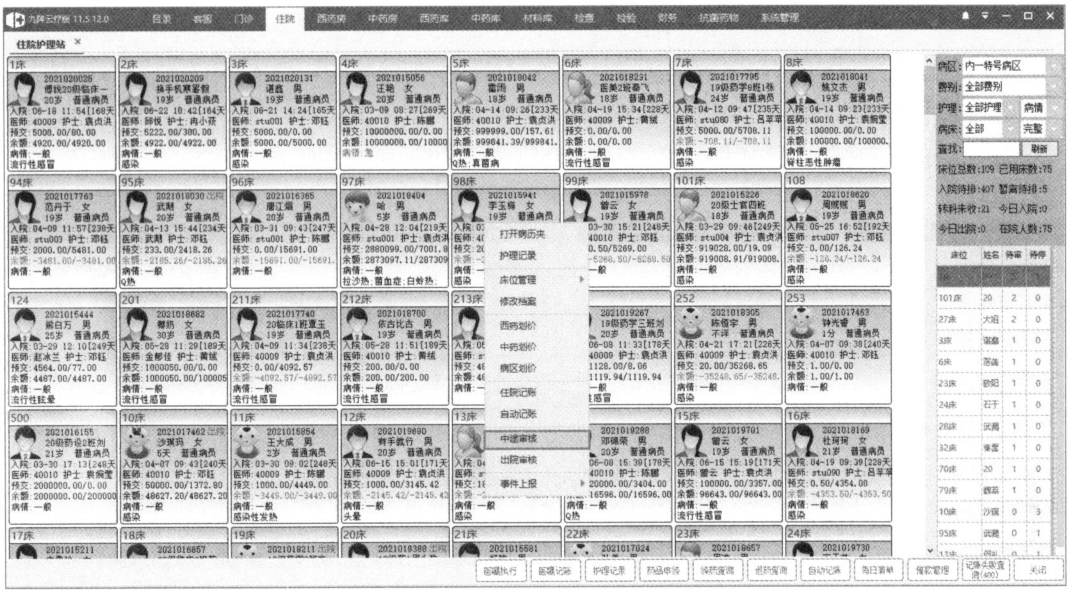

图 14-71　住院护理站进入中途审核界面

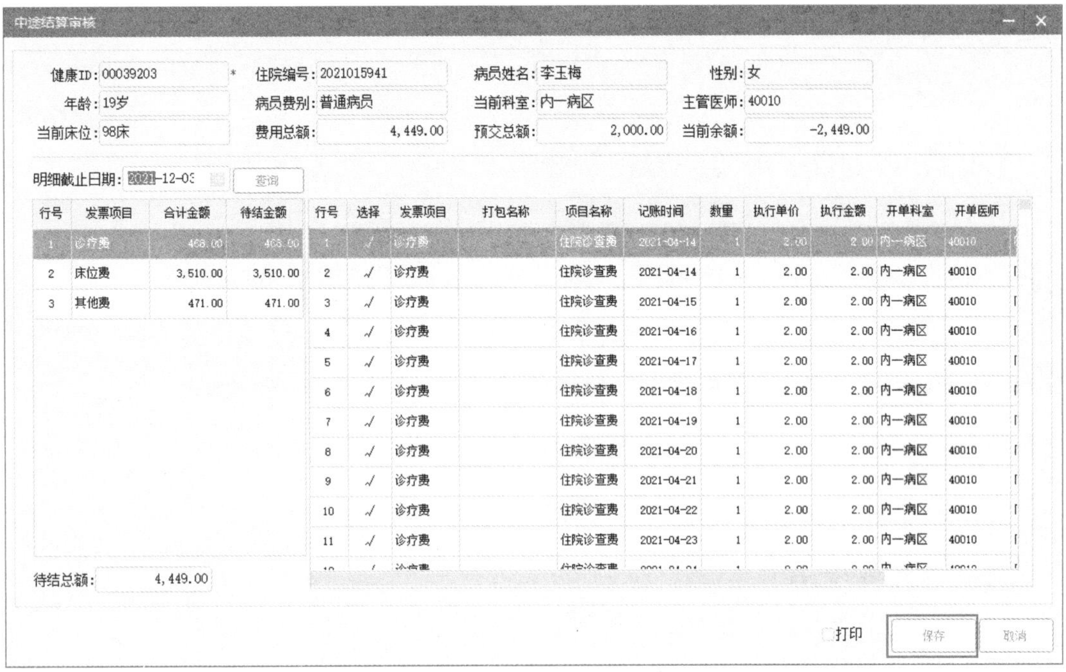

图 14-72　中途结算审核界面

14.17 出院审核

【功能】用于住院护士对出院患者在住院期间费用的审核。

【步骤】单击"住院"选项卡,选择"住院护理站",如图 14-73 所示。

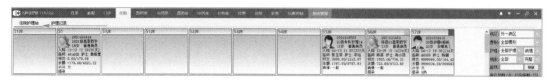

图 14-73 住院护理站界面

在"住院护理站"的床位上,选中需要出院的患者,右击"出院审核",如图 14-74 所示。

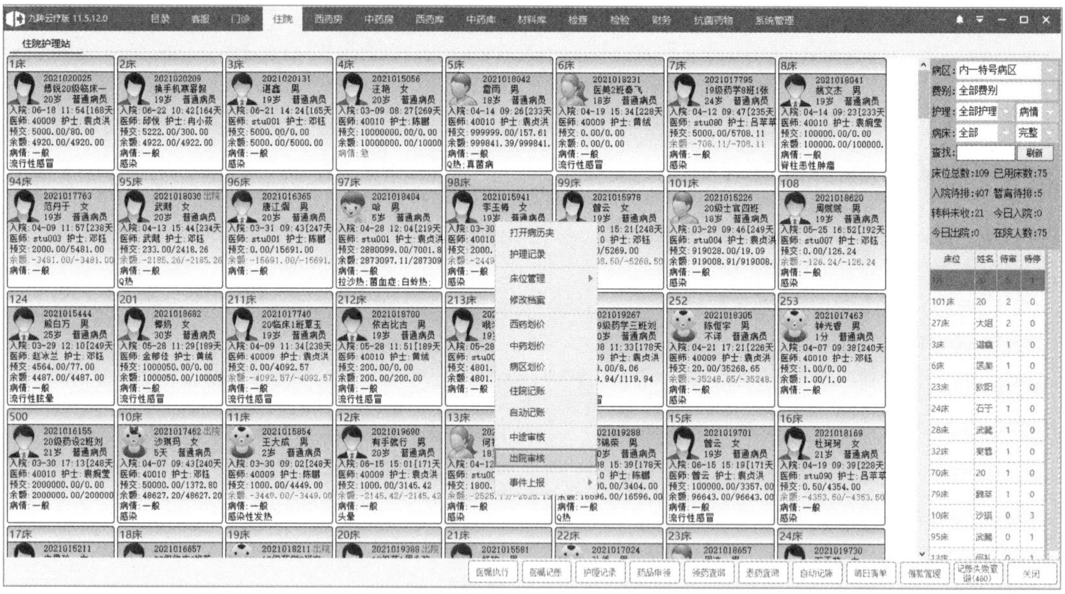

图 14-74 住院护理站进入出院审核界面

在"出院审核"窗口,选择"出院诊断",单击"出院审核"按钮完成患者出院,患者出院后会进行自动离床,如图 14-75 所示。

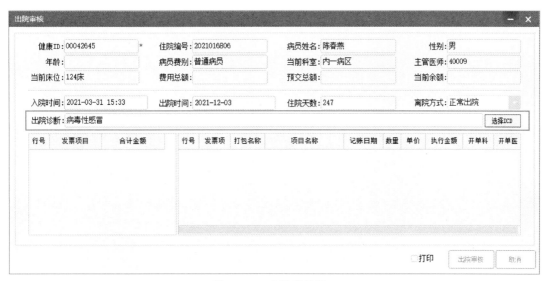

图 14-75　出院审核窗口

第 15 章 住院医生

15.1 开具医嘱

15.1.1 接诊患者

【功能】用于住院医生对入院患者的接诊。

【步骤】单击"住院"选项卡,选择"住院医师工作站"进入工作站。在"住院医师工作站"界面,在"范围"下拉列表框中选择本人或本科,查看新入院患者信息;选中需要接诊的患者,单击"书写病历"按钮或双击患者信息可以进入病历夹界面,如图 15-1 所示。

电子病历系
统医嘱管理

住院医生
工作站

行号	住院	住院编号	姓名	性	年龄	病员类别	诊断	病情	住院科室	当前床位	主管医师	路径状态	交班医师	交班状态	入院时间	出院时间	
193	在院	2021015442	20级康夏2	女	18岁	普通病员	感染	一般	外一病区	126床	40009				2021-03-29		
194	在院	2021019830	中医3谢一	男	20岁	普通病员	流行性感冒	一般	外一病区	127床	40009				2021-06-16		1
195	在院	2021018910	宋佳杰	男	19岁	普通病员	真菌病	一般	外一病区	127床	stu006				2021-06-01		1
196	在院	2021018078	20级陈祺零	男	18岁	普通病员	感染	一般	外一病区	128床	stu007				2021-04-14		2
197	在院	2020015013	周誉	男	18岁	普通病员	流行性感冒	一般	外一病区	128床	stu002				2020-12-29		2
198	在线	2021018507	黄家琪	男	21岁	普通病员	感染	一般	外一病区	129床	stu007				2021-06-02		
199	在院	2021017911	刘宇	男	18岁	普通病员	葡萄性湿疹	一般	外一病区	130床	40010				2021-04-12		2
200	在院	2021017140	王凤莲	女	20岁	普通病员	流行性感冒	一般	外一病区	130床	40009				2021-04-02		2
201	在院	2021016688	黄嘉琪	未		普通病员		一般	外一病区	130床	40010				2021-03-31		2
202	在院	2021015600	20级医检一	男		普通病员		一般	外一病区	131床	40010				2021-03-29		2
203	在院	2021017611	20级中医2	男	18岁	普通病员	感染	急	外一病区	132床	40009				2021-04-07		2
204	在院	2021016151	20级药设2	男	19岁	普通病员	流行性感冒	一般	外一病区	132床	stu007				2021-03-30		2
205	在院	2021019376	漆航19药1	男	11月	普通病员	感染	一般	外一病区	133床	stu007				2021-06-09		2
206	在院	2021017301	林文琪	女	20岁	普通病员	流行性感冒	一般	外一病区	134床	林文琪				2021-04-06		2

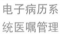

图 15-1 住院医师工作站接诊患者界面

15.1.2　开具长期医嘱

【功能】用于住院医生对入院患者开具长期医嘱。

【步骤】单击"住院"选项卡,选择"住院医师工作站"进入工作站。在"住院医师工作站"界面,在"范围"下拉列表框中选择本人或本科,查看新入院患者信息;选中需要接诊的患者,单击"书写病历"按钮或双击患者信息可以进入病历夹界面,如图 15-2 所示。

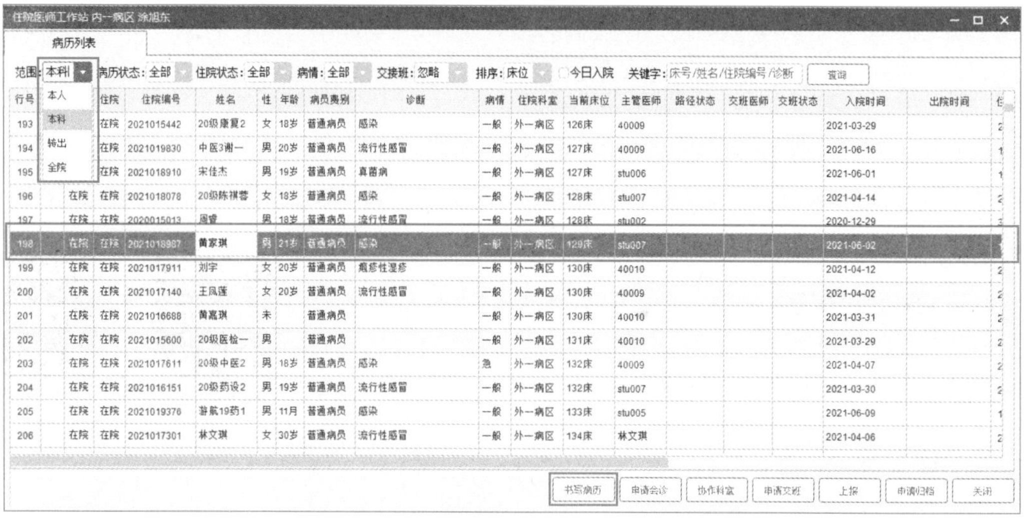

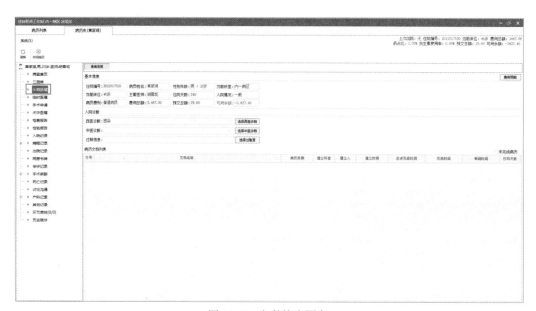

图 15-2　住院医师工作站接诊患者界面

在病历夹界面,双击"长期医嘱"项,进入医嘱录入界面,如图 15-3 所示。

图 15-3　患者的病历夹

在长期医嘱录入界面,单击"新增医嘱"按钮可以新增医嘱和录入医嘱(用量、频率、途径、滴数等);输入汉语拼音的简拼可以快速筛选需要的目录(药品、项目等);开完医嘱后依次单击"保存医嘱"和"发送医嘱"按钮,已发送医嘱的字体颜色将变为蓝色;等待护士工作站审核和执行医嘱,如图 15-4 所示。

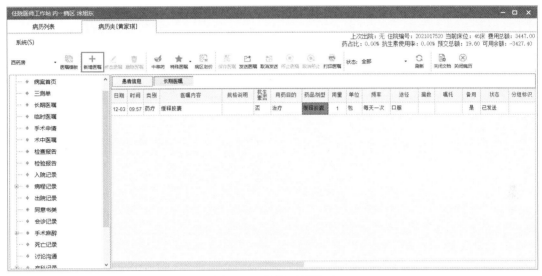

图 15-4　长期医嘱界面

注:当需要修改医嘱时,在护士未执行医嘱的情况下,单击"取消发送"按钮,则可以单击"修改医嘱"按钮进行医嘱的修改。

15.1.3　开具临时医嘱

【功能】用于住院医生对入院患者开具临时医嘱。

【步骤】单击"住院"选项卡,选择"住院医师工作站"进入工作站。在"住院医师工作站"界面,在"范围"下拉列表框中选择本人或本科,查看新入院患者信息;选中需要接诊的患者,单击"书写病历"按钮或双击患者信息可以进入"病历夹"界面,如图 15-5 所示。

在"病历夹"界面,双击"临时医嘱"项,进入医嘱录入界面,如图 15-6 所示。

在"临时医嘱录入"界面,单击"新增医嘱"按钮,录入医嘱(用量、频率、途径、滴数等);输入汉语拼音的简拼可以快速筛选需要的目录(药品、项目等);开完医嘱后依次单击"保存医嘱"和"发送医嘱"按钮,已发送医嘱的字体颜色将变为蓝色;等待护士工作站审核和执行医嘱,如图 15-7 所示。

注:当需要修改医嘱时,在护士未执行医嘱的情况下,单击"取消发送"按钮,则可以单击"修改医嘱"按钮进行医嘱的修改。

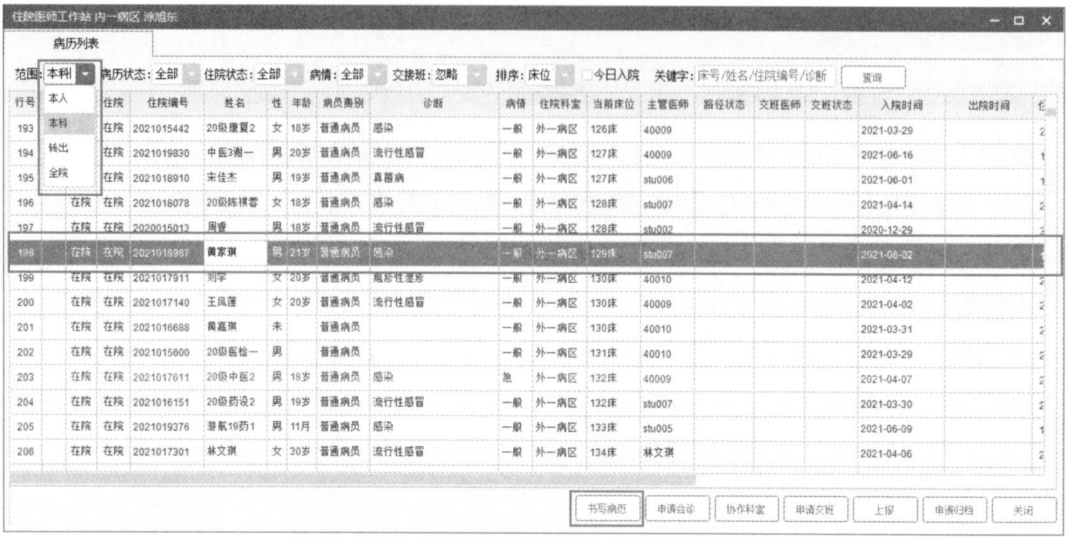

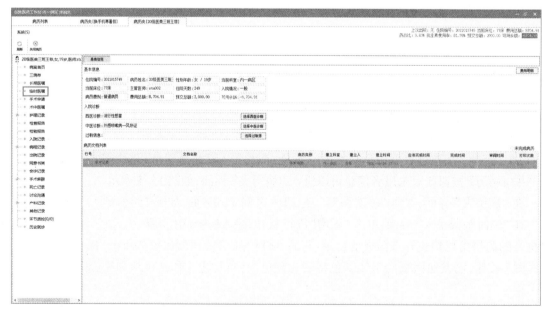

图 15-5　住院医师工作站接诊患者界面

图 15-6　患者的病历夹界面

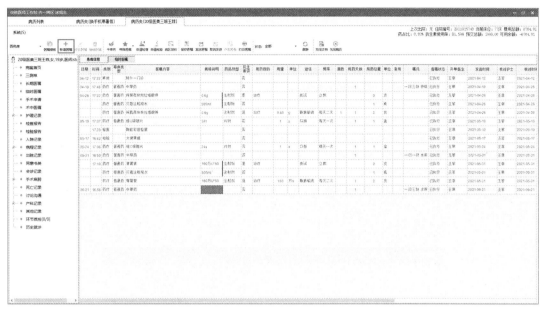

图 15-7 临时医嘱界面

15.1.4 打印医嘱

【功能】用于住院医生对住院患者医嘱的打印。

【步骤】单击"住院"选项卡,选择"住院医师工作站"进入工作站。在"住院医师工作站"界面,在"范围"下拉列表框中选择本人或本科,查看新入院患者信息;选中需要接诊的患者,单击"书写病历"按钮或双击患者信息可以进入病历夹界面,如图 15-8 所示。

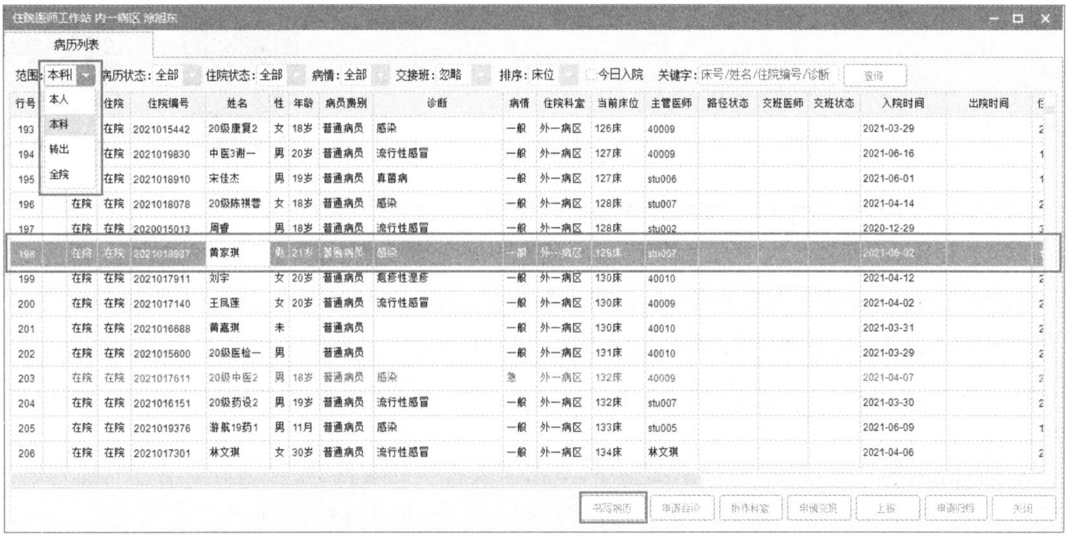

图 15-8 "住院医师工作站"接诊患者界面

在"病历夹"界面,分别双击"长期医嘱""临时医嘱""术中医嘱"项,进入医嘱录入界面,单击界面上方的"打印医嘱"按钮,如图15-9所示。

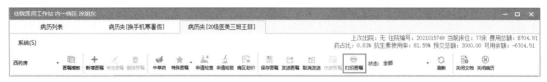

图15-9 医嘱界面选择打印医嘱

选择需打印医嘱的格式(长期、临时、术中),医嘱格式可根据医院实际情况做调整,如图15-10所示。

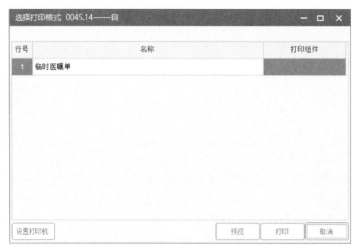

图15-10 医嘱打印界面

15.2 开具检查医嘱

检验检查
流程介绍

检查流程
演示

【功能】用于住院医生对入院患者开具检查医嘱。

【步骤】单击"住院"选项卡,选择"住院医师工作站"。在"住院医师工作站"窗口,在"范围"下拉列表框中选择本人或本科,查看新入院患者信息;选中需要接诊的患者,单击"书写病历"按钮或双击患者信息进入病历夹窗口,如图15-11所示。

在病历夹窗口,双击"临时医嘱"项,进入"医嘱录入"界面,单击"申请检查"按钮,如图15-12所示。

在"住院医师工作站"的检查医嘱窗口,双击需要检查的项目,项目刷新至下方明细列表,单击"确认"按钮完成检查申请打印并完成检查医嘱的开具,如图15-13所示。

注:第一次进入检查医嘱界面时,需勾选"打印"复选框,以打印检查申请单。

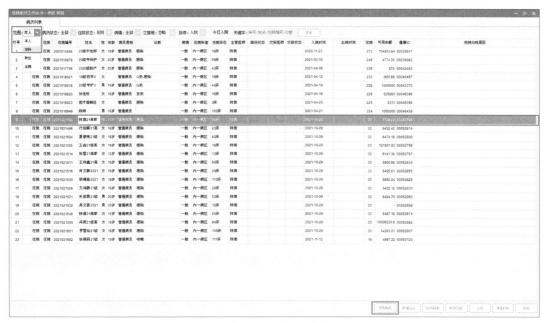

图 15-11　病历列表

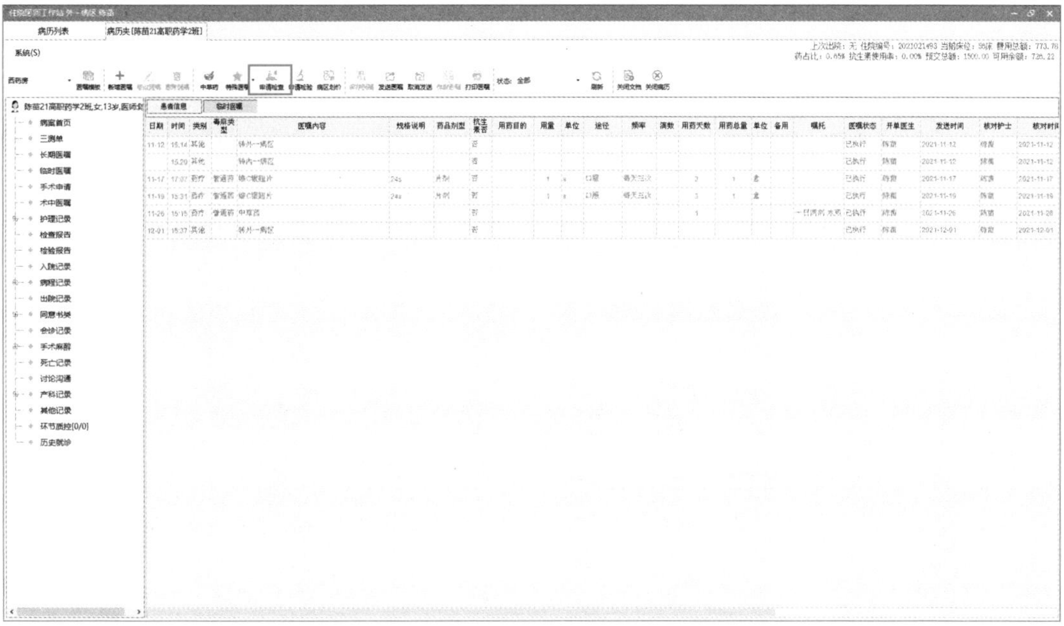

图 15-12　申请检查

完成检查医嘱后,在医嘱列表界面,单击"发送医嘱"按钮完成检查医嘱的发送,如图 15-14
所示。

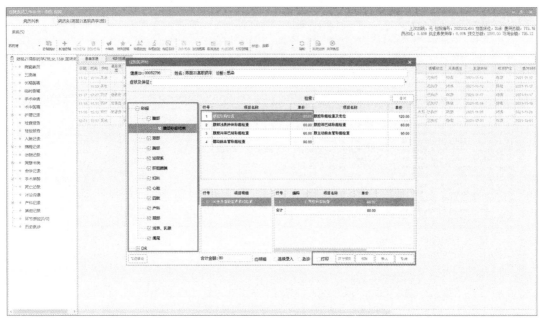

图 15-13　住院医师工作站检查医嘱

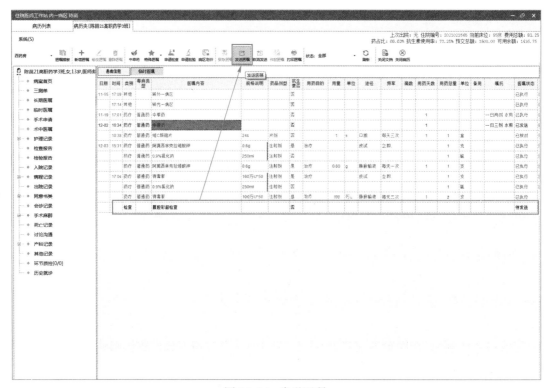

图 15-14　发送医嘱

检验流程
演示

15.3　开具检验医嘱

【功能】用于住院医生对入院患者开具检验医嘱。

【步骤】单击"住院"选项卡,选择"住院医师工作站"。在"住院医师工作站"界面,在"范围"下拉列表框中选择本人或本科,查看新入院患者信息;选中需要接诊的患者,单击"书写病历"按钮或双击患者信息进入病历夹界面,如图 15-15 所示。

图 15-15　病历列表

在"病历夹"界面,双击"临时医嘱"项,进入"医嘱录入"界面,单击"申请检验"按钮,如图 15-16 所示。

在住院医师工作站的检验医嘱界面,双击需要检验的项目,项目刷新至下方明细列表,单击"确认"按钮完成检验申请打印并完成检验医嘱的开具,如图 15-17 所示。

注:第一次进入检验医嘱界面时,需勾选"打印"复选框,以打印检验申请单。

完成检验医嘱后,在医嘱列表界面,单击"发送医嘱"按钮完成检验医嘱的发送,如图 15-18 所示。

检验申请
接收

检验信息
查询

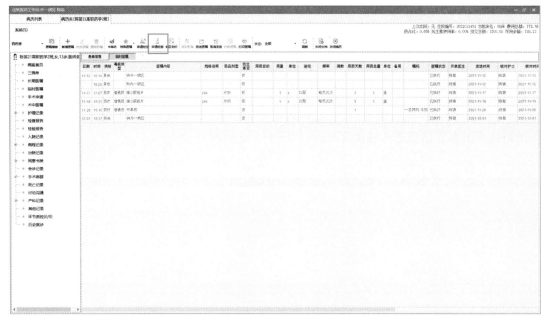

图 15-16　申请检验

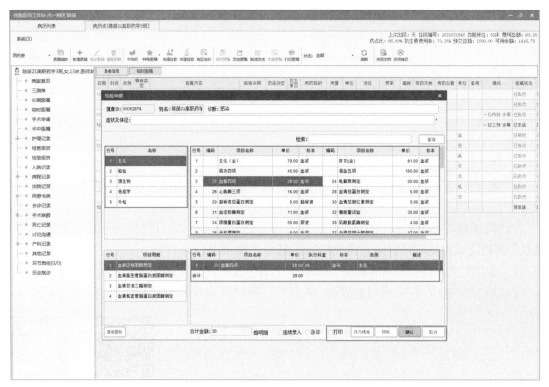

图 15-17　住院医师工作站检验医嘱

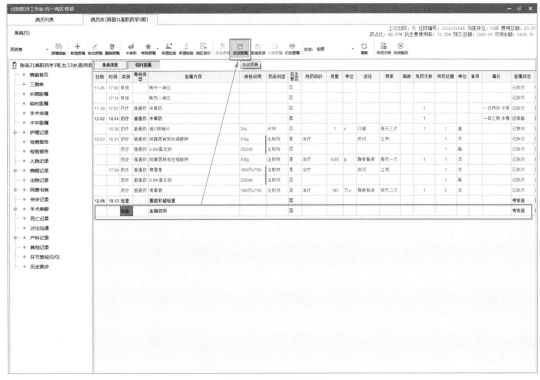

图 15-18　发送医嘱

15.4　住院病历书写

15.4.1　新建文书

【功能】用于住院医生对住院患者病历文书的建立。

【步骤】单击"住院"选项卡,选择"住院医师工作站"。在"住院医师工作站"界面,在"范围"下拉列表框中选择本人或本科,查看住院患者信息;选中需要书写病历的患者,单击"书写病历"按钮或双击患者信息进入接诊状态,如图 15-19 所示。

在"病历夹"界面,选择需要建立的病历类别(入院病历、病程记录、同意书类、会诊记录)等,右击"新建病历",进入病历书写界面,如图 15-20 所示。

在病历书写界面右上角,单击"最大化"按钮可放大编辑窗口,在界面左侧选择病历,如"入院病历",如图 15-21 所示。

病历进入编辑状态,可编辑病历,之后单击"保存文档"按钮,完成病历的新建,如图15-22 所示。

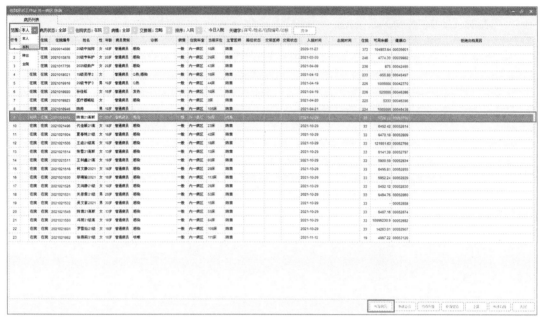

图 15-19 病历列表

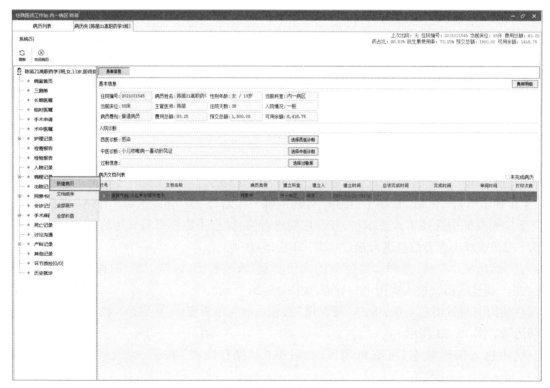

图 15-20 新建病历

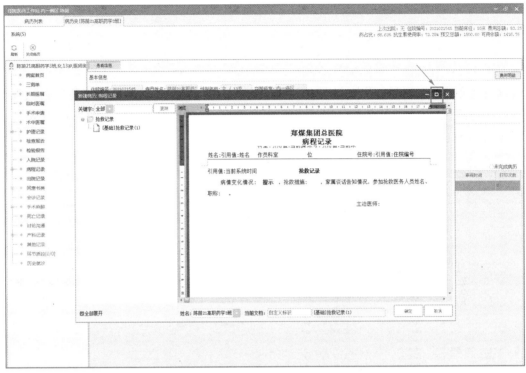

图 15-21 新建病历——病程记录

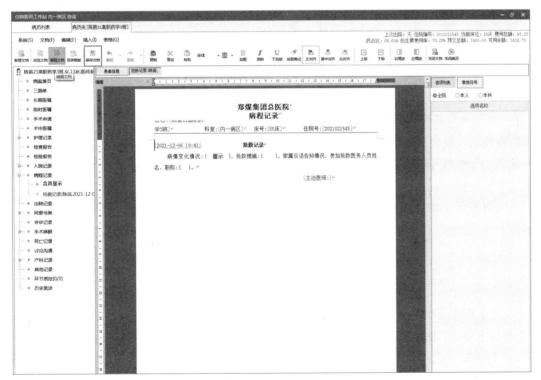

图 15-22 保存文档

15.4.2　修改文书

【功能】用于住院医生对住院患者病历文书的修改。

【步骤】单击"住院"选项卡,选择"住院医师工作站"。在"住院医师工作站"界面,在"范围"下拉列表框中选择本人或本科,查看住院患者信息;选中需要书写病历的患者,单击"书写病历"按钮或双击患者信息进入接诊状态,如图 15-23 所示。

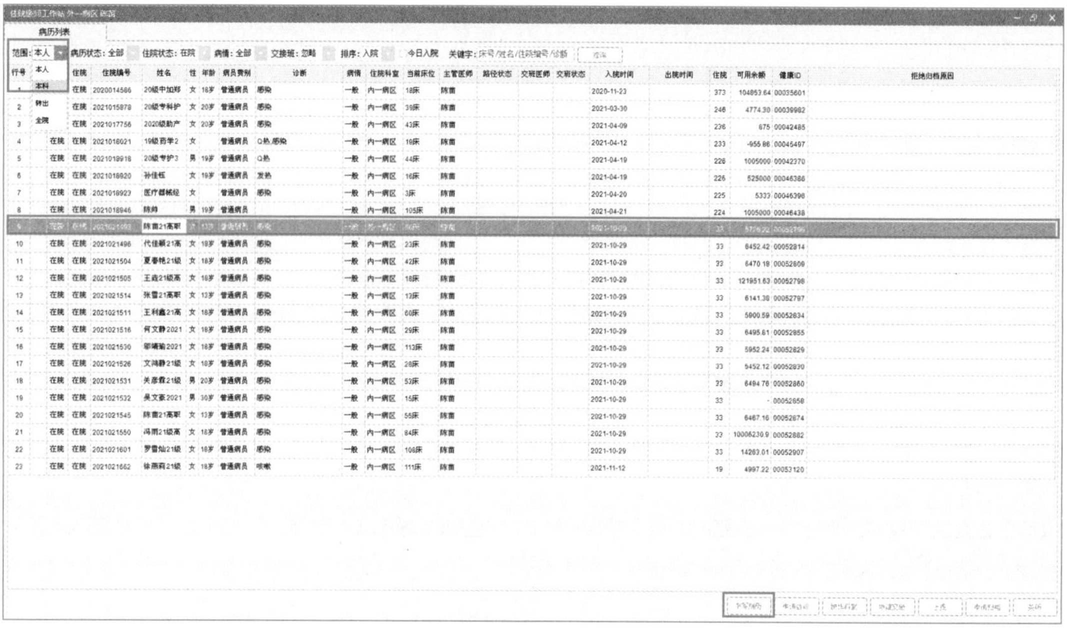

图 15-23　病历列表

在"病历夹"界面,选择需要修改的病历,如:在入院记录类别下单击"+"号,展开类别,选择需要修改的入院病历,双击"内科系入院病历",进入病历编辑界面,如图 15-24 所示。

此时,病历处于预览状态,单击"编辑文档"按钮,病历进入可编辑状态,如图 15-25 所示。

在病历编辑界面,可修改病历内容,之后单击"保存文档"按钮完成病历的修改,如图 15-26 所示。

15.4.3　上级医生批改下级医师文书

【功能】用于上级医生批改下级医师的病历文书。

【步骤】单击"住院"选项卡,选择"住院医师工作站"。在"住院医师工作站"界面,在"范围"下拉列表框中选择本人或本科,查看住院患者信息;选择患者,单击"书写病历"按钮或双击患者信息进入"病历夹"界面,如图 15-27 所示。

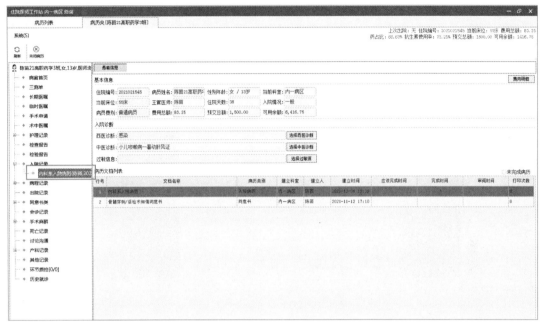

图 15-24　入院记录

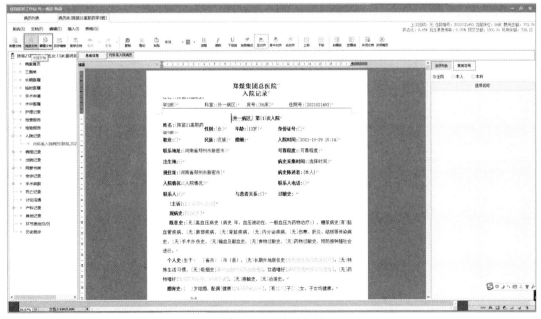

图 15-25　编辑文档

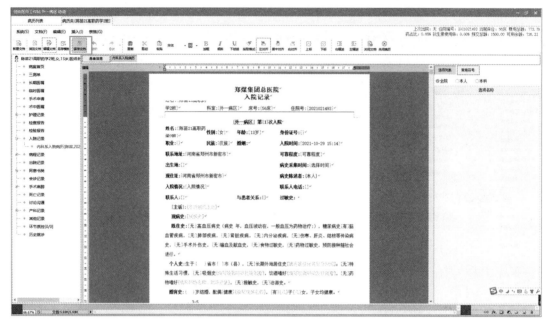

图 15-26　保存文档

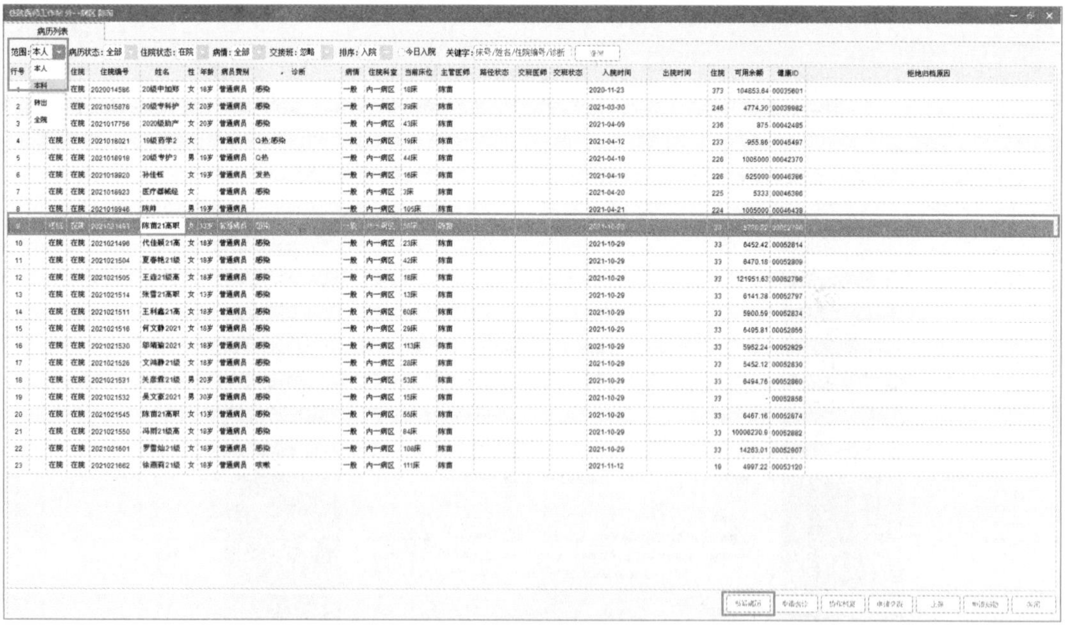

图 15-27　病历列表

在"病历夹"界面,上级医师双击下级医师已建立好的病历,进入病历编辑界面,单击"编辑文档"按钮,可批改病历,之后单击"保存文档"按钮完成病历的批改,保存后可在界面上方单击文档,选择"历史记录",可查看病历批改记录及批改人,如图 15-28 所示。

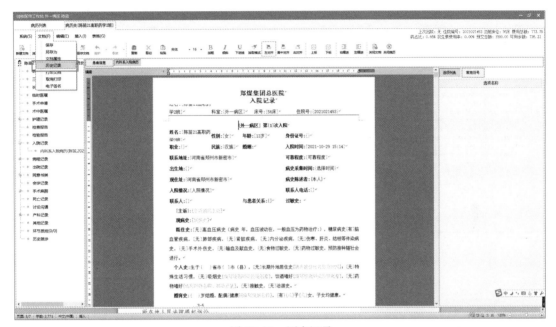

图 15-28　历史记录

15.4.4　打印病历

【功能】用于住院医生对住院患者病历文书的打印。

【步骤】单击"住院"选项卡,选择"住院医师工作站"。在"住院医师工作站"界面,在"范围"下拉列表框中选择本人或本科,查看住院患者信息;选择患者,单击"书写病历"按钮或双击患者信息进入"病历夹"界面,如图 15-29 所示。

在"病历夹"界面,选择已建立好的病历,如需打印,合并显示类别下的所有病历,单击"打印"按钮完成病历的打印,如图 15-30 所示。

注:如已打印过一次病历,需重复打,可使用续打功能,设置需要继续打印的病历。

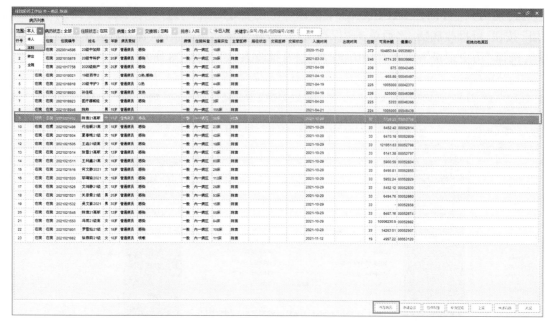

图 15-29　病历列表

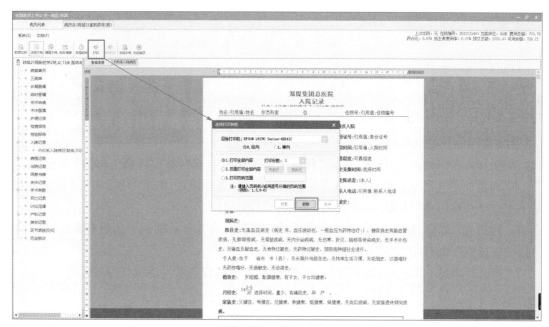

图 15-30　打印病历

15.5 修改诊断 🔍

15.5.1 修改西医、中医入院诊断

【功能】用于住院医生对住院患者入院诊断(西医、中医)的修改。

【步骤】单击"住院"选项卡,选择"住院医师工作站"。在"住院医师工作站"界面,在"范围"下拉列表框中选择本人或本科,查看住院患者信息;选择患者,单击"书写病历"按钮或双击患者信息进入"病历夹"界面,如图 15-31 所示。

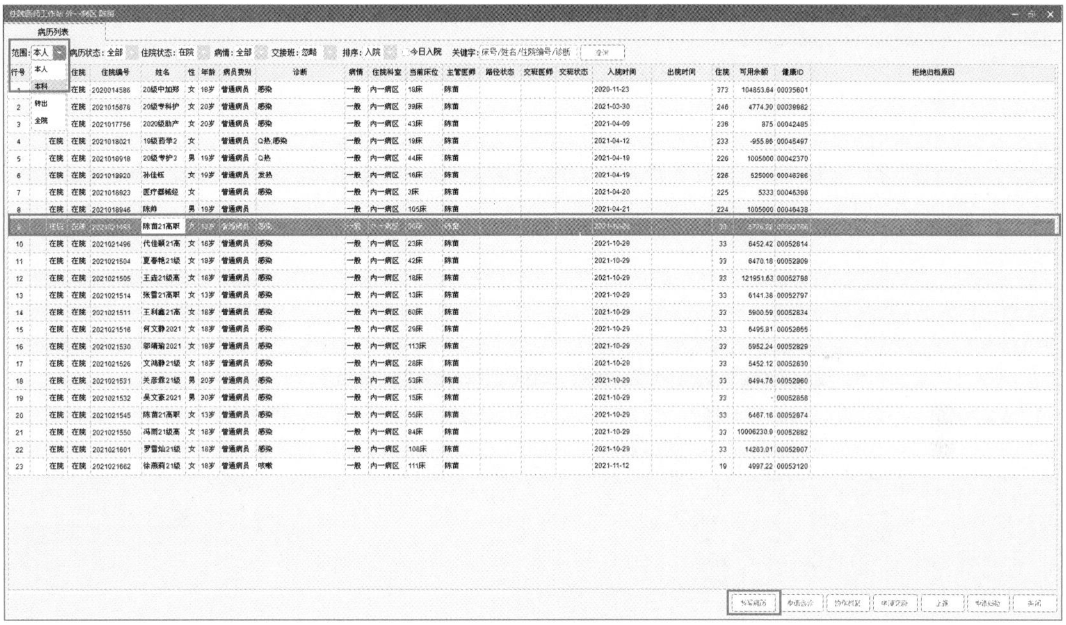

图 15-31 病历列表

在"病历夹"界面,在患者信息中选择(西医、中医)诊断,进入"诊断选择"界面,如图 15-32 所示。

在"诊断选择"界面,可筛选诊断,单击"检索"按钮,可检索出诊断,诊断选择至已选列表,单击"确认"按钮完成诊断修改(中医诊断修改操作与西医相同),如图 15-33 所示。

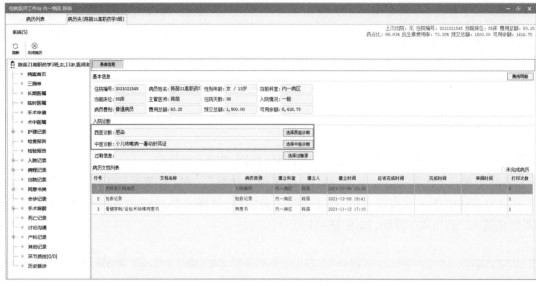

图 15-32   中医、西医诊断

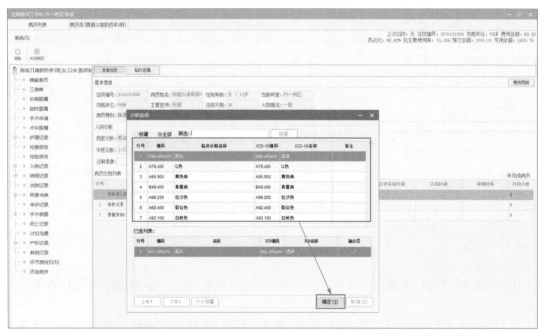

图 15-33   修改诊断

15.5.2   填写、修改过敏信息

【功能】用于住院医生对住院患者过敏信息的填写、修改。

【步骤】单击"住院"选项卡,选择"住院医师工作站"。在"住院医师工作站"界面,在"范围"下拉列表框中选择本人或本科,查看住院患者信息;选择患者,单击"书写病历"按钮或双击患者信息进入"病历夹"界面,如图 15-34 所示。

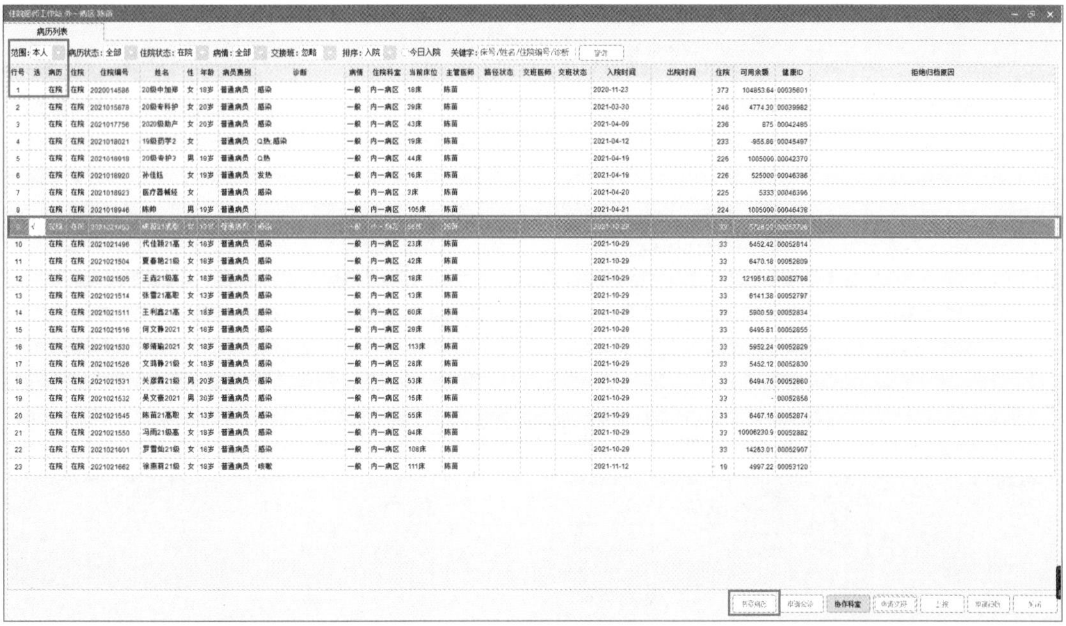

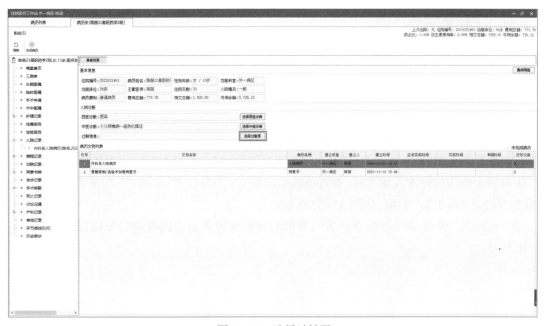

图 15-34　病历列表

在"病历夹"界面,在患者信息中单击"选择过敏源"按钮,进入过敏源选择界面,如图 15-35 所示。

图 15-35　选择过敏源

在"过敏源选择"界面,可筛选过敏源,单击"检索"按钮,可检索出过敏源,过敏源选择至已选列表,单击"确认"按钮完成过敏源填写,如需修改已选择的过敏源,重新按照以上操作选择新的过敏源即可,如图 15-36 所示。

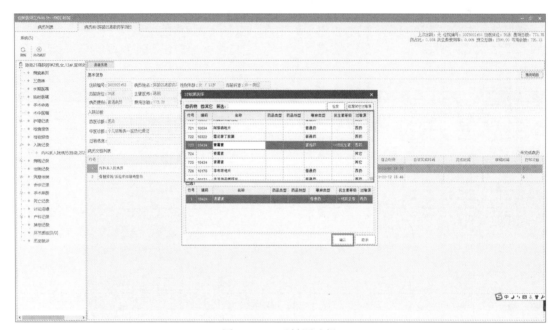

图 15-36　过敏源选择

15.6　查看报告

15.6.1　查看检查报告

【功能】用于住院医生对住院患者检查报告的查看。

【步骤】单击"住院"选项卡,选择"住院医师工作站"。在"住院医师工作站"界面,在"范围"下拉列表框中选择本人或本科,查看住院患者信息;选择患者,单击"书写病历"按钮或双击患者信息进入"病历夹"界面,如图 15-37 所示。

在"病历夹"界面,单击"检查报告",界面右侧出现患者相关检查项目及检查报告供医生查看,如图 15-38 所示。

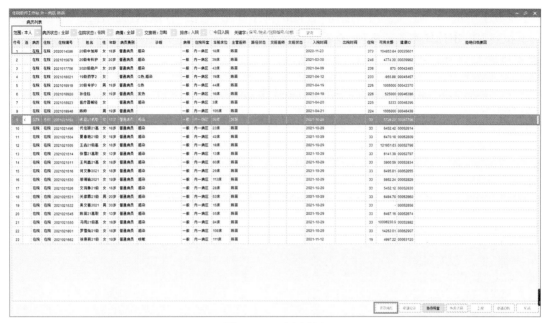

图 15-37　病历列表

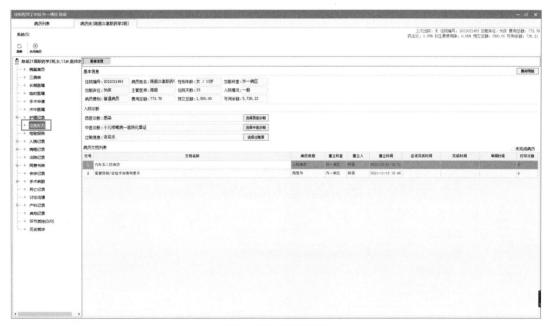

图 15-38　检查报告

15.6.2　查看检验报告

【功能】用于住院医生对住院患者检验报告的查看。

【步骤】单击"住院"选项卡,选择"住院医师工作站"。在"住院医师工作站"界面,在"范围"下拉列表框中选择本人或本科,查看住院患者信息;选择患者,单击"书写病历"按钮或双击患者信息进入"病历夹"界面,如图 15-39 所示。

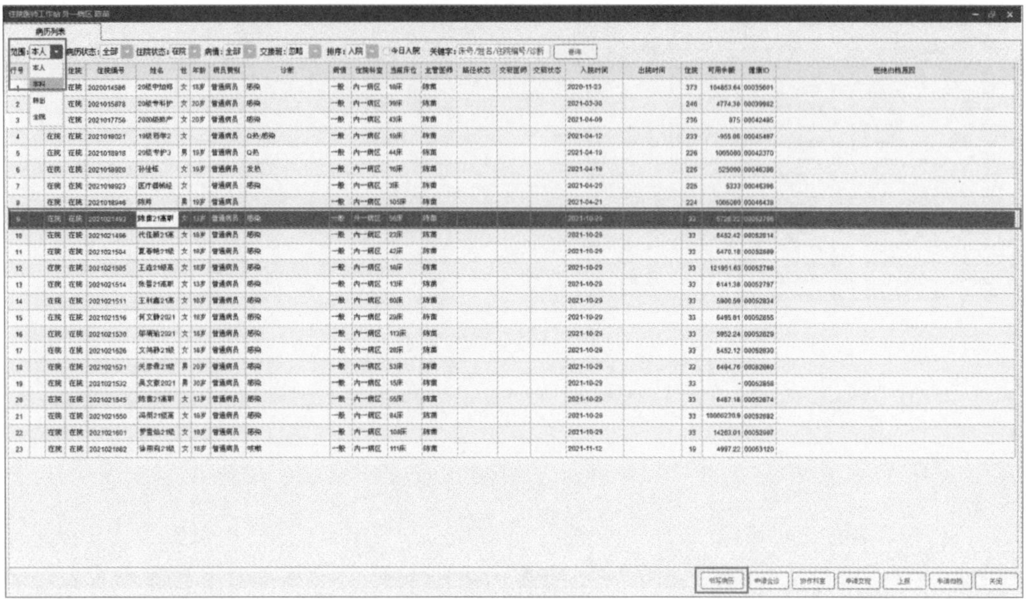

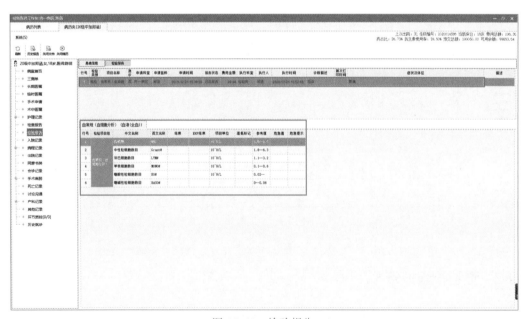

图 15-39　病历列表

在"病历夹"界面,单击"检验报告",界面右侧出现患者相关检验项目及检验报告供医生查看,如图 15-40 所示。

图 15-40　检验报告

15.7　交班

15.7.1　申请交班

【功能】用于住院医生处理住院患者交班申请。

【步骤】单击"住院"选项卡,选择"住院医师工作站"。在"住院医师工作站"界面,在"范围"下拉列表框中选择本人或本科,选择需要交班的患者,单击"申请交班"按钮,弹出交班窗口,选择交班医生,单击"确认"按钮完成患者交班申请,如图 15-41 所示。

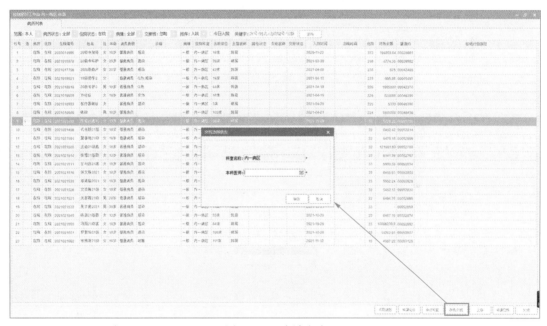

图 15-41　申请交班

15.7.2　确认接班

【功能】用于住院医生对住院患者交班确认。

【步骤】单击"住院"选项卡,选择"住院医师工作站"。在"住院医师工作站"界面,在"范围"下拉列表框中选择本人或本科,选择交班状态为"申请交班"的患者,如图 15-42 所示。

单击"接收交班"按钮,弹出询问窗口,单击"是"按钮,确认接收交班患者,如图 15-43 所示。

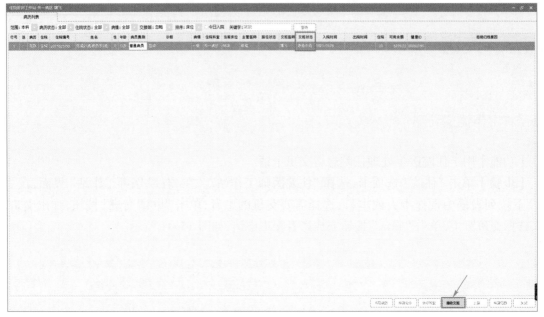

图 15-42　接收交班

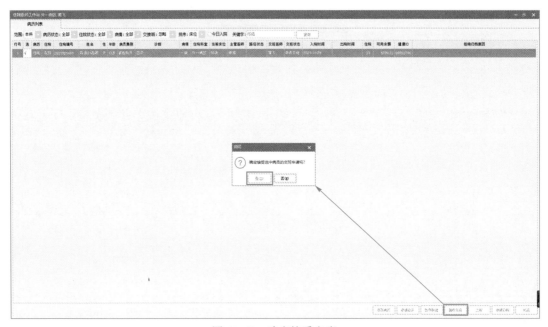

图 15-43　确定接受交班

15.8　协作科室

【功能】用于住院医生处理住院患者需要其他科室一起协作治疗的邀请。

【步骤】单击"住院"选项卡,选择"住院医师工作站"。在"住院医师工作站"界面,在"范围"下拉列表框中选择本人或本科,选择需要其他科室协作治疗的患者,如图 15-44 所示。

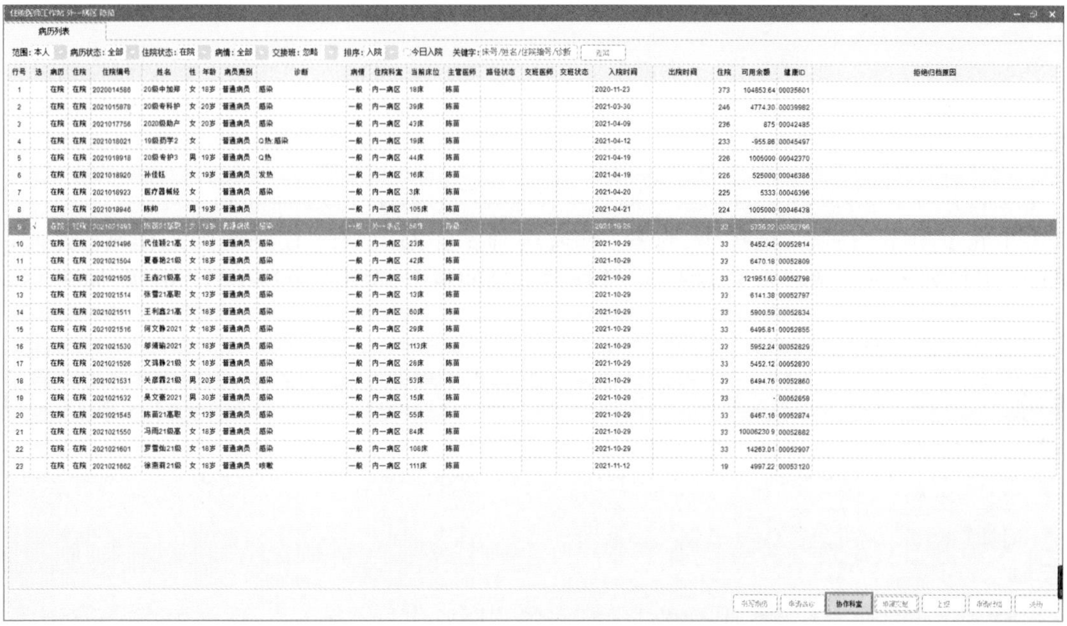

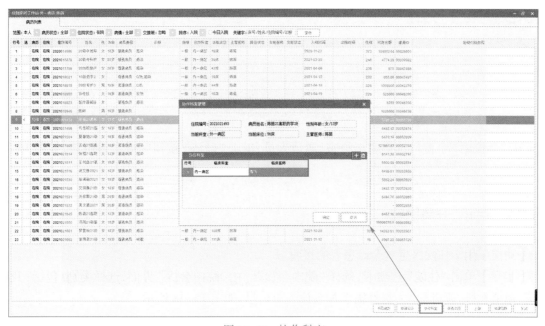

图 15-44 病历列表

单击"协作科室"按钮,弹出"协作科室管理"窗口,界面右方选择"+"号添加需协作的科室及临床医生,单击"确认"按钮完成协作科室的邀请,如图 15-45 所示。

图 15-45 协作科室

15.9　会诊

15.9.1　申请会诊

【功能】用于住院医生处理需要其他科室会诊的住院患者进行会诊申请。

【步骤】单击"住院"选项卡,选择"住院医师工作站"。在"住院医师工作站"界面,在"范围"下拉列表框中选择本人或本科,选择需会诊的患者,单击"申请会诊"按钮,如图15-46所示。

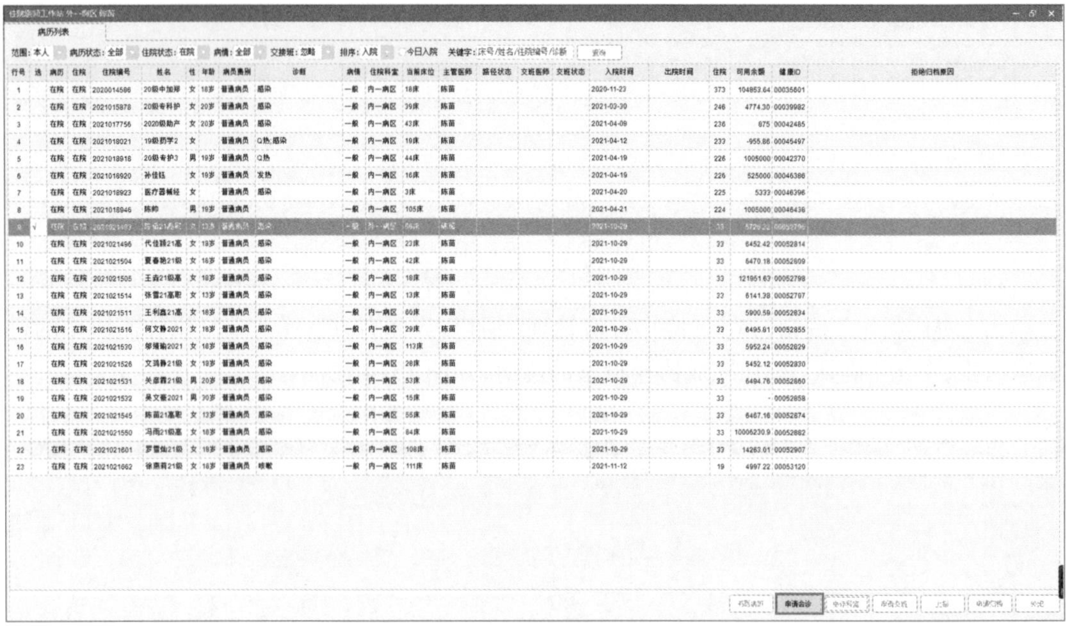

图 15-46　申请会诊

在"会诊记录"窗口选择邀请科室、邀请人员,单击"确认"按钮完成会诊申请,如图15-47所示。

15.9.2　会诊、开具医嘱

【功能】用于住院医生对会诊患者的接收。

【步骤】单击"住院"选项卡,选择"院内会诊"。在"院内会诊"界面,选择类别(包括:我的申请、邀请本科、邀请本人),选择需参加会诊人员信息,如图15-48所示。

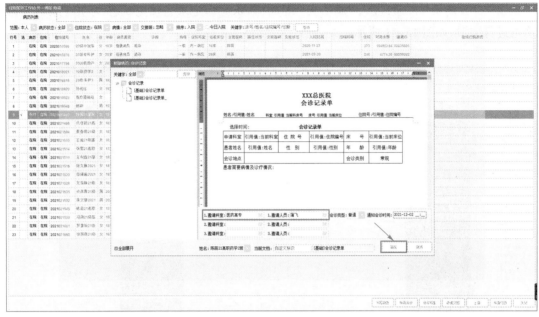

图 15-47 新建病历 - 会诊记录

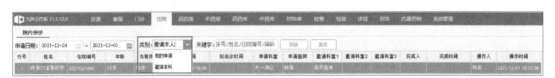

图 15-48 院内会诊

单击"打开病历"按钮,进入"病历夹"界面,患者"开具医嘱"操作与住院医生"开具医嘱"模块操作相同,可进行参照,如图 15-49 所示。

15.9.3 书写会诊病历

【功能】用于住院医生对会诊患者会诊病历的书写。

【步骤】单击"住院"选项卡,选择"院内会诊"。在院内会诊界面,选择类别(包括:我的申请、邀请本科、邀请本人),选择需参加会诊人员信息,如图 15-50 所示。

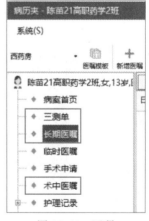

图 15-49 医嘱

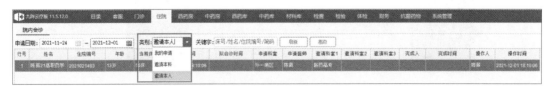

图 15-50 院内会诊

单击"打开病历"按钮,进入"病历夹"界面,默认会诊记录为预览状态,单击"编辑文档",病历可进行编辑,如图 15-51 所示。

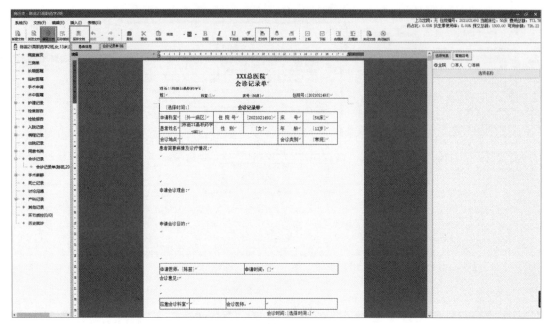

图 15-51 编辑会诊记录单

在病历编辑界面,输入会诊记录,单击"保存文档"按钮完成会诊病历的书写,如图 15-52 所示。

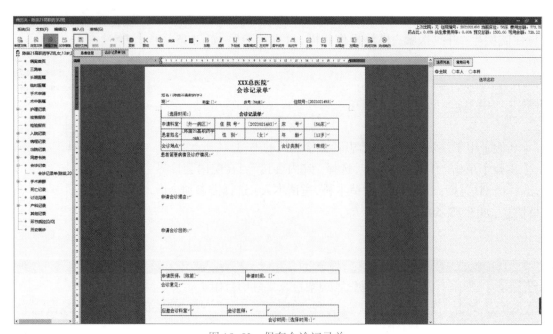

图 15-52 保存会诊记录单

15.10　病案首页 🔍

15.10.1　首页填写

【功能】用于住院医生对住院患者病案首页信息的填写。

【步骤】单击"住院"选项卡,选择"住院医师工作站"。在"住院医师工作站"界面,在"范围"下拉列表框中选择本人或本科,查看住院患者信息;选择患者,单击"书写病历"按钮或双击患者信息进入"病历夹"界面,如图 15-53 所示。

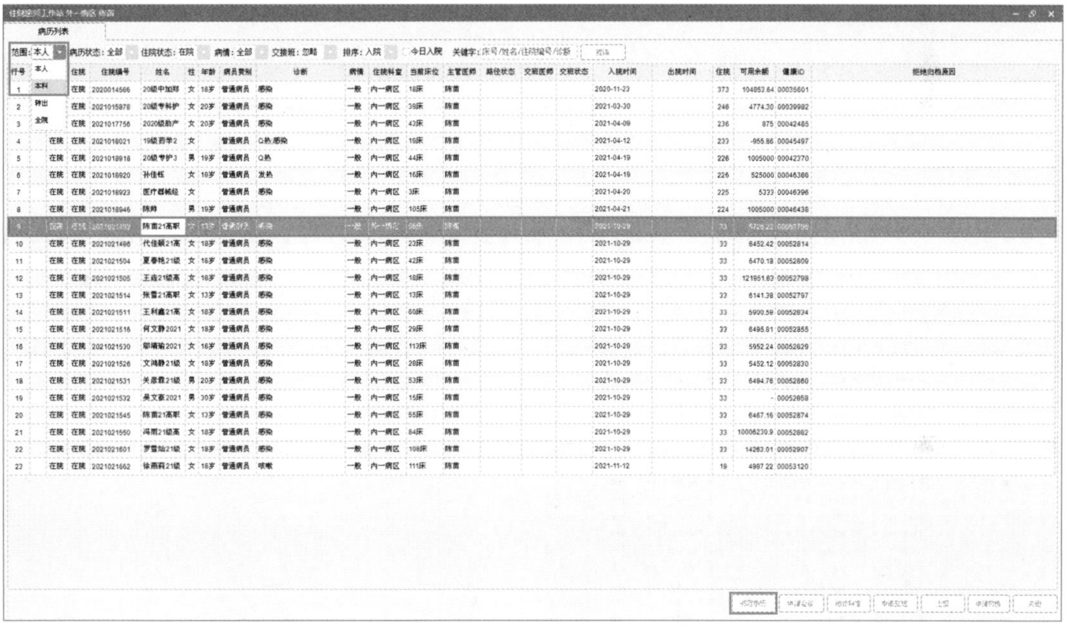

图 15-53　病历列表

在"病历夹"界面,双击"病案首页",切换基本信息、入院与诊断、手术与其他、住院费用等分类项,完成各分类项下信息的填写,单击界面上方"保存"按钮完成病案首页信息的填写,如图 15-54 所示。

15.10.2　首页打印

【功能】用于住院医生对住院患者病案首页信息的打印。

【步骤】单击"住院"选项卡,选择"住院医师工作站"。在"住院医师工作站"界面,在"范围"下拉列表框中选择本人或本科,查看住院患者信息;选择患者,单击"书写病历"按钮或双击患者信息进入病历夹界面,如图 15-55 所示。

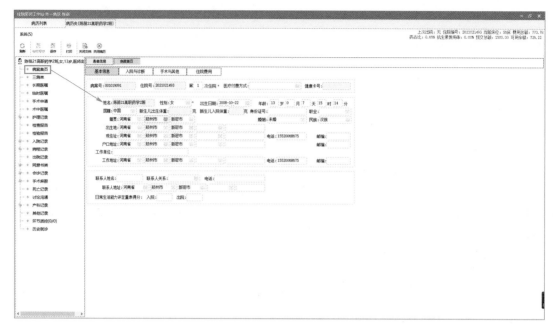

图 15-54　病案首页

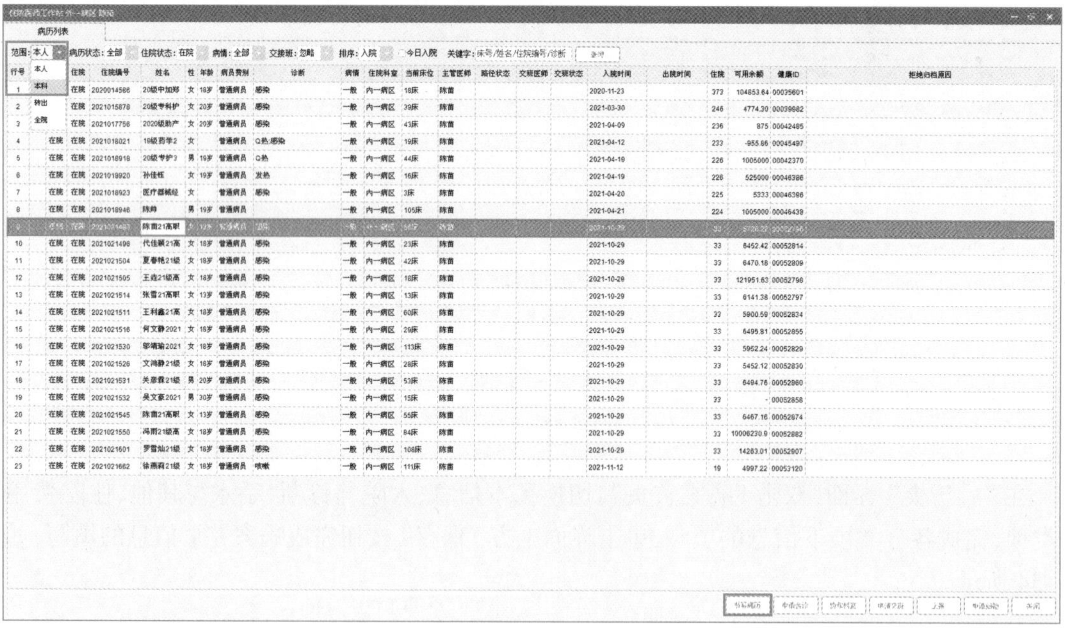

图 15-55　病历列表

　　在"病历夹"界面,双击"病案首页",对已完成的病案首页,在界面上方单击"打印"按钮,弹出打印格式选择,选择格式可先预览再打印,若无须预览,则单击"打印"按钮完成病案首页的打印,如图 15-56 所示。

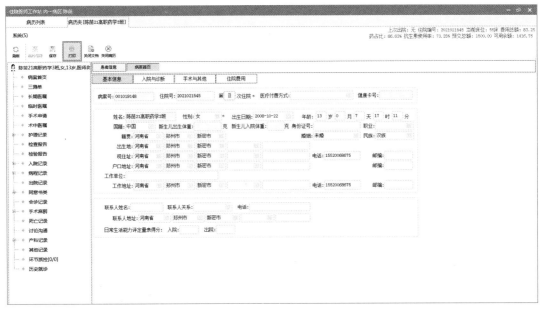

图 15-56　首页打印

15.11　病案归档

【功能】用于住院医生对出院患者病案首页信息的归档。

【步骤】单击"住院"选项卡,选择"住院医师工作站"。在"住院医师工作站"界面,在"范围"下拉列表框中选择本人或本科,勾选住院状态为"出院"或"出院结算"患者,如图 15-57所示。

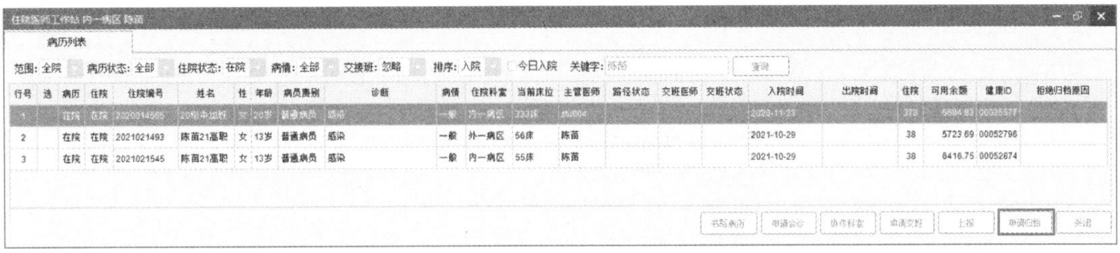

图 15-57　申请归档

单击"申请归档"按钮,弹出"询问"提示框,如图 15-58 所示,单击"是"按钮完成病人病案的归档。

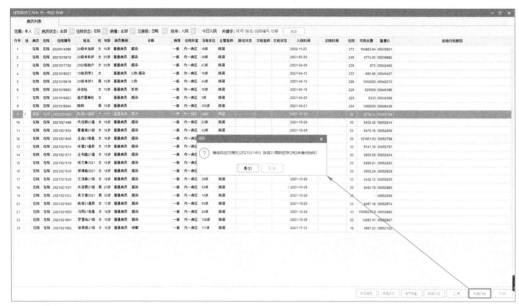

图 15-58　询问是否归档

15.12　病案借阅

【功能】用于住院医生对出院病历已归档患者病案的借阅。

【步骤】单击"病案"选项卡，选择"病案借阅"，在"病案借阅"界面单击"申请"按钮，申请界面输入患者住院编号或病案编号，单击"查询"按钮刷新患者信息，输入借阅天数和借阅理由，单击"保存"按钮完成归档患者病案的借阅，如图 15-59 所示。

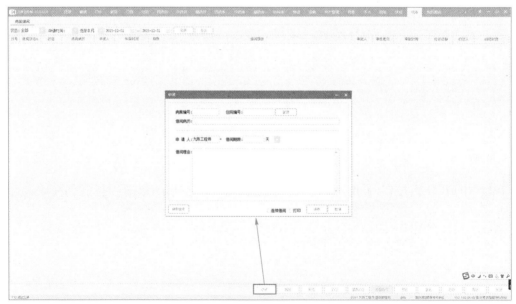

图 15-59　病案借阅

第 16 章　住院药房

16.1　手工划价发药

住院划价　　住院发药

16.1.1　手工划价

【功能】用于药房人员对住院患者处方单进行手工划价药品。

【步骤】单击"西药房"选项卡，选择"住院划价"，在"西药房住院划价"界面，输入患者住院编号，按 Enter 键获取患者信息，输入划价药品和划价数量，如图 16-1 所示。单击"加入"按钮，则药品显示在界面下方明细中，如图 16-2 所示。

添加完需划价药品后，单击界面下方的"保存"按钮，弹出"询问"窗口，单击"是"按钮完成患者处方手工划价，如图 16-3 所示。

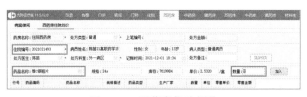

图 16-1　西药房住院划价

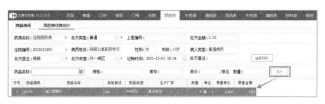

图 16-2　加入西药

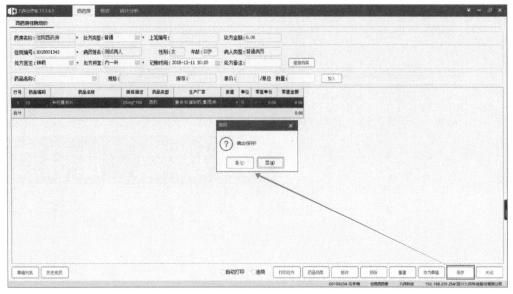

图 16-3　确定保存

16.1.2　发药

【功能】用于药房人员对住院患者处方单手工划价药品进行发药。

【步骤】单击"西药房"选项卡，选择"住院发药"，在"西药房住院发药"界面，输入手工划价处方的患者住院编号，单击"刷新"按钮更新患者信息。

单击"发药"按钮弹出"询问"窗口，单击"是"按钮完成手工划价药品的发药，如图 16-4、图 16-5 所示。

住院管理 –
住院发药

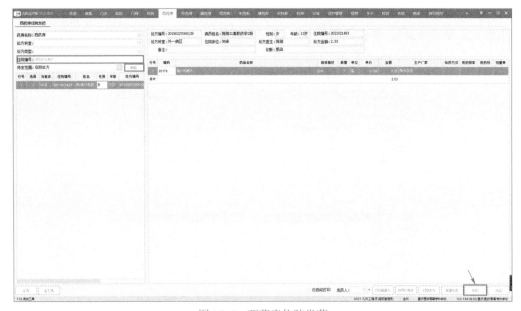

图 16-4　西药房住院发药

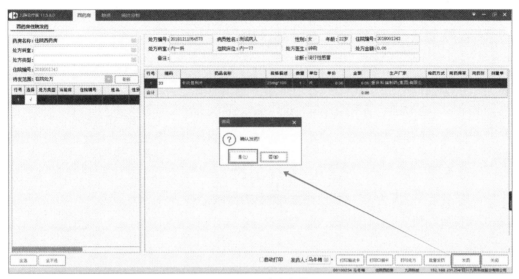

图 16-5 确认发药

16.1.3 病区发药

1. 摆药

【功能】用于药房人员根据住院患者处方单进行摆药。

【步骤】单击"西药房"选项卡,选择"住院病区发药",在"住院病区发药"界面,选择病区及单据状态为"待摆",单击刷新更新患者处方单信息,勾选患者,单击"摆药"按钮。如图 16-6 所示。

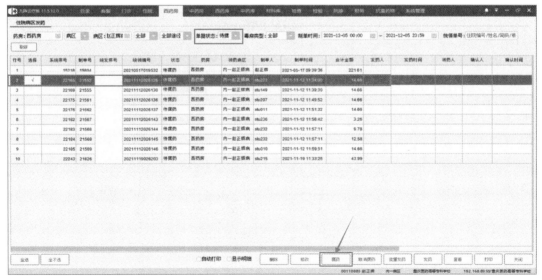

图 16-6 住院病区发药界面

在弹出的"选择领药人"窗口中,选择"摆药人",如图 16-7 所示。单击"确定"按钮完成患者处方单的摆药,提示"摆药成功!",如图 16-8 所示。

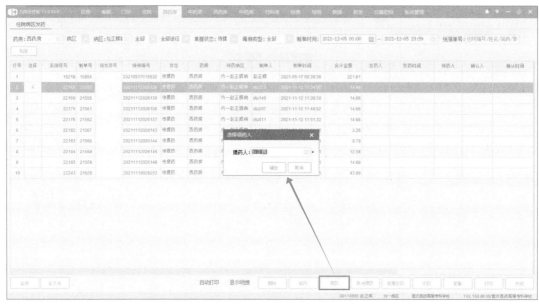

图 16-7　选择领药人窗口

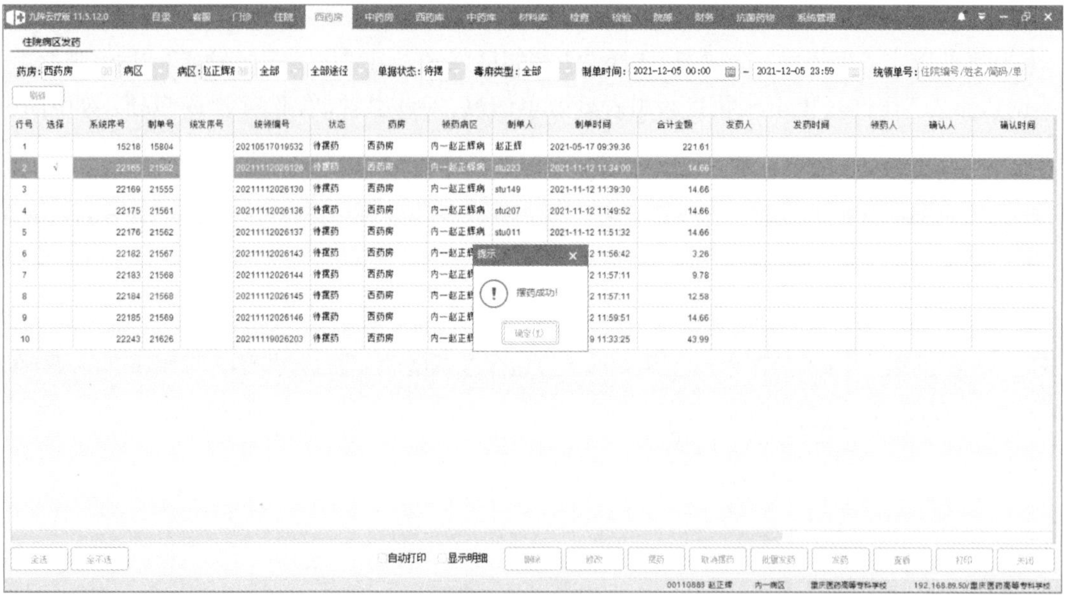

图 16-8　摆药成功

2. 取消摆药

【功能】用于药房人员取消住院患者处方单的摆药。

【步骤】单击"西药房"选项卡,选择"住院病区发药",在"住院病区发药"界面,选择病区及单据状态为"已摆",单击刷新更新患者处方单信息,勾选患者,单击"取消摆药"按钮。如图 16-9 所示。

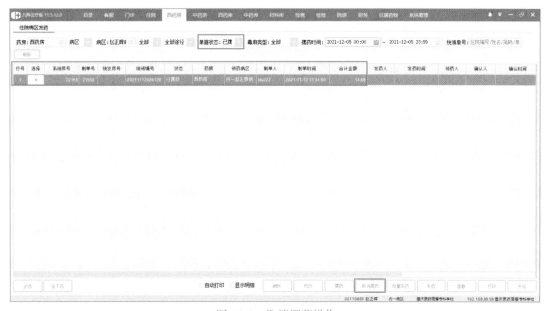

图 16-9　取消摆药操作

在弹出的"询问"窗口中,单击"是"按钮完成病人处方单取消摆药,如图 16-10 所示。系统提示"取消摆药成功!"信息,如图 16-11 所示。

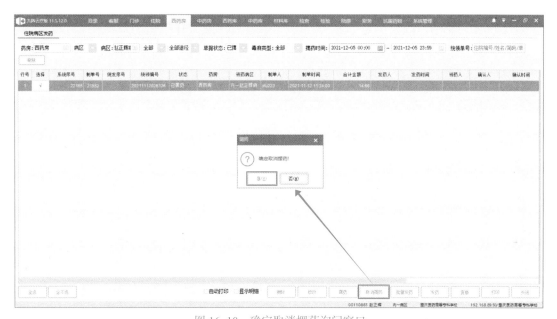

图 16-10　确定取消摆药询问窗口

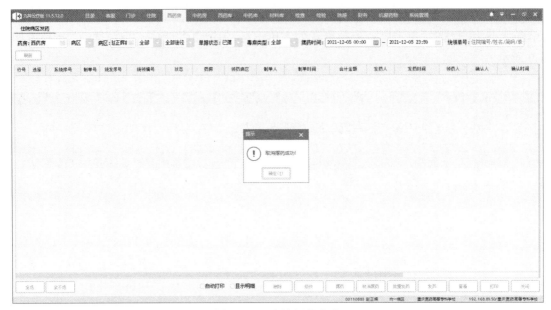

图 16-11　取消摆药成功

3. 发药

【功能】用于药房人员对住院患者已摆药成功的处方单进行发药。

【步骤】单击"西药房"选项卡,选择"住院病区发药",在"住院病区发药"界面,选择病区及单据状态为已摆,单击"刷新"按钮,更新患者处方单信息,勾选患者,单击"发药"按钮(如病区需发药的患者过多,可直接勾选全部患者,单击"批量发药"按钮)。如图 16-12 所示。

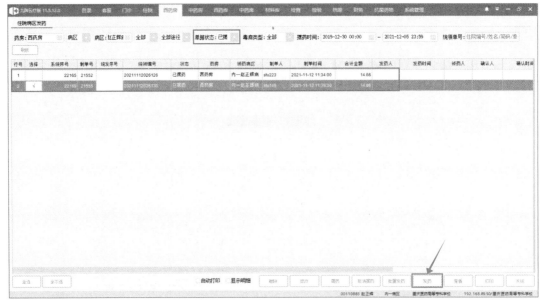

图 16-12　住院病区发药界面

将弹出"集中发药单明细",如图 16-13 所示,在集中发药单明细中单击"发药"按钮完成住院患者发药。提示发药成功,如图 16-14 所示。

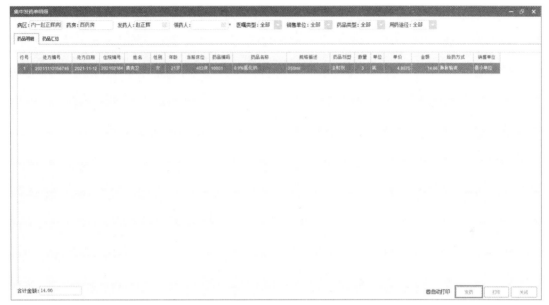

图 16-13　集中发药单明细

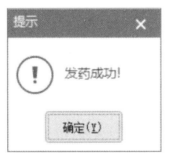

图 16-14　发药成功提示

4. 退药

(1) 处方整退

【功能】用于药房人员对住院患者药品进行处方整退。

【步骤】单击"西药房"选项卡,选择"住院病区退药列表",在"住院病区退药列表"界面,选择单据状态为"待审",勾选所需退药患者,单击"退药"按钮。如图 16-15 所示。

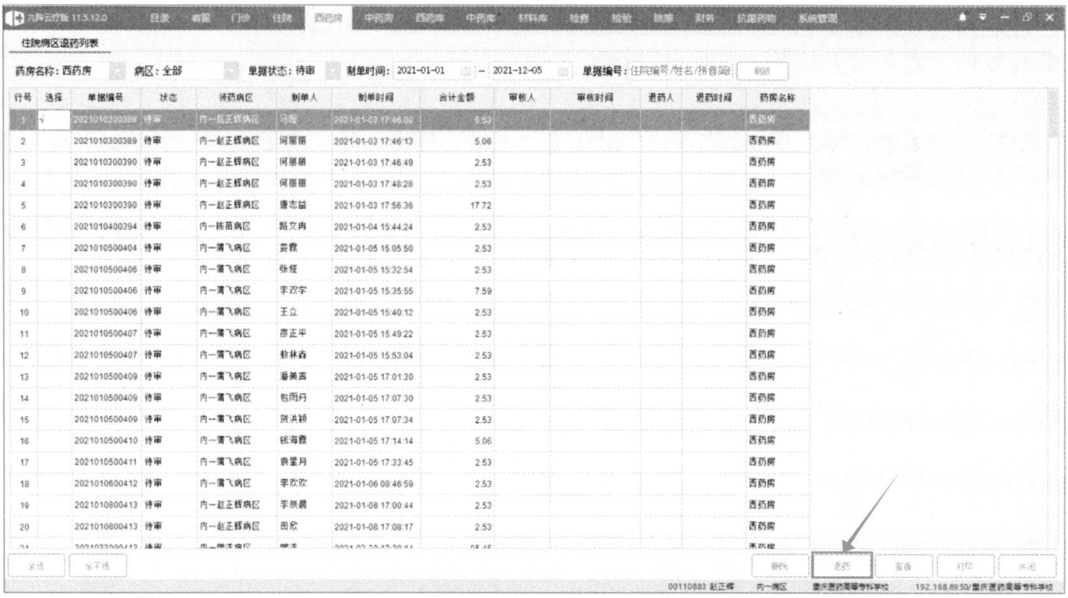

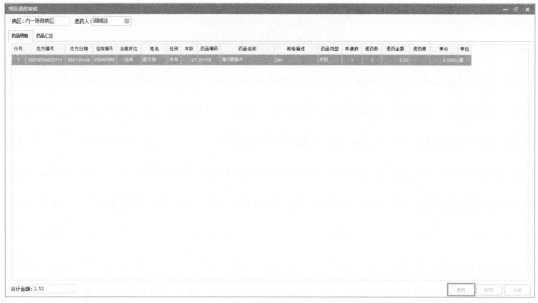

图 16-15　住院病区退药列表界面

如图 16-16 所示,在病区退药审核界面,单击"退药"按钮;弹出"询问"窗口,如图 16-17 所示,单击"是"按钮完成病区退药。

图 16-16　病区退药审核界面

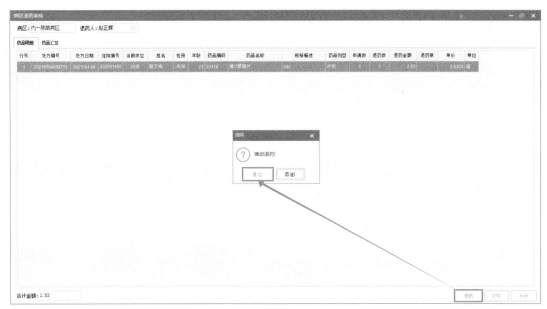

图 16-17　确定退药询问窗口

（2）处方零退

【功能】用于药房人员对住院患者药品进行处方零退。

【步骤】单击"西药房"选项卡，选择"住院病区退药列表"，如图 16-18 所示，选择单据状态为"待审"，勾选所需退药患者，单击"退药"按钮。

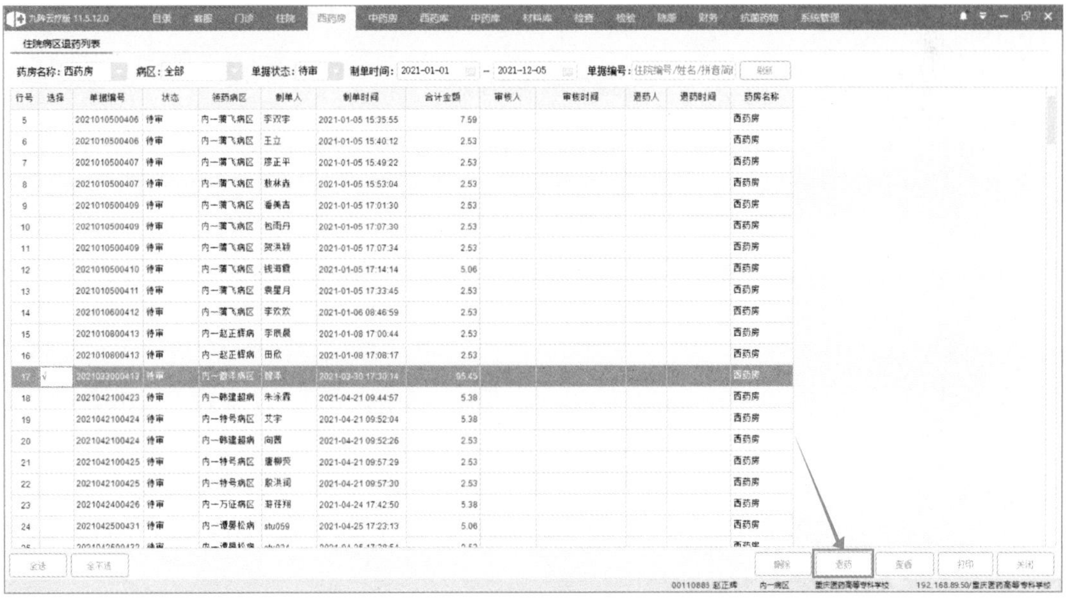

图 16-18　住院病区退药列表界面

在"病区退药审核"界面，输入退药数量，如图 16-19 所示；单击"退药"按钮，弹出"询问"窗口，如图 16-20 所示，单击"是"按钮完成病区退药。

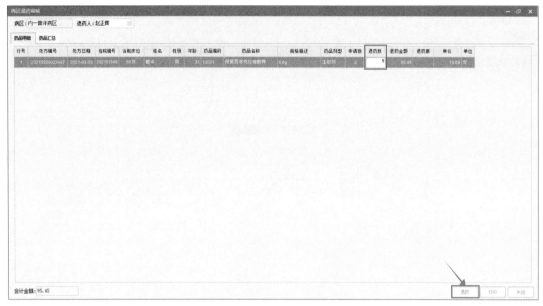

图 16-19　病区退药审核界面

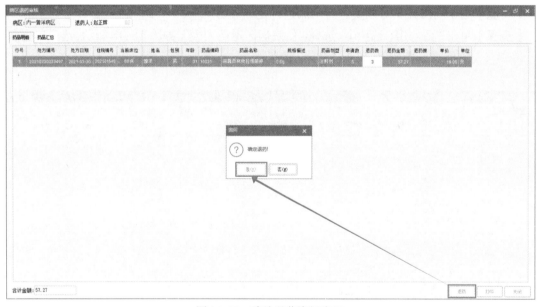

图 16-20　确认退药询问窗口

16.2　病区退药

【功能】用于药房人员对整个病区处方的退药。

【步骤】单击"西药房"选项卡,选择"住院病区退药列表",在"住院病区退药列表"界面,选择单据状态为"待审",单击"全选"按钮选中病区所有需退药患者,单击"退药"按钮,如图16-21 所示。

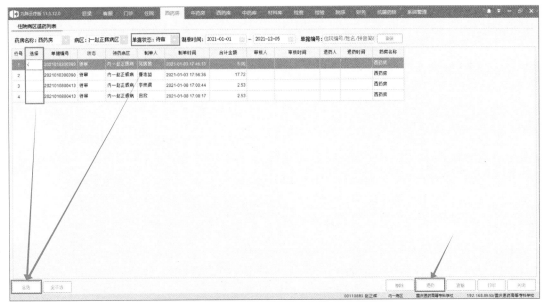

图 16-21　住院病区退药列表界面

选择药房退药人,单击"确认"按钮完成病区退药,如图 16-22 所示。

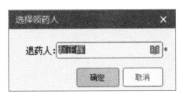

图 16-22　选择领药人

第 17 章　在院档案查询

17.1　修改档案

【功能】用于对在院患者档案信息的修改。

【步骤】单击"住院"→选择"在院档案"。在"在院档案"界面,搜索出需要修改档案信息的患者,选择患者,单击"修改档案"按钮,如图 17-1 所示。

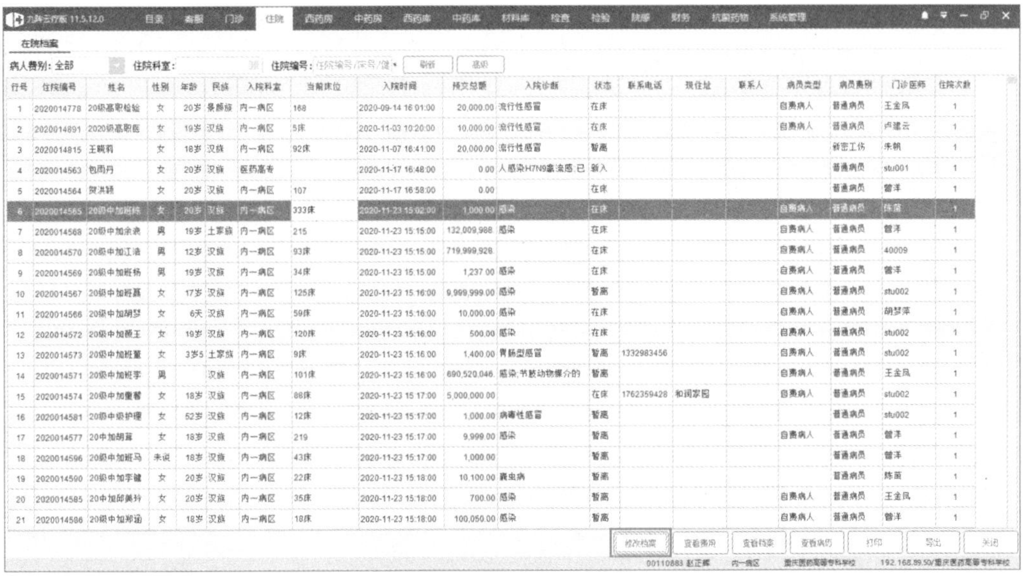

图 17-1　"在院档案"界面

　　进入"修改患者档案"窗口,填写修改内容,单击"保存"按钮完成患者档案信息的修改,如图 17-2 所示。

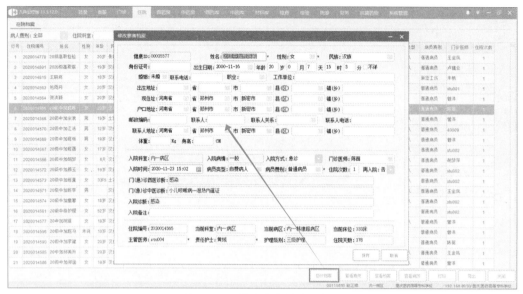

图 17-2　"修改患者档案"窗口

17.2　查看费用

【功能】用于对在院患者就诊期间费用的查看。

【步骤】单击"住院"→选择"在院档案"。在"在院档案"界面,搜索出需要查看费用的患者,选择患者,单击"查看费用"按钮,如图 17-3 所示。

进入"费用查看"界面,可查看患者在院期间的费用,如图 17-4 所示。

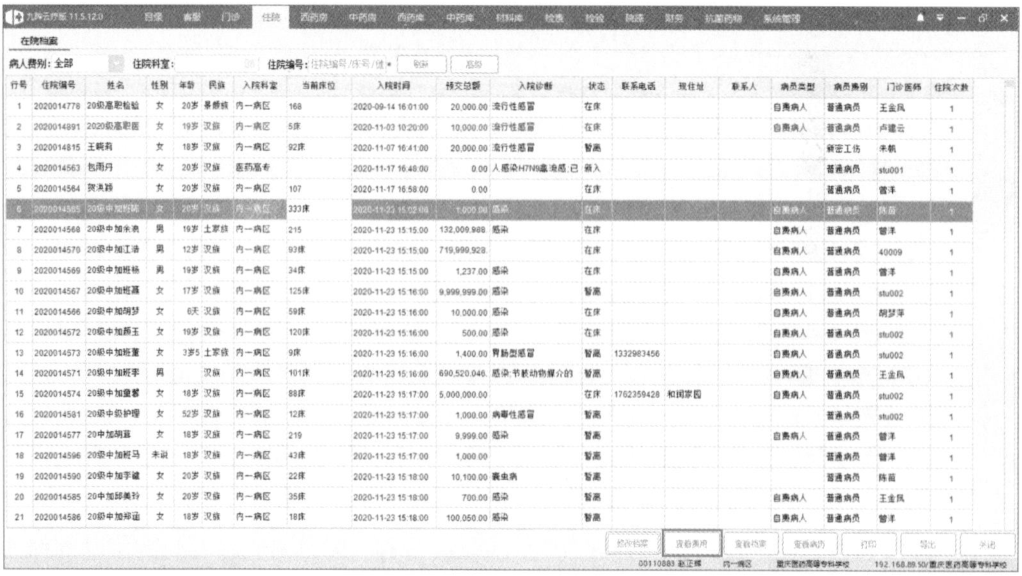

图 17-3　"在院档案"查看费用

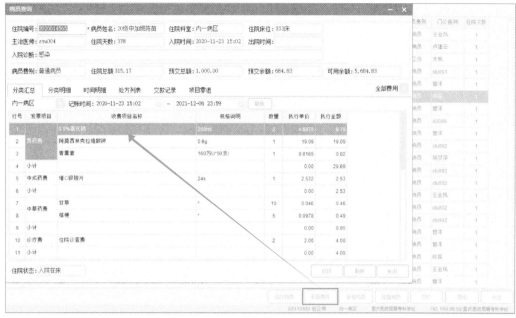

图 17-4　"病员查询"窗口

17.3　查看档案

【功能】用于对在院患者档案信息的查看。

【步骤】单击"住院"→选择"在院档案"。在"在院档案"界面,搜索出需要查看档案信息的患者,选择患者,单击"查看档案"按钮,如图 17-5 所示。

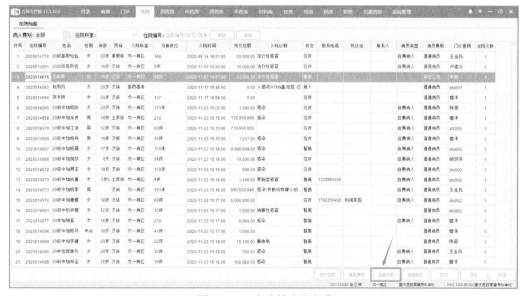

图 17-5　"在院档案"查看

进入"查看患者档案"界面,如图 17-6 所示,可查看在院患者档案信息。

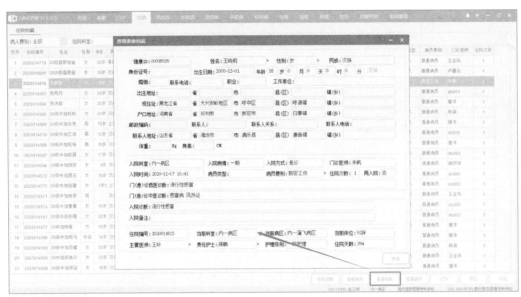

图 17-6　"查看患者档案"窗口

17.4　查看病历

【功能】用于对在院患者病历的查看。

【步骤】单击"住院"→选择"在院档案"。在"在院档案"界面,搜索出需要查看病历的患者,选择患者,单击"查看病历"按钮,如图 17-7 所示。

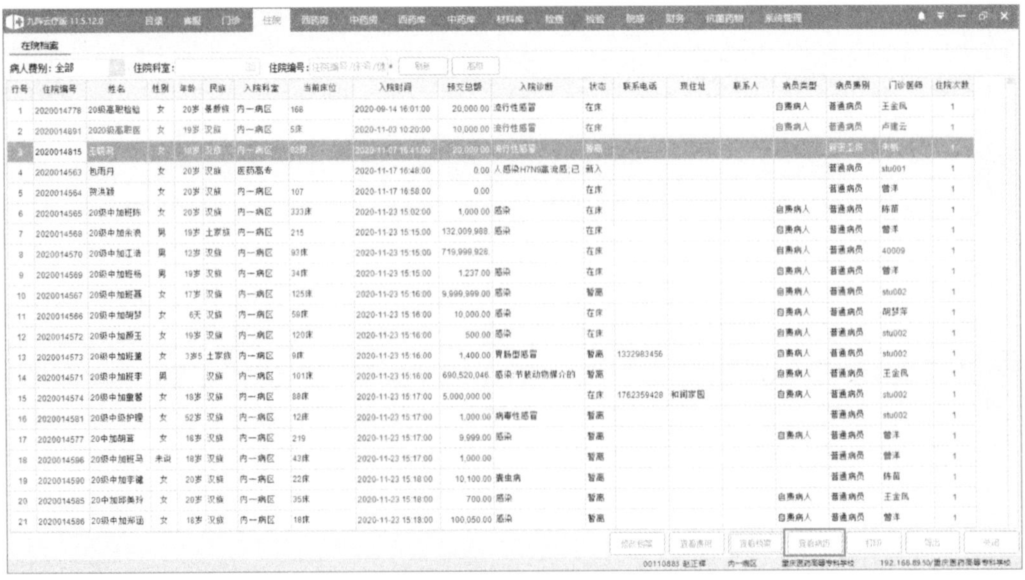

图 17-7　"在院档案"查看病历

　　进入患者"病历夹"界面,在界面下方出现患者在院期间所有病历,选择病历即可查看,如图
17-8 所示。

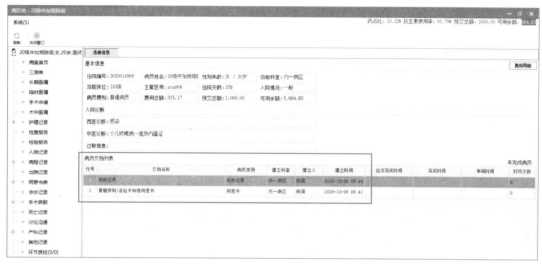

图 17-8　患者"病历夹"界面

第 18 章　出院档案查询

18.1　查看费用

【功能】用于查看出院患者费用信息。

【步骤】单击"住院"→选择"出院档案"。在"出院档案"界面,筛选类别(包括:出院已结、出院未结、全部),搜索出需要查看费用的患者,选择患者,单击"查看费用"按钮,如图 18-1 所示。

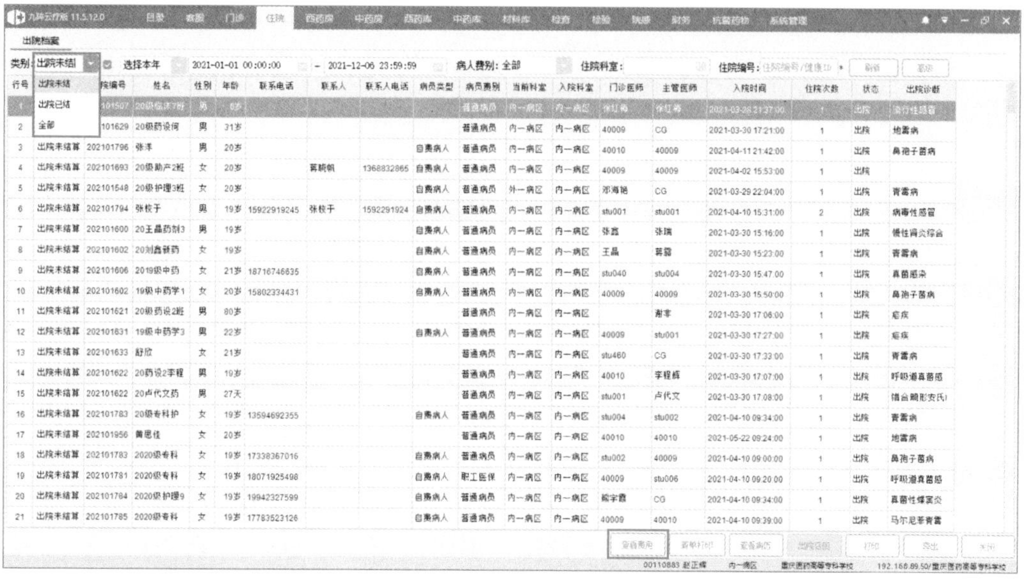

图 18-1　"出院档案"界面

进入"病员查询"界面,可查看患者在院期间的费用,如图 18-2 所示。

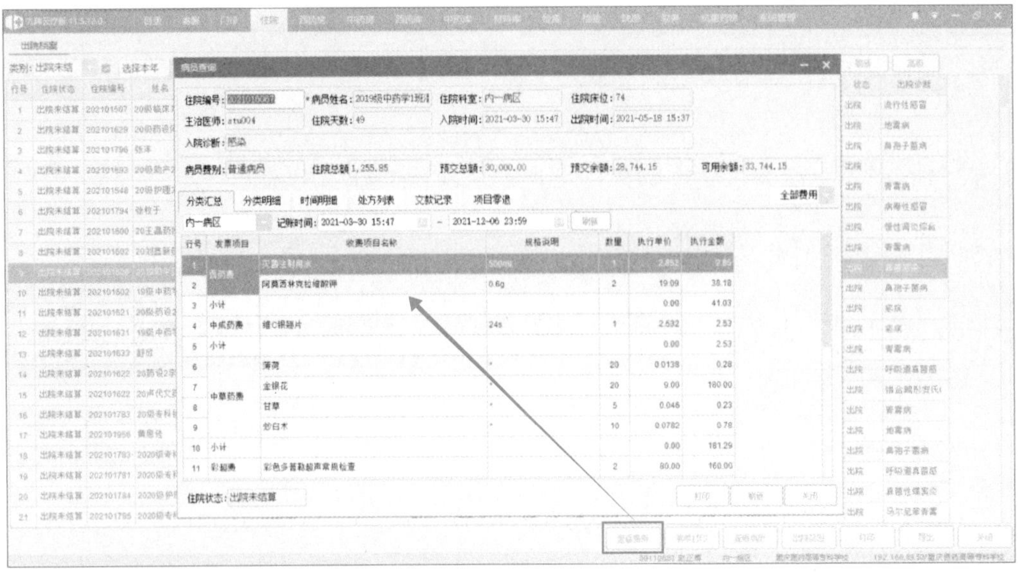

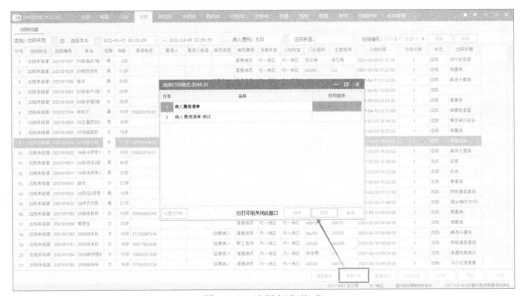

图 18-2 病员查询界面

18.2 清单打印

【功能】用于打印出院患者费用清单。

【步骤】单击"住院"→选择"出院档案"。在"出院档案"界面,选择需打印清单的患者,单击"清单打印"按钮,选择已设置的打印格式,如图 18-3 所示。可预览后打印,也可直接单击"打印"按钮完成患者费用清单的打印。

图 18-3 选择打印格式

18.3 查看病历

【功能】用于查看出院患者病历。

【步骤】单击"住院"→选择"出院档案"。在"出院档案"界面，搜索出需要查看病历的患者，选择患者，单击"查看病历"按钮，如图 18-4 所示。

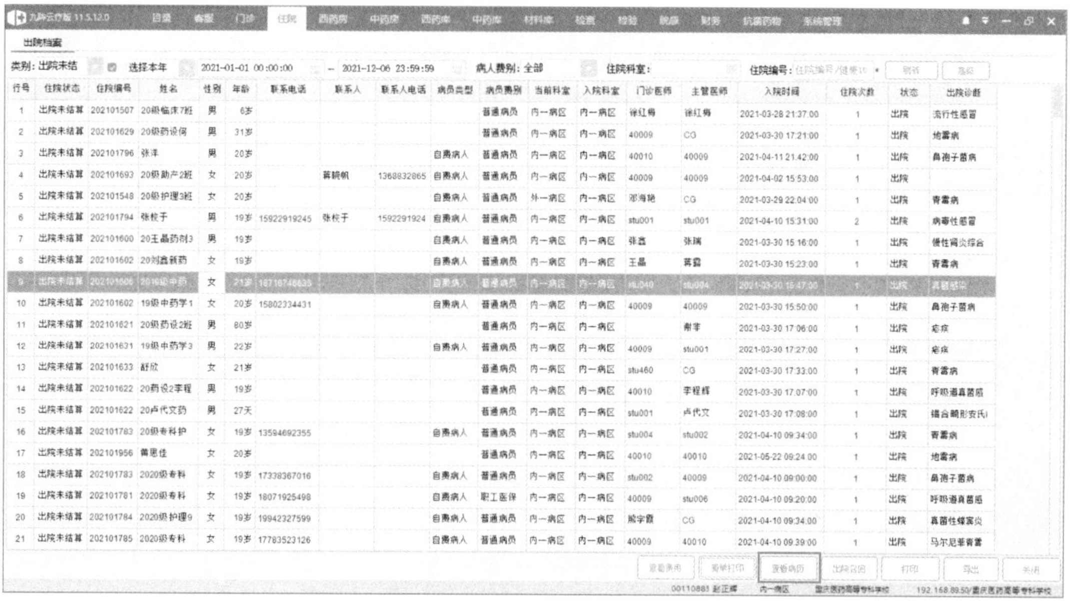

图 18-4　"出院档案"查看病历

进入"病历夹"界面，在界面左侧选择病历文书类别，如"入院记录"，单击"+"号，选择入院病历进行查看，如图 18-5 所示。

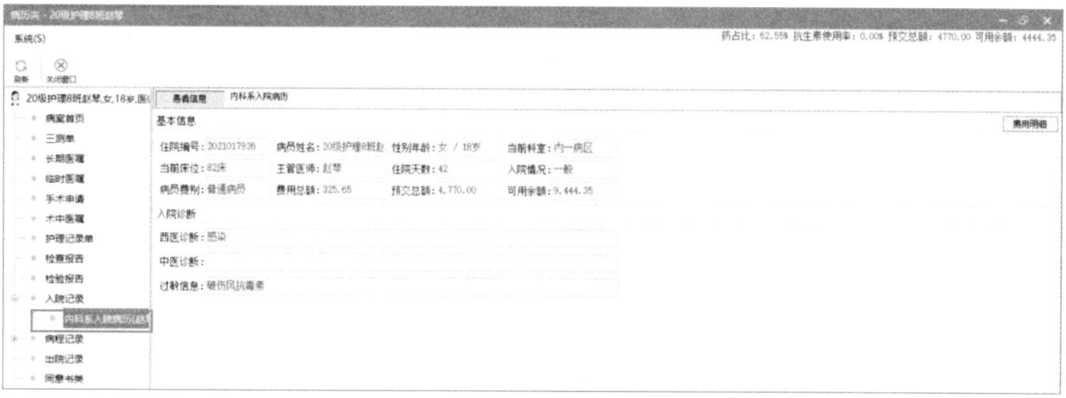

图 18-5　病历文件夹

18.4　出院召回

【功能】用于对出院未结算患者的召回（召回床位）。

【步骤】单击"住院"→选择"出院档案"。在"出院档案"界面，筛选类别为出院未结，搜索出需要召回的患者，选择患者单击"出院召回"按钮，如图 18-6 所示。

图 18-6　"出院档案"出院召回

弹出"询问"窗口，单击"是"按钮完成出院未结算患者的召回，如图 18-7 所示。

图 18-7　出院召回询问

第 19 章　科室药房

19.1　库存查询

【功能】用于住院科室库存的查询(材料)。

【步骤】单击"门诊"→选择"科室库房库存"。在"科室库房库存一览表"界面,选择科室,选择类型为西药,勾选"显示零库存"复选框,单击"刷新",则当前科室西药出现在界面下方列表中,如图 19-1 所示。

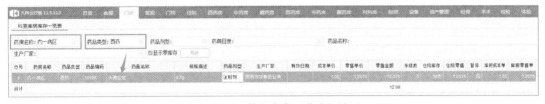

图 19-1　"科室库存一览表"界面

19.2　流向查询

【功能】用于住院科室库存流向的查询(材料)。

【步骤】单击"门诊"→选择"科室库房库存"。在"科室库房库存一览表"界面,选择科室,选择类型为西药,勾选"显示零库存"复选框,单击"刷新"按钮,则当前科室西药出现在界面下方列表中,如图 19-2 所示。

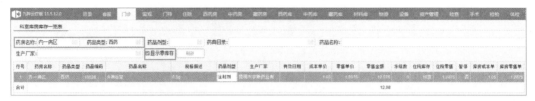

图 19-2 科室库存一览表

在"科室库存一览表"界面,选择一条需要查看流向的材料,单击"流向记录"按钮,在"流向记录界面"可选择类型(默认为全部类型),选择日期,单击刷新,即可对材料流向记录进行查看,如图 19-3 所示。

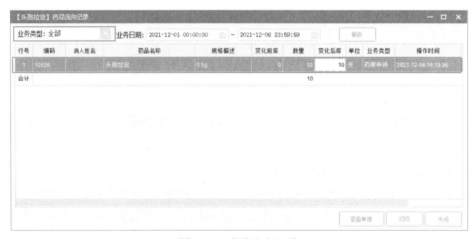

图 19-3 药品流向记录

19.3 盘点

【功能】用于门诊科室二级库存的盘点(材料)。

【步骤】单击"门诊"→选择"科室库存盘点"。在"科室库存盘点"界面中单击"新建"按钮,在"科室盘点"窗口选择科室及盘点模式,单击"确定",如图 19-4 所示。

建立盘点单据后,单击界面下方的"草稿录入"按钮,如图 19-5 所示。

在弹出的询问窗口中,单击"是"按钮,进入库存盘点状态,如图 19-6 所示。

图 19-7 所示为科室药房盘点单明细,可审核库存。

完成库存盘点后,返回主界面,单击"合并提交"按钮,如图 19-8 所示。

进入"科室药房盘点单明细"界面,科室负责人审核材料后单击"合并提交"按钮,如图 19-9 所示。

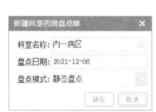

图 19-4 "科室库存盘点"
界面

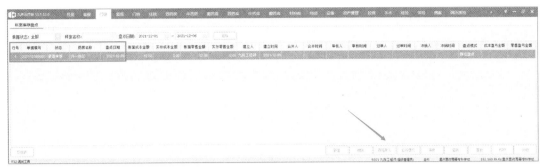

图 19-5 "科室库存盘点"草稿录入

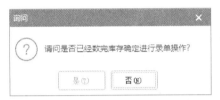

图 19-6 询问窗口

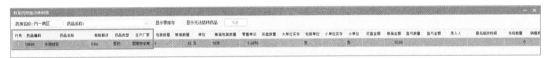

图 19-7 科室药房盘点单明细

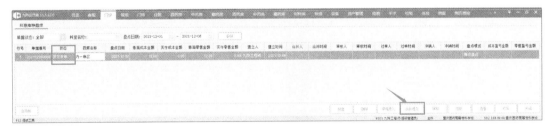

图 19-8 合并提交界面

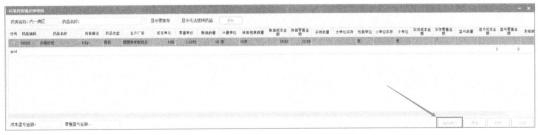

图 19-9 "科室药房盘点单明细"界面

完成库存盘点单据的提交后,返回主界面,单据状态为已提交,单击"审核"按钮,如图 19-10 所示。

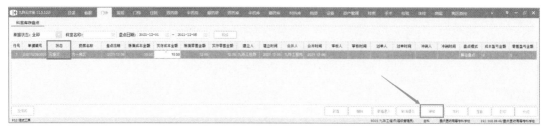

图 19-10 "科室库存盘点"审核界面

在"科室药房盘点单"明细界面,单击"审核"按钮完成二级库存(材料)盘点,如图 19-11 所示。

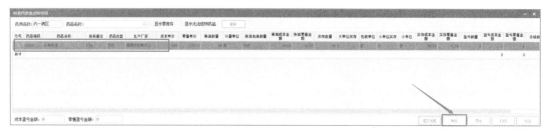

图 19-11 "科室药房盘点单明细"审核界面

此时,库存盘点单据状态为已审核。如图 19-12 所示。

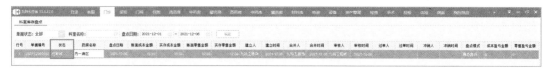

图 19-12 已审核状态界面

第 20 章 住院结算

20.1 普通结算

病人出院 　　住院管理 –
出院结算

20.1.1 出院结算

【功能】用于对住院患者出院费用的结算。

【步骤】点击"住院"→选择"出院结算",在"出院结算"界面,选择需出院结算的患者,单击"出院结算"按钮,如图 20-1 所示。

图 20-1 "出院结算"界面

　　在"出院结算"窗口,刷健康ID卡获取患者就诊信息,选择支付方式(现金、支付宝、微信、银联),勾选"其他打印"复选框,单击"保存"按钮完成普通患者出院结算,如图20-2所示。

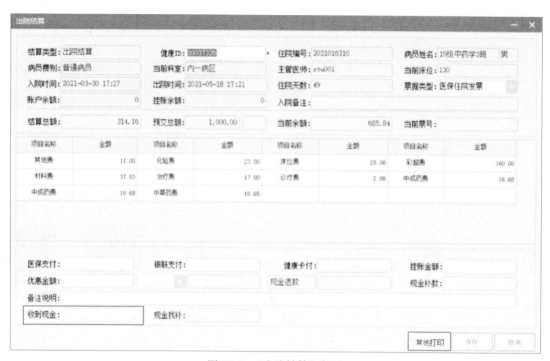

图20-2　"出院结算"窗口

20.1.2　取消结算

　　【功能】用于取消已结算患者费用结算。

　　【步骤】点击"住院"→选择"出院结算",在"出院结算"界面选择类别为出院已结,选择患者单击"取消结算"按钮,如图20-3所示。

　　在弹出的"询问"窗口中,如图20-4所示,单击"是"按钮,申请提交至财务,由财务审批(此权限可根据医院实际情况做调整,可以设置由财务审批后才可取消结算),填写退费原因,单击"确认"按钮完成病人取消结算,如图20-5所示。

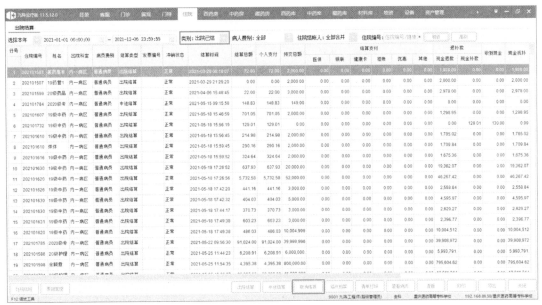

图 20-3　"出院结算"界面

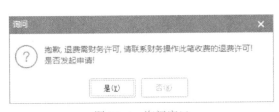

图 20-4　询问窗口

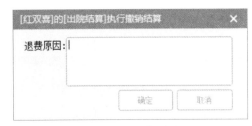

图 20-5　退费原因

20.2　住院结班

【功能】用于收费室(收费员)交班(配合财务工作)。

【步骤】点击"住院"→选择"出院结算",在"出院结算"界面,如当天收费员上下班需扎账交班时,单击"住院结班"按钮,如图 20-6 所示。

在住院结班"新增"窗口中,选择结班日期,单击统计,刷新收费员当天收费信息,单击"保存"按钮完成住院结班,如图 20-7 所示。

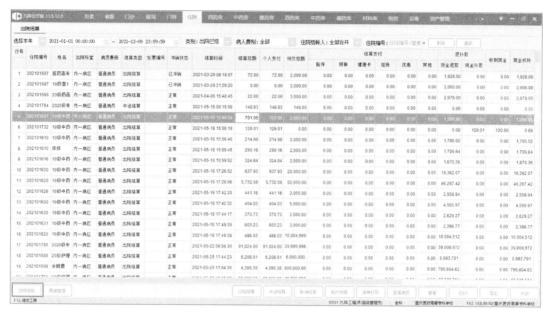

图 20-6　住院结班

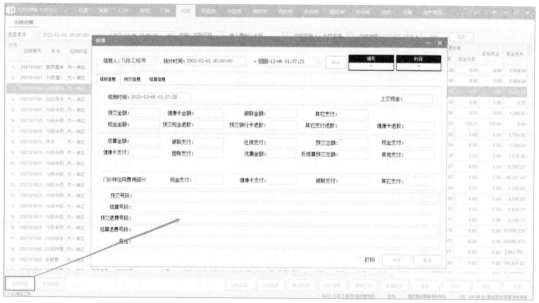

图 20-7　住院结班"新增"窗口

第 21 章 实训项目

21.1 门诊流程

【实训目标】

（1）熟练掌握患者从入院到门诊就诊完毕的相关操作流程。

（2）熟练掌握门诊就诊流程涉及的各角色各环节功能的操作步骤。

（3）熟悉医院一体化信息平台中的入院、建档登记、挂号、缴费、门诊医生工作站、药房取药的功能和操作流程，适应医院信息平台环境。

【任务描述】

在医院信息平台中，通过授予操作者多角色权限，进行建档、挂号、缴费、门诊诊断、药房取药等多个子模块操作，完成患者到院门诊就诊流程。

21.1.1 门诊流程简介

门诊就诊的流程包括以下几个步骤：

① 判断患者是否需要建档。第一次入院的患者需新建档案，登记其基本信息。

② 挂号与挂号支付。完成后到相应的科室候诊。

③ 医生接诊。为患者诊断，包括询问患者病情、体检、诊断、开具门诊医嘱等环节。

④ 门诊缴费。就诊完成后患者前往收费处缴费，如涉及检查、检验、治疗和手术等，缴费后完成相应的步骤。

⑤ 药房取药。

门诊就诊流程图如图 21-1 所示。

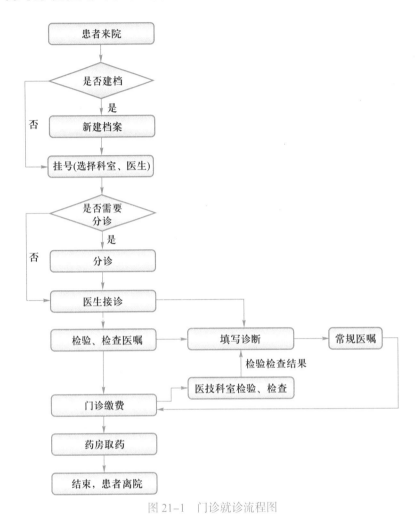

图 21-1　门诊就诊流程图

LIS 检验系统 –
样本管理

LIS 检验系统 –
报告管理

LIS 检验系统 –
质量控制

LIS 检验系统 –
试剂管理上

LIS 检验系统 –
试剂管理下

21.1.2　门诊操作步骤

登录平台,选择登录科室,在登录科室界面中选择门诊科室,如内一门诊或外一门诊,如图 21-2 所示。

1. 新建档案

① 针对第一次入院的患者,需新建档案。单击"门诊"选项卡,选择"快速建档",如图 21-3 所示。

② 单击右下角"建档"按钮新建档案,如图 21-4 所示。

门诊服务 –
档案建立

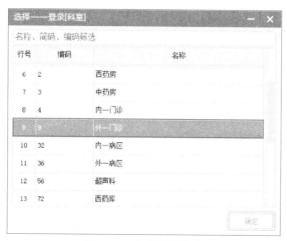

图 21-2　选择登录科室

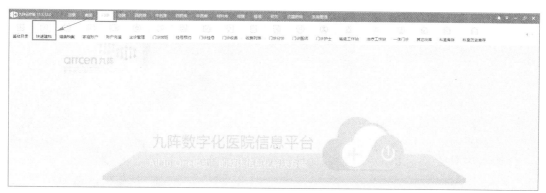

图 21-3　快速建档

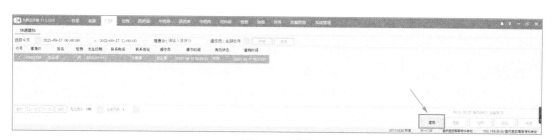

图 21-4　建档

③ 在弹出的"建档"对话框中登记患者姓名、出生日期、性别等基本信息，单击"保存"按钮完成建档。如图 21-5 所示。

④ 建档成功后，在建档列表中可以查看档案信息，且系统会自动给患者生成一个健康 ID 号，这个 ID 号是病人在医院的唯一标识(注意：此 ID 号在门诊挂号、就诊、收费时都需要用，请操作者一定记住)，如图 21-6 所示。

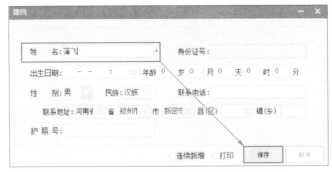

图 21-5　填写基本信息

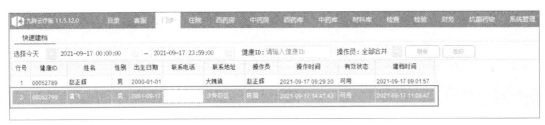

图 21-6　建档列表

2. 挂号及挂号支付

① 单击"门诊"选项卡,选择"门诊挂号",如图 21-7 所示。

门诊服务 – 门诊挂号

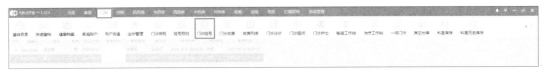

图 21-7　门诊挂号

② 进入门诊挂号列表,单击"普通挂号"按钮,如图 21-8 所示。

③ 在普通挂号窗口,输入患者健康 ID 号后按 Enter 键。系统自动读取患者姓名、年龄、性别等基本信息。补充挂号信息,如病员类型、挂号类别、医生等信息。如患者年龄小于 14 岁,则必须填写联系人及联系电话信息。完成后单击"结算"按钮,将打开挂号支付窗口,如图 21-9 所示。

④ 在挂号支付窗口,输入挂号费用,如现金结算,在"收到现金"文本框内输入挂号金额,单击"确认支付"按钮,完成挂号结算,如图 21-10 所示。

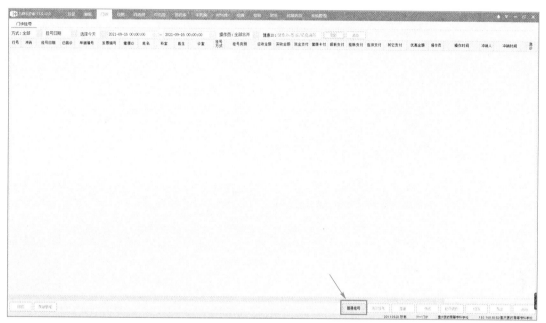

图 21-8　普通挂号

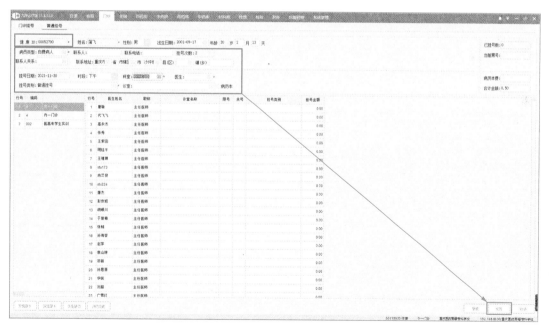

图 21-9　普通挂号界面

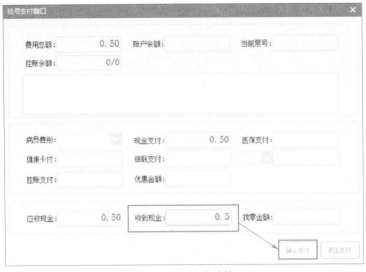

图 21-10　挂号结算

门诊服务 –
门诊接诊

3. 门诊医师就诊

① 单击"门诊"选项卡,选择"门诊医师",如图 21-11 所示。

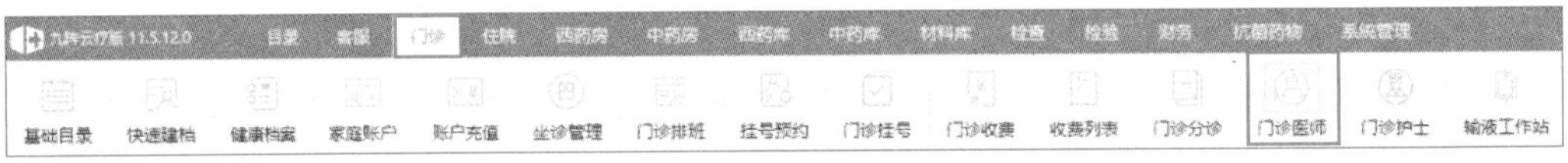

图 21-11　门诊医师

② 在门诊医师接诊页面,可通过输入患者健康 ID 号后按 Enter 键快速接诊,或在"待诊病人"列表双击患者姓名接诊,如图 21-12 所示。

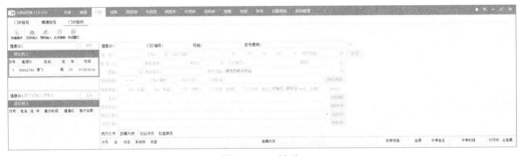

图 21-12　接诊

③ 弹出"询问"对话框后,单击"是"按钮接诊患者,接诊成功,病人进入就诊列表,如图 21-13 所示。

④ 门诊医生就诊过程中,需在平台中完善病人病历记录,如主诉、体温、症状、体征等信息,如图 21-14 所示。

⑤ 填写西医诊断,单击"选择 ICD"按钮,在弹出的"诊断选择"窗口,可通过输入诊断关键字筛选诊断结果,选择诊断结果后双击,单击"确定"按钮完成诊断填写,如图 21-15 所示。

门诊服务 –　　门诊服务 –
开具医嘱　　医嘱执行

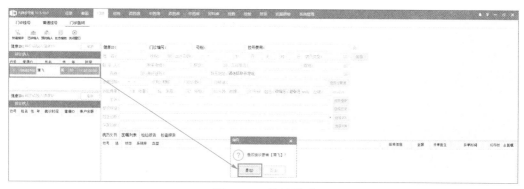

图 21-13　接诊提示

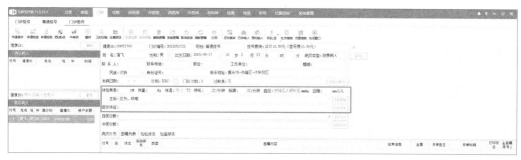

图 21-14　门诊病历记录

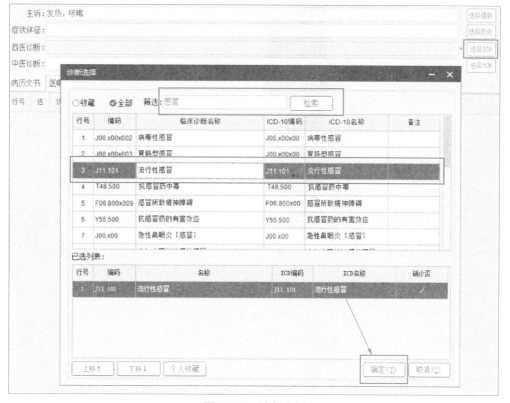

图 21-15　诊断选择

⑥ 门诊医生开具西(成)药,单击"西(成)药"按钮,进入西(成)药处方列表,如图 21-16 所示。

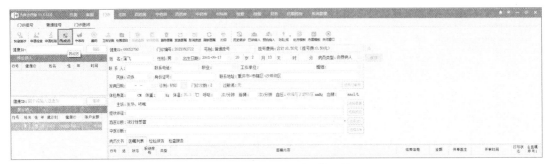

图 21-16　开具西(成)药医嘱

⑦ 在西(成)药处方列表中,输入药品名称,在列表中选中对应的药品,如图 21-17 所示。

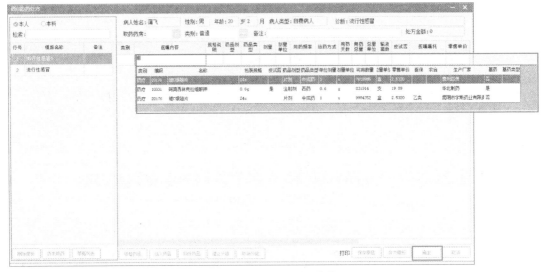

图 21-17　选择西(成)药药品

⑧ 完善用药频率、给药方式、用药天数、用药总量等信息。完成后单击"确定"按钮,如图 21-18 所示。

⑨ 医嘱列表中的医嘱状态变成"已发送",医生完成接诊,如图 21-19 所示。

门诊服务 –
门诊收费

4. 门诊收费

① 单击"门诊"选项卡,选择"门诊收费",如图 21-20 所示。

② 在门诊收费窗口,输入患者健康 ID 号后按 Enter 键,系统自动读取患者的收费信息。核对信息无误后,单击"结算"按钮,如图 21-21 所示。

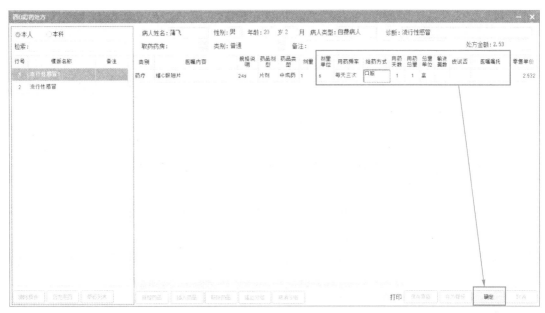

图 21-18　西(成)药医嘱

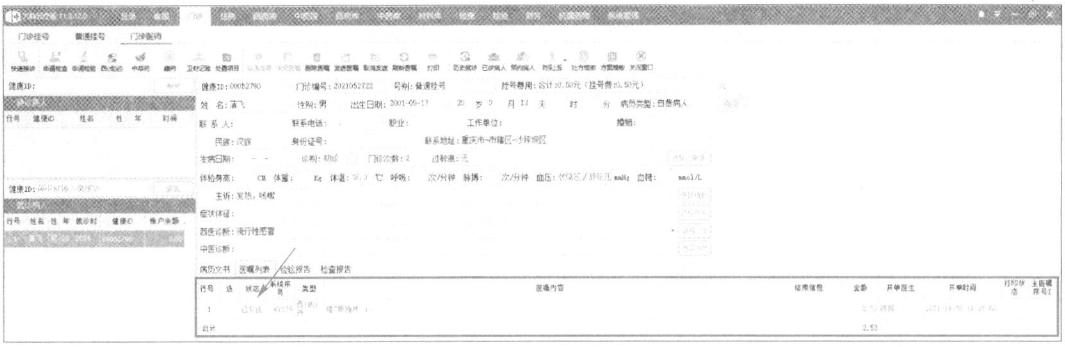

图 21-19　门诊医嘱列表

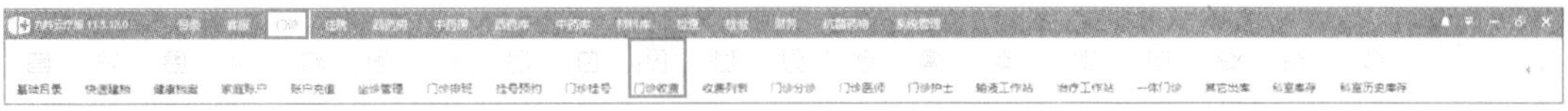

图 21-20　门诊收费

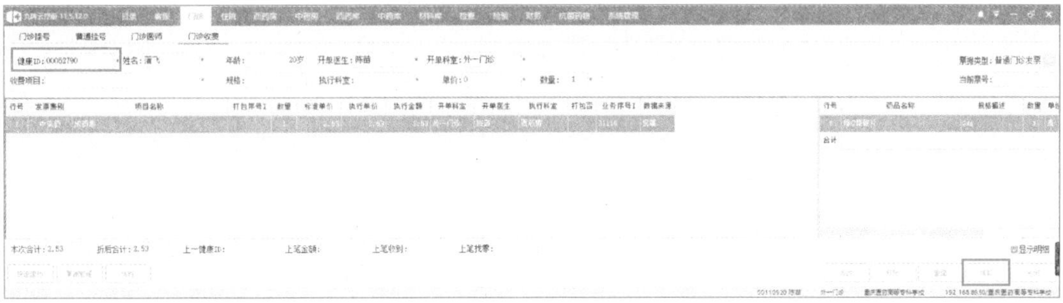

图 21-21　门诊收费结算

③ 系统默认结算方式为"现金支付",可根据实际支付方式进行调整,完成后单击"确认支付"按钮,完成门诊收费,如图 21-22 所示。

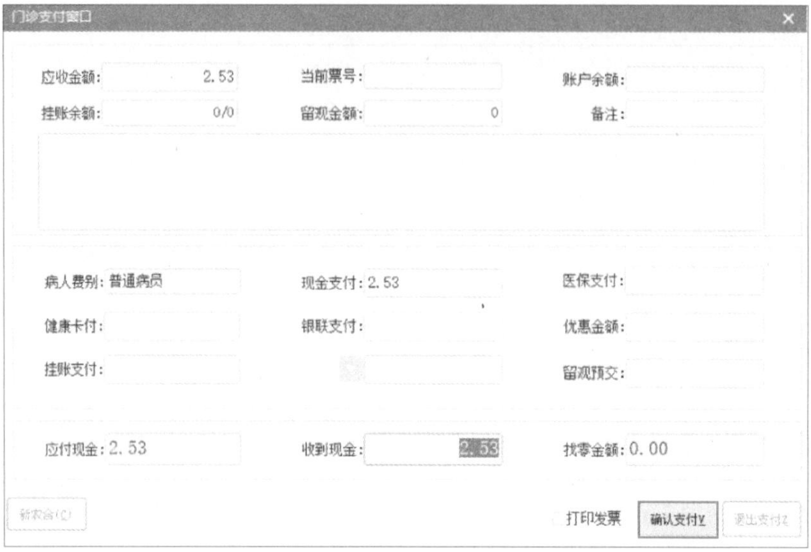

图 21-22　门诊收费支付

5. 西药房发药

门诊服务 –
门诊发药与
退药

切换科室,如图 21-23 所示。切换为"西药房",如图 21-24 所示。以西药房人员的身份发药。

① 单击"西药房"选项卡,选择"门诊发药",如图 21-25 所示。

② 药房名称、发药窗口都选择"西药房",输入患者健康 ID 号后按 Enter 键进行查找。选择需发药的患者,核对无误后,单击"发药"按钮,如图 21-26 所示。

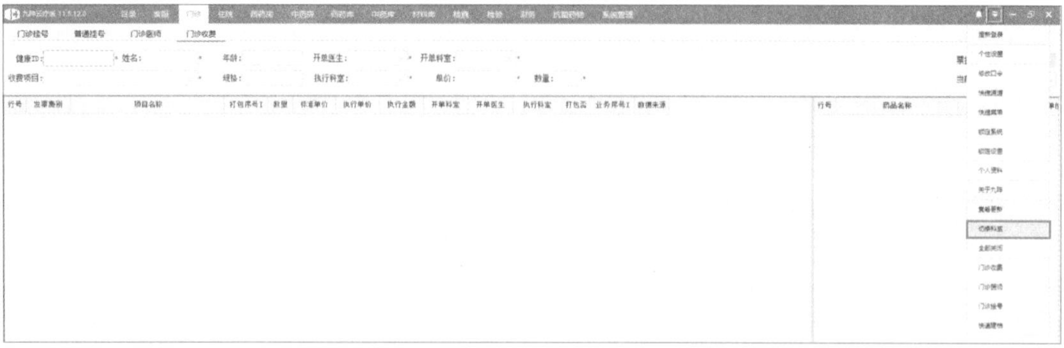

图 21-23　切换科室

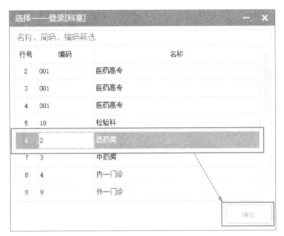

图 21-24 切换科室到西药房

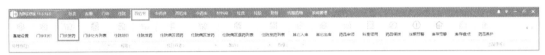

图 21-25 西药房门诊发药

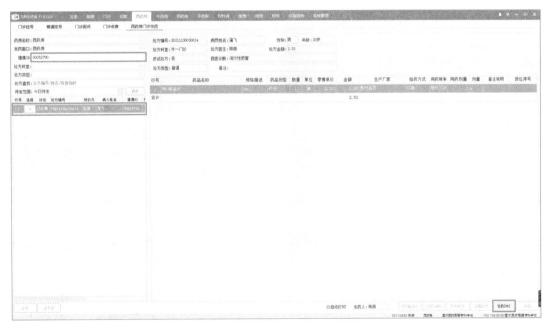

图 21-26 西药发药

③ 弹出"确认发药"询问窗口,单击"是"按钮,如图 21-27 所示,完成发药操作。

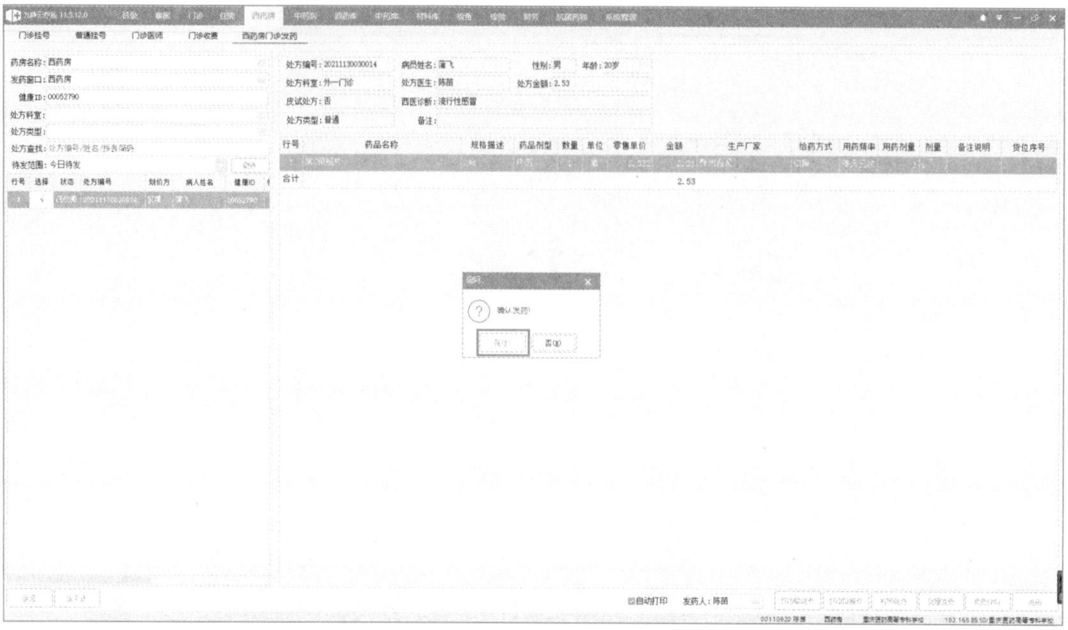

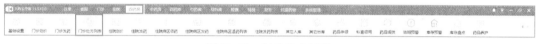

图 21-27　确认发药

④ 查看门诊发药列表方法：单击"西药房"选项卡，选择"门诊处方列表"，即可查看到该条发药信息，如图 21-28、图 21-29 所示。

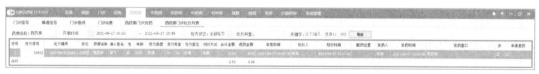

图 21-28　门诊处方列表

图 21-29　门诊处方信息

21.2　入院流程

入院登记

住院流程介绍

【实训目标】

（1）熟练掌握入院流程。

（2）熟练掌握入院登记、预交费、冲销和住院排床等操作步骤。

（3）通过此次实训，使学生掌握入院的基本流程，增强学生的职业意识；通过在医院信息平台中进行实训操作,提高动手操作能力。

【任务描述】

在医院信息平台中,完成病人入院操作。

(1) 功能描述:熟悉住院板块的入院登记、住院交款操作,以及住院护理站的住院排床操作。

(2) 入院流程图:如图 21-30 所示。

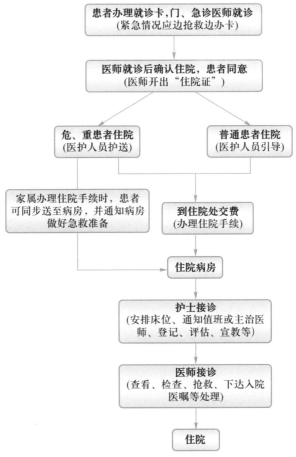

图 21-30　医院入院流程

21.2.1　入院流程简介

患者或家属持医生签发的住院证及相关证件,到住院处办理入院手续。患者进行入院登记,在入院登记过程中,进行住院交款和冲销操作,结束后由护士在住院护理站进行入院排床操作。

作为医药类专业学生,特别是护理类专业学生,需要了解和掌握医院实际管理中,护士在患者入院过程中的规范操作,其步骤如下:

① 患者持医生医嘱办理入院登记。

② 门诊医生或护士电话通知病房,准备接待新患者。

③ 门诊护士根据患者病情,必要时联系勤务中心使用轮椅或平车推送患者入院。

④ 病区值班护士根据患者病情做好接待准备,并报告主管医生。

⑤ 热情接待患者,给患者戴好腕带,并护送到指定的床位,向患者及家属介绍病区环境。

⑥ 主动向患者及家属介绍责任护士和主管医生。

⑦ 解释相关的病房管理制度,向患者介绍入院须知。

⑧ 为患者测量体温、脉搏、呼吸、血压及体重等。

⑨ 采集护理病史,并做好必要的护理体检,针对患者病情及需要,做好相应的健康宣教。

⑩ 填写护理病历和有关的护理表格。

⑪ 根据医嘱对患者进行各种处理和治疗,并做好相关内容的记录。

21.2.2　入院操作步骤

1. 普通入院

① 单击"住院"选项卡,选择"入院登记",如图 21-31 所示。

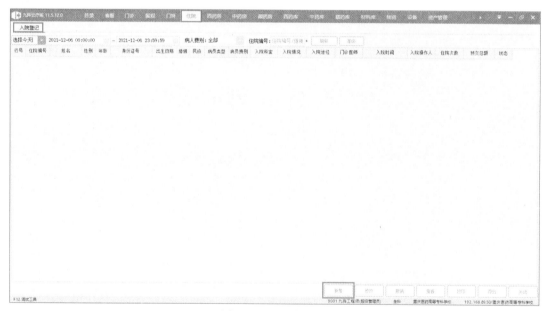

图 21-31　入院登记

② 单击"新增"按钮,在健康 ID 处刷健康卡调取患者基本信息,录入患者入院其他信息(星号标记为必填项),如图 21-32 所示。在弹出的"新增"窗口中,录入患者基本信息,选择"入院科室""门诊医师"等相关信息,同时在"西医初步诊断"中,单击"选择 ICD"按钮。在"诊断选择"窗口选择临床诊断名称,如图 21-33 所示。

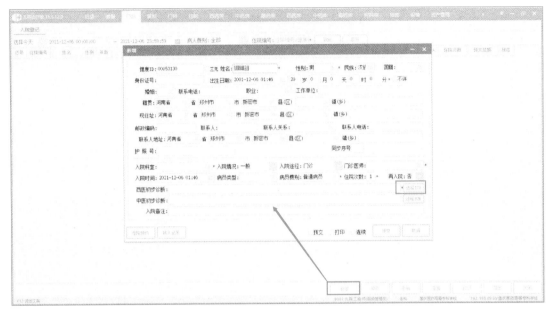

图 21-32　"新增"界面

③ 将出现如图 21-33 所示的"诊断选择"窗口。

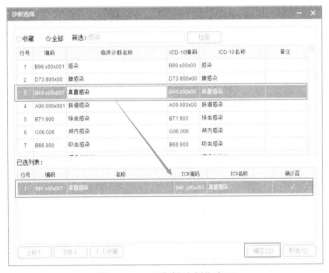

图 21-33　"诊断选择"窗口

④ 单击"确定"按钮后,将自动跳转到如图 21-34 所示的新增缴费界面。

⑤ 单击"保存"按钮,弹出"询问"窗口,单击"是"按钮,结束后自动生成"住院编号",如图 21-35 所示。

2. 预约入院登记

单击"住院"选项卡→选择"入院登记",单击"新增"按钮,在界面左下角单击"住院预约"按钮。如图 21-36 所示。

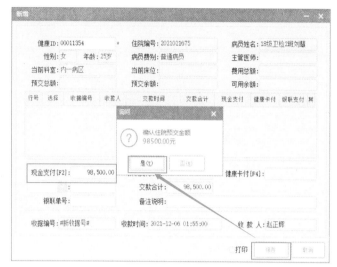

图 21-34 "新增"缴费界面

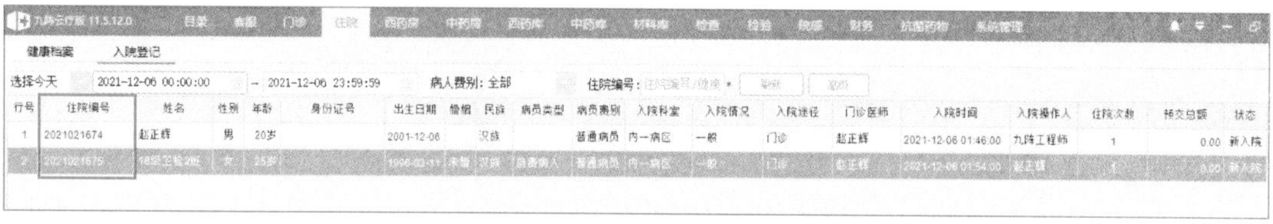

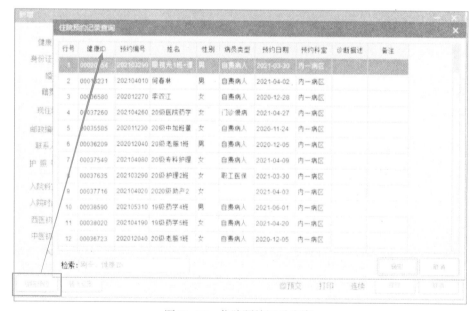

图 21-35 入院登记住院编号

图 21-36 住院预约记录查询

在弹出的"住院预约记录查询"中，选择相应患者，单击"确定"按钮。

21.2.3　住院缴费

1. 住院缴费

住院缴费

① 单击"住院"选项卡→选择"住院交款",单击"新增"按钮,在新增界面的健康 ID 处刷健康卡调取患者基本信息,录入患者入院其他信息。患者交预交金,勾选预交按钮(星号标记为必填项),如图 21-37 所示。

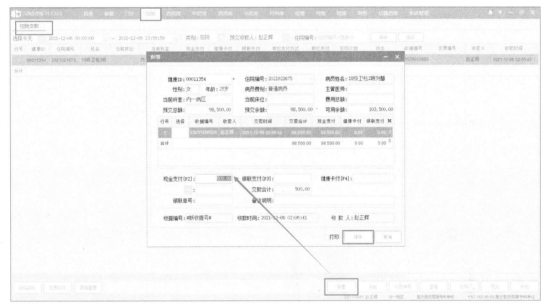

图 21-37　住院交款新增界面

② 在"新增"窗口,选择预交方式(微信、支付宝、支票等),输入预交金额,如图 21-38 所示。单击"保存"按钮,完成入院登记操作并打印预交金收据。

2. 冲销

① 在缴费过程中,若涉及退费,可以使用"冲销",在"住院交款"界面中,单击"冲销"按钮,在弹出的界面中,核对病人信息和输入退款金额,如图 21-39 所示。

② 冲销结束后,在"住院交款"界面将显示缴费和冲销记录,如图 21-40 所示。

3. 入院排床

① 缴费结束后,就可以在住院护理站进行入院排床。单击"住院"选项卡,选择"住院护理站",选择对应的病区,选择空床位右击选择"病人排床",如图 21-41 所示。

② 在排床管理窗口,选择"待排状态"为全部,输入住院编号查询,查询出待排患者后,选择"主管医师"和"责任护士",单击"确定"按钮完成排床操作,如图 21-42 所示。

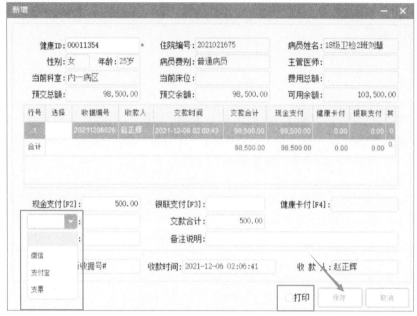

图 21-38 支付方式选择"新增"界面

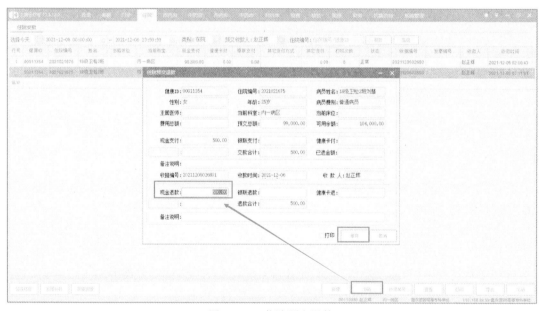

图 21-39 住院预交退款

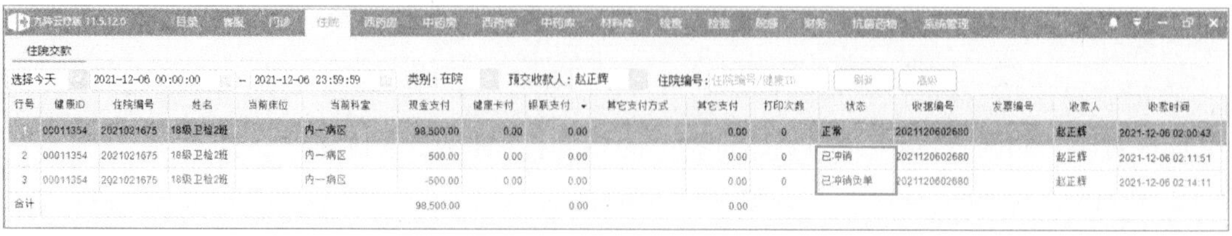

图 21-40 住院交款冲销记录

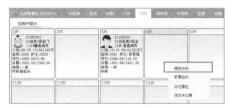

图 21-41　住院护理站

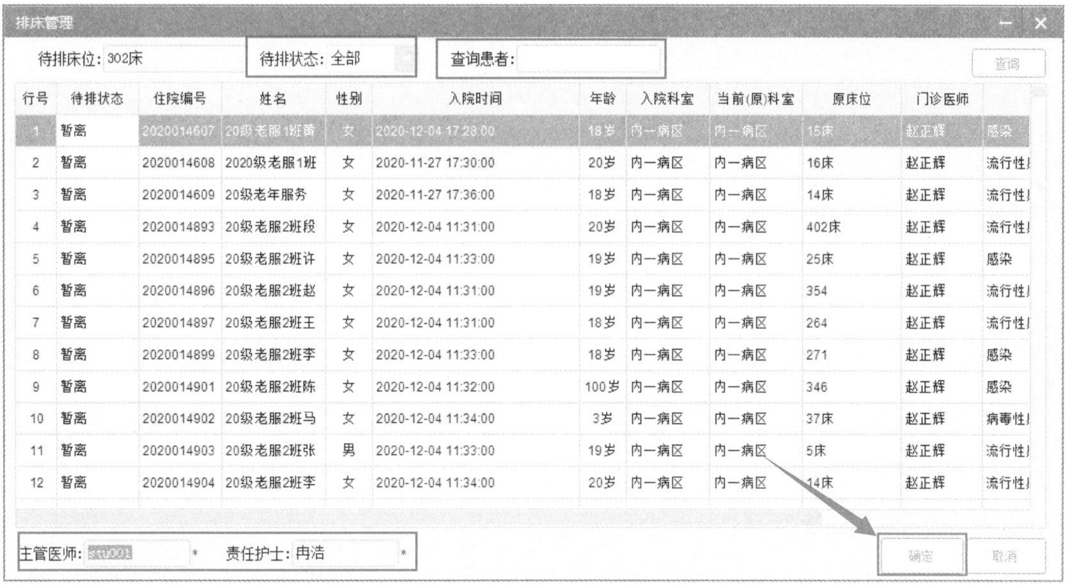

排床管理

行号	待排状态	住院编号	姓名	性别	入院时间	年龄	入院科室	当前(原)科室	原床位	门诊医师	
1	暂离	2020014607	2020级老服1班黄	女	2020-12-04 17:28:00	18岁	内一病区	内一病区	15床	赵正辉	感染
2	暂离	2020014608	2020级老服1班	女	2020-11-27 17:30:00	20岁	内一病区	内一病区	16床	赵正辉	流行性
3	暂离	2020014609	2020级老年服务	女	2020-11-27 17:36:00	18岁	内一病区	内一病区	14床	赵正辉	流行性
4	暂离	2020014893	2020级老服2班段	女	2020-12-04 11:31:00	20岁	内一病区	内一病区	402床	赵正辉	流行性
5	暂离	2020014895	2020级老服2班许	女	2020-12-04 11:33:00	19岁	内一病区	内一病区	25床	赵正辉	感染
6	暂离	2020014896	2020级老服2班赵	女	2020-12-04 11:31:00	19岁	内一病区	内一病区	354	赵正辉	流行性
7	暂离	2020014897	2020级老服2班王	女	2020-12-04 11:31:00	18岁	内一病区	内一病区	264	赵正辉	流行性
8	暂离	2020014899	2020级老服2班李	女	2020-12-04 11:33:00	18岁	内一病区	内一病区	271	赵正辉	感染
9	暂离	2020014901	2020级老服2班陈	女	2020-12-04 11:32:00	100岁	内一病区	内一病区	346	赵正辉	感染
10	暂离	2020014902	2020级老服2班马	女	2020-12-04 11:34:00	3岁	内一病区	内一病区	37床	赵正辉	病毒性
11	暂离	2020014903	2020级老服2班张	男	2020-12-04 11:33:00	19岁	内一病区	内一病区	5床	赵正辉	流行性
12	暂离	2020014904	2020级老服2班李	女	2020-12-04 11:34:00	20岁	内一病区	内一病区	14床	赵正辉	流行性

主管医师：stu001　责任护士：冉洁

图 21-42　排床管理窗口

③ 单击"确定"按钮后，排床成功，如图 21-43 所示。

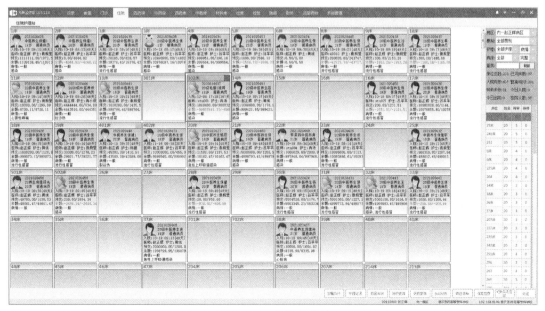

图 21-43　住院护理站

21.3 床位管理

【实训目标】

(1) 熟练掌握住院护理站床位管理的相关操作流程。

(2) 熟练掌握住院护理站床位管理各个功能的操作步骤。

(3) 通过实训,熟悉医院信息平台护理工作站中床位管理的功能和操作流程,提高动手操作能力,更快地适应医院信息化环境,从而提高自身信息素养。

【任务描述】

1. 在医院信息平台中,完成病员转床操作

(1) 功能描述:转床应用于住院病人在科室病区内床位更换,如从 1 号床位转到 2 号床位。由住院护士在信息平台中完成操作。

(2) 操作流程图如图 21-44 所示。

2. 在医院信息平台中,完成患者转病区操作

(1) 功能描述:转病区应用于住院患者在科室内不同病区之间的转换。如从内一特号病区转到内一加护病区。由住院护士在信息平台中完成操作。

(2) 操作流程图如图 21-45 所示。

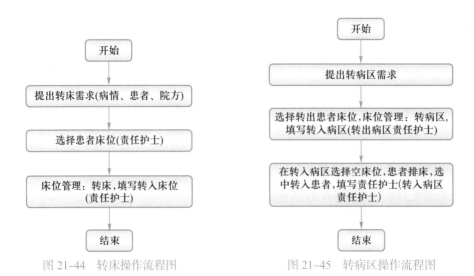

图 21-44　转床操作流程图　　　　图 21-45　转病区操作流程图

3. 在医院信息平台中,完成患者暂离操作

(1) 功能描述:患者暂离应用于住院患者暂离床位,如周末患者要求回家治疗,不在医院住院治疗,在回家期间会停止住院治疗项目以及药品发放。由住院护士在信息平台中完成操作。

(2) 操作流程图如图 21-46 所示。

4. 在医院信息平台中,完成患者转科操作

(1) 功能描述:转科应用于住院患者在院内转科,如从内一病区转到外一病区。由住院护士在信息平台中完成操作。

(2) 操作流程图如图 21-47 所示。

21.3.1　转床操作步骤

① 单击"住院"选项卡,进入"住院护理站",如图 21-48 所示。

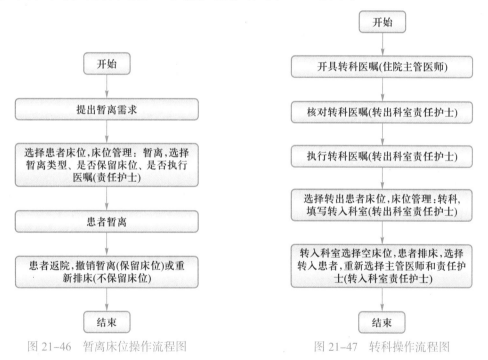

图 21-46　暂离床位操作流程图　　　　　图 21-47　转科操作流程图

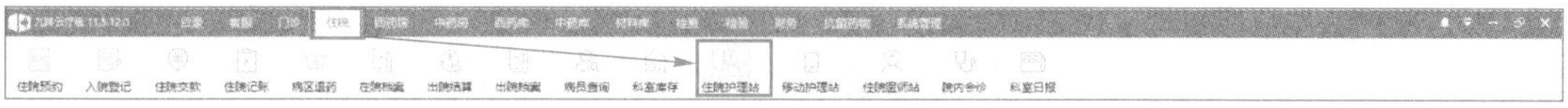

图 21-48　住院 – 住院护理站

② 选择患者所在的病区,单击患者所在的床位,如图 21-49 所示。

③ 在病区中选择患者所在的床位,右击,选择"床位管理",选择"转床",如图 21-50 所示。

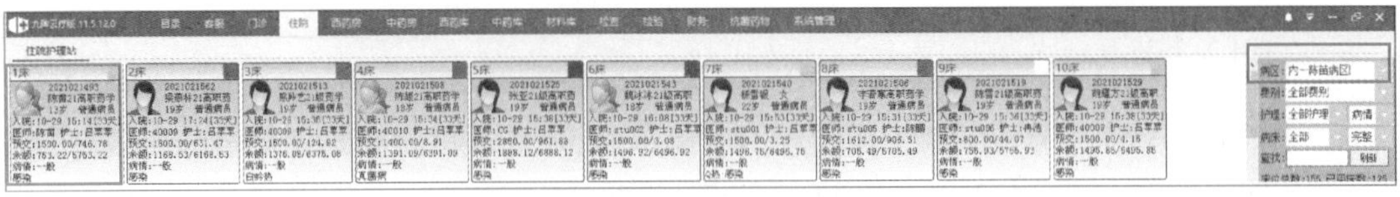

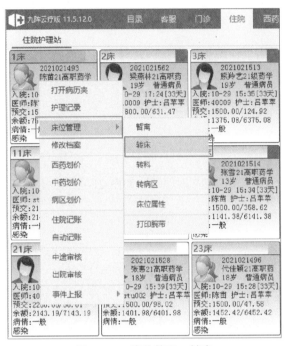

图 21-49　选择患者床位

图 21-50　床位管理 – 转床

④ 在患者转床窗口,选择患者需转入的床位,如 104 床,如图 21-51 所示。单击"保存"按钮,如图 21-52 所示,患者从原床位转到了 104 号床位。

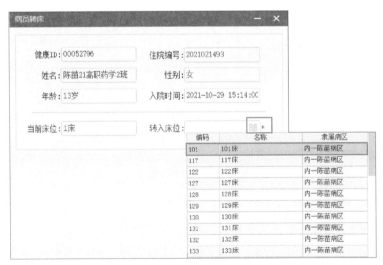

图 21-51　选择转入床位

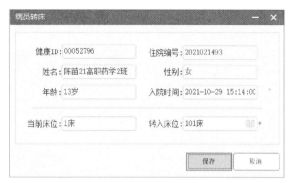

图 21-52　确定转床

21.3.2　转病区操作步骤

① 单击"住院"选项卡,进入"住院护理站",如图 21-53 所示。

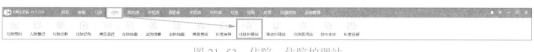

图 21-53　住院 – 住院护理站

② 选择患者所在的病区,找到患者所在的床位,如图 21-54 所示。

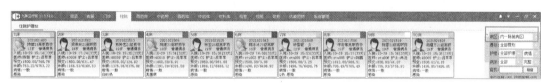

图 21-54　选择患者

③ 在病区中选择患者所在的床位,右击,选择"床位管理",选择"转病区",如图 21-55 所示。

④ 在患者转病区窗口,选择需要转入的病区,如图 21-56 所示。

⑤ 单击"确定"按钮,如图 21-57 所示。患者离床,该床位变成空床位。

⑥ 切换到患者转入的病区,找到空床位,右击,选择"病员排床",如图 21-58 所示。

⑦ 在排床管理窗口,待排状态选择"转入",如图 21-59 所示,或通过输入患者姓名进行查询。选中患者,为患者选择责任护士,完成后单击"保存"按钮,患者完成转病区,如图 21-60 所示。

21.3.3　暂离操作步骤

① 单击"住院"选项卡,进入"住院护理站",如图 21-61 所示。

② 选择患者所在的病区,找到患者所在的床位,如图 21-62 所示。

③ 在病区中选择患者所在的床位,右击,选择"床位管理",选择"暂离",如图 21-63 所示。

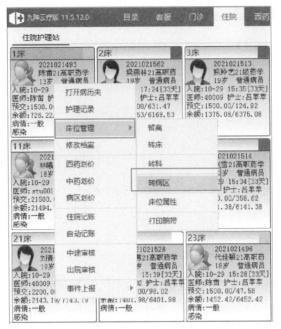

图 21-55　转病区

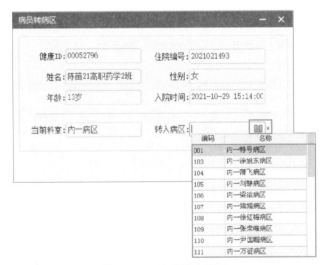

图 21-56　选择转入病区

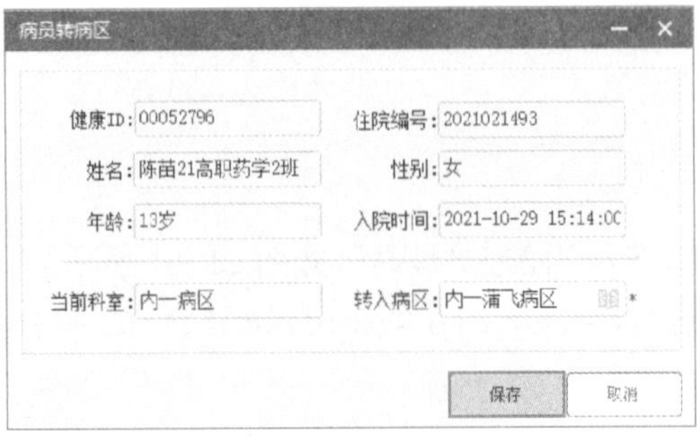

图 21-57　确定转入病区

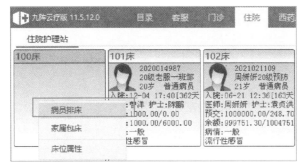

图 21-58　病员排床

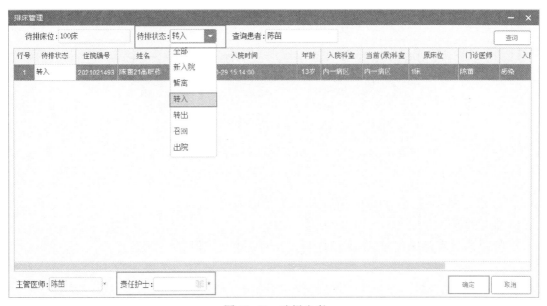

图 21-59　选择患者

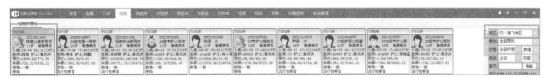

图 21-60　完成转病区排床

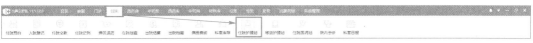

图 21-61　住院 – 住院护理站

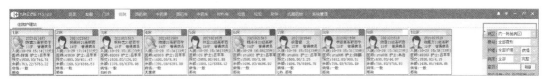

图 21-62　选择患者

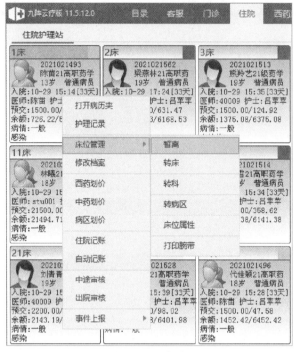

图 21-63　暂离

暂离分为 3 种类型：临时离床、请假离床、其他原因。

（1）临时离床

① 患者暂时离开床位时，不保留床位。选择后单击"保存"按钮，患者离床，如图 21-64 所示。

② 患者暂离结束后，返回床位，需重新给患者排床。选择空床位，右击，选择"病员排床"，如图 21-65 所示。

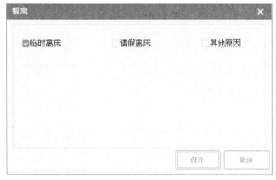

图 21-64　暂离床位类型

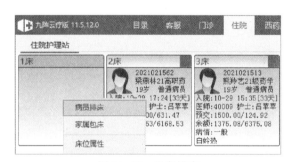

图 21-65　患者排床

③ 待排状态选择"暂离"，也可通过输入患者姓名筛选。选择患者，单击"确定"按钮，完成排床，如图 21-66 所示。

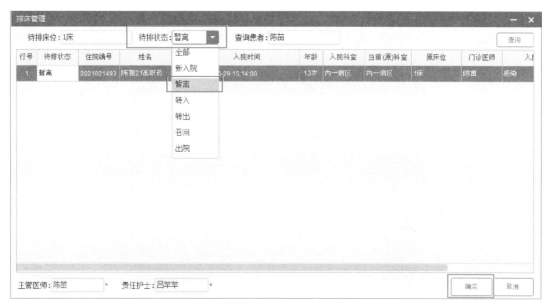

图 21-66 暂离患者排床

（2）请假离床

① 患者请假离床时，选择"是否保留床位""是否执行医嘱"，选择"请假时间"。单击"确定"按钮，完成暂离操作，如图 21-67 所示。患者床位变成请假状态，如图 21-68 所示。

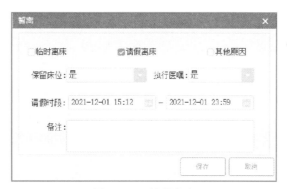

图 21-67 请假离床

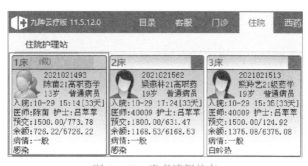

图 21-68 患者请假状态

② 撤销暂离。如患者选择保留床位，当患者请假结束后，在返回床位时，无须再重新排床，

为患者撤销暂离即可。

选择患者,右击,选择"床位管理""撤销暂离",如图 21-69 所示。

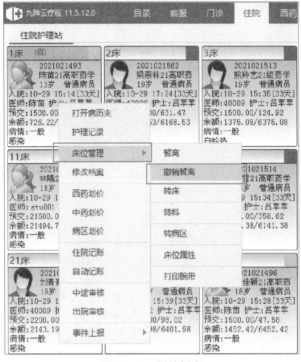

图 21-69　撤销暂离

(3) 其他原因

其他原因可选择"是否保留床位"和"是否执行医嘱"。选择完成后单击"确定"按钮完成暂离,如图 21-70 所示。

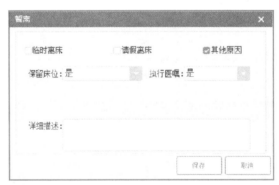

图 21-70　其他原因暂离

21.3.4　转科操作步骤

① 单击"住院"选项卡,选择"住院医师站",如图 21-71 所示。

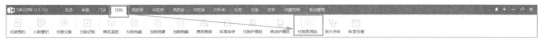

图 21-71　住院-住院医师站

②　在住院医师站病历列表中,可通过输入住院编号、患者姓名等关键字查询患者。选中患者后,可右击,选择"书写病历",或单击右下方的"书写病历"按钮,或者选中患者后双击打开病历夹,如图 21-72 所示。

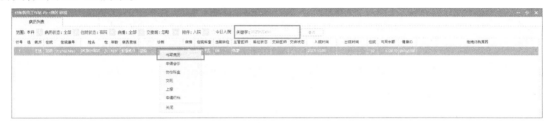

图 21-72　住院医师站选择患者

③　进入患者病历夹后,双击打开左侧列表中的"临时医嘱",单击"特殊医嘱"按钮,选择"转科医嘱",如图 21-73 所示。

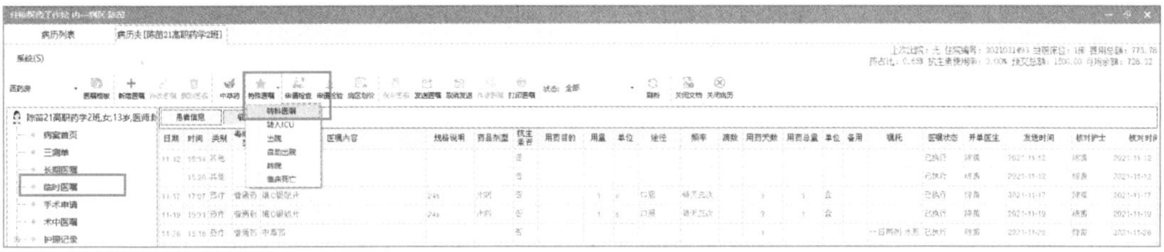

图 21-73　临时转科医嘱

④　在转科医嘱页面,选择转入科室,如外一病区。完成后单击"保存"按钮,如图 21-74 所示。

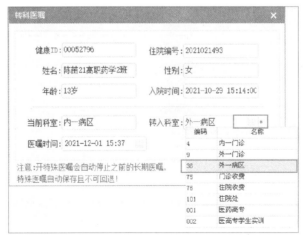

图 21-74　选择转入科室

⑤　单击"住院"选项卡,选择"住院医师站",如图 21-75 所示,进入住院医师站后,选择"医嘱执行",如图 21-76 所示。

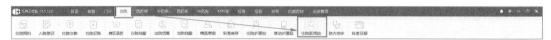

图 21-75　住院 – 住院医师站

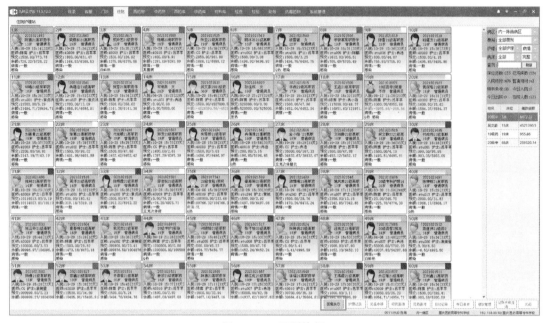

图 21-76　医嘱执行

⑥ 核对医嘱：可通过输入患者姓名或住院编号查找患者，在右侧医嘱列表中选择"临时医嘱"，选中医嘱状态为"待审核"的转科医嘱。单击下方的"核对"按钮或选中医嘱后右击，选择"核对"，如图 21-77 所示。

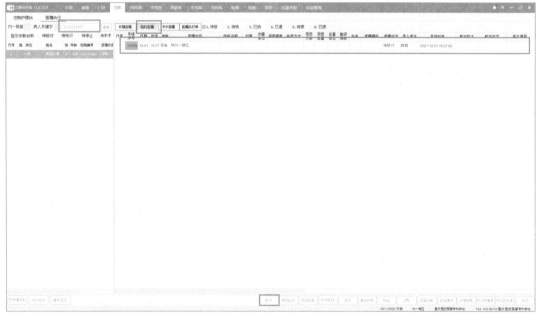

图 21-77　核对医嘱

⑦ 核对医嘱页面中的核对人、核对医嘱时间自动填写,状态默认正常。单击"确定"按钮后完成核对,如图 21-78 所示。

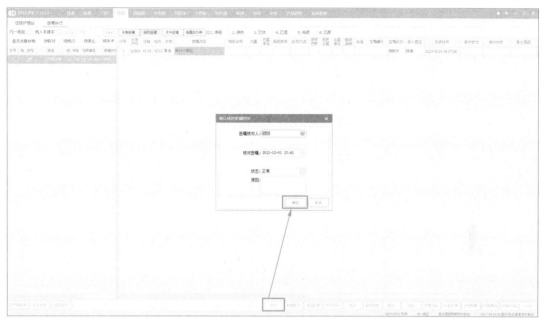

图 21-78　确认核对医嘱

⑧ 执行医嘱:选中需执行的医嘱,单击下方的"执行"按钮,或右击,选择"执行",如图 21-79 所示。

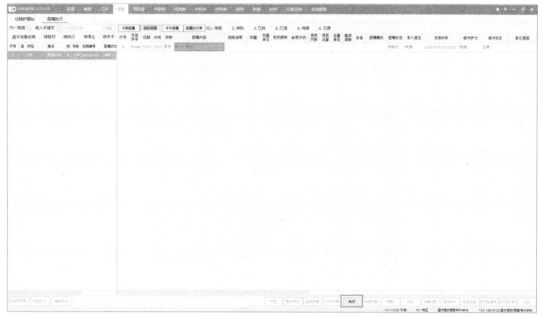

图 21-79　执行医嘱

⑨ 执行医嘱页面中的执行人、执行医嘱时间自动填写,状态默认正常。单击"确定"按钮后完成执行,如图 21-80 所示。

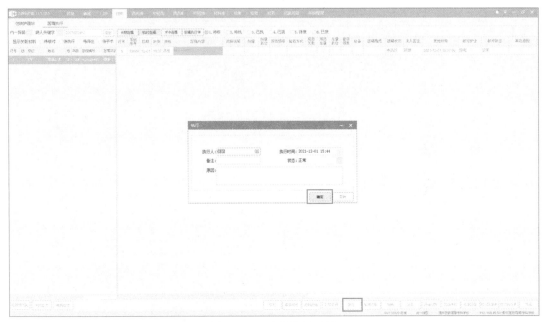

图 21-80　确认执行医嘱

⑩ 返回住院护理站,选中患者床位,右击,选择"床位管理",选择"转科",如图 21-81 所示。

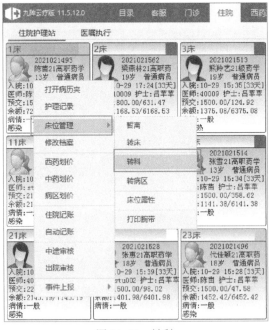

图 21-81　转科

⑪ 在"病员转科"窗口选择患者需转入的科室,如外一病区,如图 21-82 所示。完成后单击

"保存"按钮,如图 21-83 所示,患者离开床位。

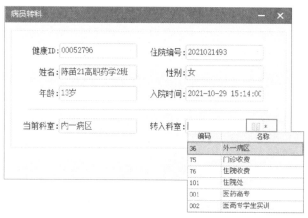

图 21-82　选择转入科室

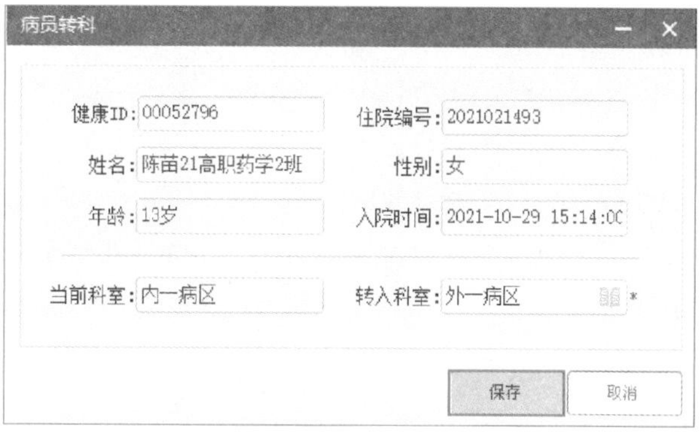

图 21-83　确认转科

⑫ 单击右上角图标 ▼,选择"切换科室",如图 21-84 所示。在选择登录科室窗口选中患者转入的科室,如外一病区,如图 21-85 所示。

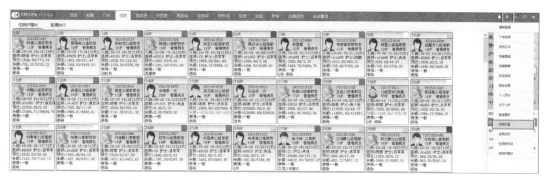

图 21-84　切换科室

⑬ 进入"住院护理站",选择"外一病区",在外一病区选择一个空床位。右击,选择"病员排床",如图 21-86 所示。

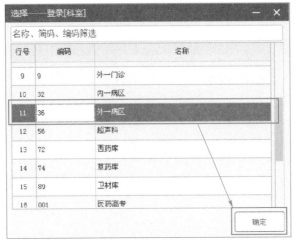

图 21-85　选择登录科室

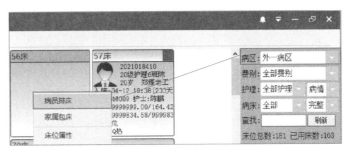

图 21-86　转入病员排床

⑭ 在病员排床窗口,待排状态选择"转入",可通过输入患者姓名、住院编号,选中转入患者,选择主管医师和责任护士,单击"确定"按钮完成转入病员排床,如图 21-87 所示。患者从原病区(内一病区)转入了新病区(外一病区),如图 21-88 所示。

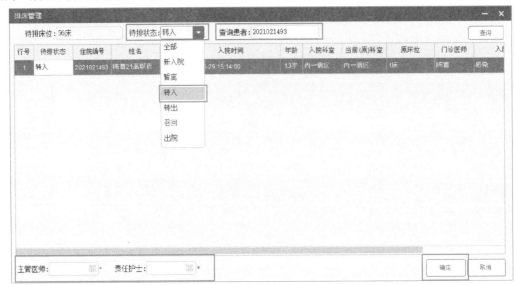

图 21-87　选择转入患者

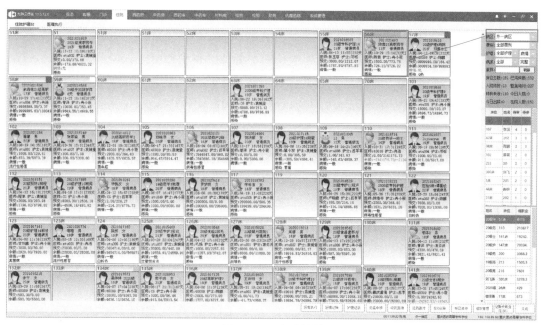

图 21-88　完成转科

21.4　开具、执行医嘱

【实训目标】

（1）熟练掌握住院医师站开具各种常用医嘱的相关操作流程。

（2）熟练掌握住院护理站核对和执行医嘱、皮试结果录入及处方生成等操作流程。

（3）熟练掌握西药房和中药房发药的常规流程和步骤。

（4）熟练掌握常用的检查和检验操作流程。

（5）熟悉住院医师站、住院护理站的常用功能和操作流程，熟悉住院医师开具医嘱、住院护士核对和执行医嘱的相关制度规范与操作步骤，熟练掌握检查和检验操作的常规操作流程；了解报告单书写的要求与规范。

【任务描述】

1. 在住院医师站中，完成开具西药医嘱操作

（1）功能描述：主要用于对住院患者使用西（成）药药物治疗的操作。由住院医师依据相关临床经验在住院医师站中完成开具西药医嘱的操作。

(2) 操作流程如图 21-89 所示。

2. 在住院医师站中,完成开具皮试医嘱操作

(1) 功能描述:主要用于对住院患者使用注射类需要皮试药物治疗的操作。由住院医师依据相关临床经验在住院医师站中完成开具皮试医嘱的操作。

(2) 操作流程如图 21-90 所示。

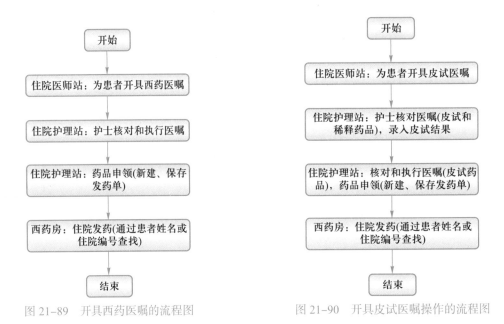

图 21-89　开具西药医嘱的流程图　　　　图 21-90　开具皮试医嘱操作的流程图

3. 在住院医师站中,完成开具中药医嘱操作

(1) 功能描述:主要用于对住院患者使用中草药药物治疗的操作。由住院医师依据相关临床经验在住院医师站中完成开具中草药处方的操作。

(2) 操作流程如图 21-91 所示。

4. 在医院信息平台中,完成检查医嘱操作

(1) 功能描述:主要用于对住院患者执行相关检查的操作,如胸腔超声检查、腹腔超声检查等。由住院医师开具检查医嘱的操作。

(2) 操作流程如图 21-92 所示。

5. 在医院信息平台中,完成检验医嘱操作

(1) 功能描述:主要用于对住院患者执行相关检验的操作,如大便常规、血常规等。由住院医师开具检验医嘱操作。

(2) 操作流程如图 21-93 所示。

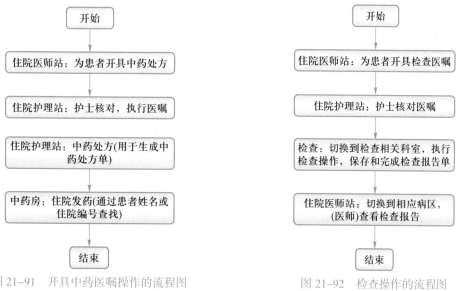

图 21-91　开具中药医嘱操作的流程图　　　　　图 21-92　检查操作的流程图

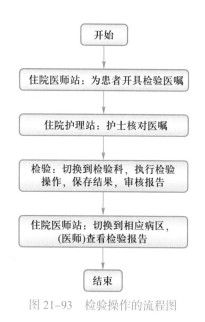

图 21-93　检验操作的流程图

21.4.1　西药医嘱

① 单击"住院"选项卡,选择"住院医师站",在住院医师站界面右上方的输入框中输入关键字(姓名或住院编号)进行查询,选中待接诊的患者,单击"书写病历"按钮或双击患者信息进入病历夹界面。单击"临时医嘱"或"长期医嘱",进入医嘱录入界面,单击"新增医嘱"按钮,录入医嘱内容(用量、频率、途径、滴数)等,开完医嘱后依次单击"保存医嘱"和"发送医嘱"按钮,字体变为蓝色表示医嘱已发送完毕,如图 21-94 所示。

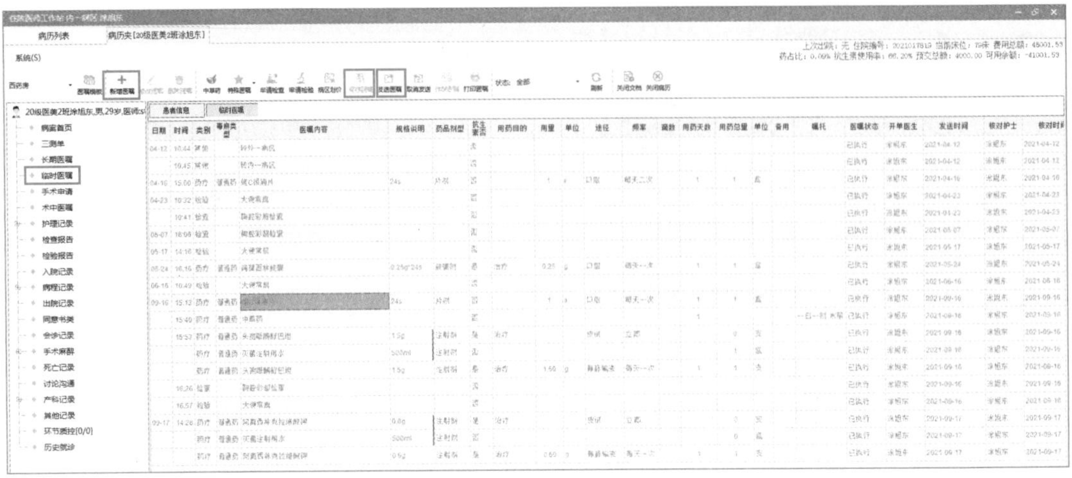

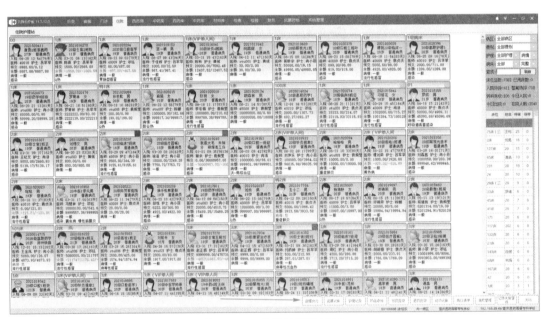

图 21-94　患者的病历夹

② 单击"住院"选项卡,选择"住院护理站",单击底部的"医嘱执行"按钮,如图 21-95 所示。进入医嘱执行界面,输入住院编号选择需要审核医嘱的患者,在右侧的"临时医嘱"或"长期医嘱"界面选中需要核对的医嘱,单击底部的"核对"按钮进行医嘱的核对。完毕之后,单击"执行"按钮进行医嘱的执行,如图 21-96 所示。

图 21-95　住院护理站界面

③ 单击"住院"选项卡,选择"住院护理站",单击底部的"药品申领"按钮,进入西药房病区集中发药界面,选择待发药的患者之后,在左侧单击,然后单击底部的"新建"按钮,再单击"保存"按钮生成发药单,如图 21-97 所示。

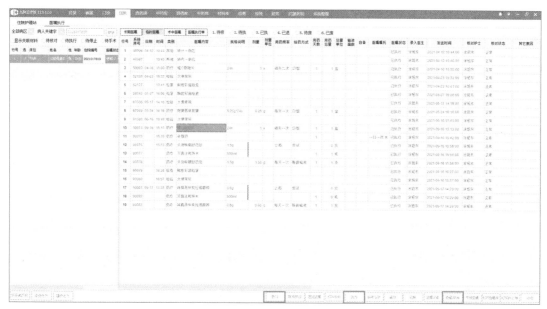

图 21-96　医嘱执行界面

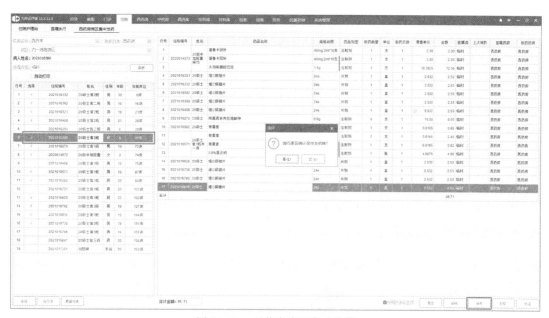

图 21-97　西药房病区集中发药

④ 单击"住院"选项卡,选择"住院发药",在西药房住院发药界面,选择与患者相应的药房和病区,输入患者的住院编号,单击"刷新"按钮更新患者信息。在左侧单击待发药的患者,然后单击底部的"发药"按钮,在弹出的"确认发药"对话框中单击"是"按钮完成发药,如图 21-98 所示。

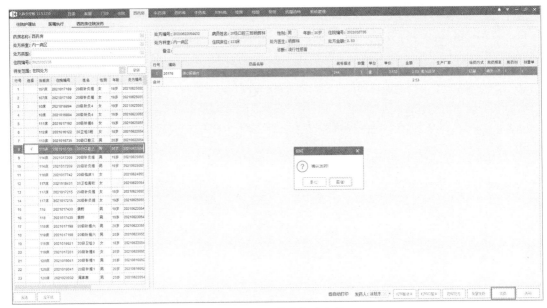

图 21-98   西药房住院发药

21.4.2   皮试医嘱

① 单击"住院"选项卡,选择"住院医师站",在住院医师站界面右上方的输入框中输入关键字(姓名或住院编号)进行查询,选中待接诊的患者,单击"书写病历"按钮或双击患者信息进入病历夹界面。单击左侧的"临时医嘱"或"长期医嘱",进入医嘱录入界面,单击"新增医嘱"按钮,录入相应的医嘱内容,此处为录入注射类需要皮试的药品,在弹出的"皮试药品"对话框中选择对应的稀释药品,然后单击"确定"按钮,如图 21-99 所示。开完医嘱后依次单击"保存医嘱"和"发送医嘱"按钮,字体变为蓝色表示医嘱已发送完毕,如图 21-100 所示。

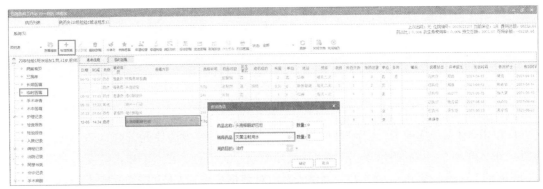

图 21-99   开具皮试药品和稀释药品

② 单击"住院"选项卡,选择"住院护理站",单击底部的"医嘱执行"按钮,进入医嘱执行界面,选择待审核医嘱的患者,在右侧的临时医嘱界面选中待核对的医嘱,此处为选中

倒数第二、三行医嘱,单击"核对"按钮进行医嘱的核对,如图 21-101 所示。等待 20 分钟之后,在皮试医嘱对应的"皮试结果"列中双击空白格,在弹出的皮试结果对话框中,输入皮试时间,录入皮试结果(阴性、阳性),选择执行人,单击"确定"按钮完成皮试医嘱的执行,如图 21-102 所示。

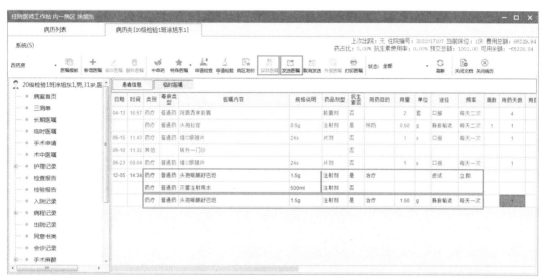

图 21-100　保存和发送皮试医嘱

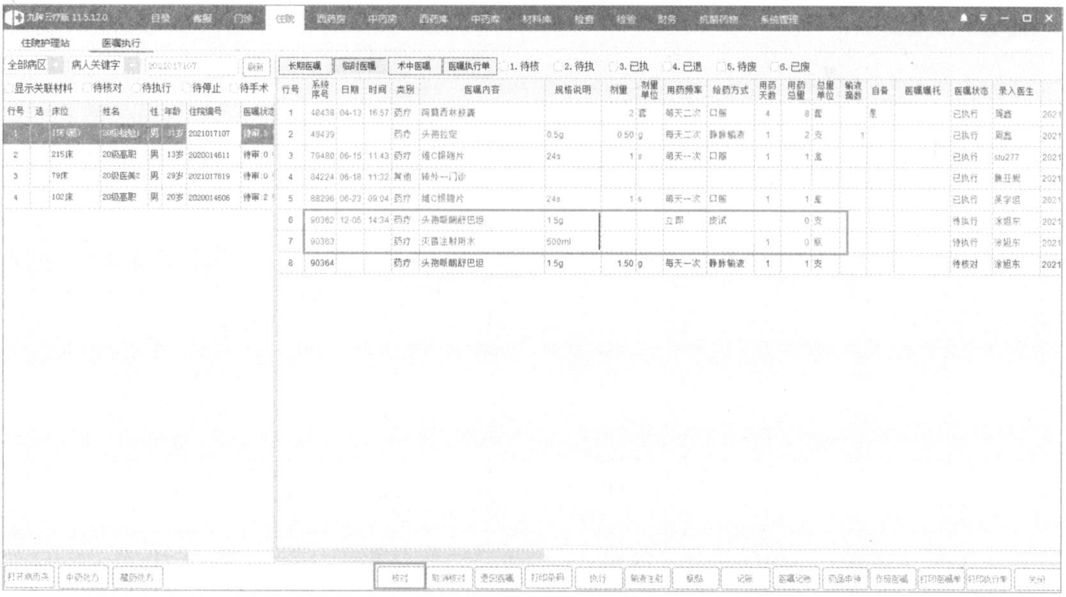

图 21-101　执行皮试医嘱

③ 单击"住院"选项卡,选择"住院护理站",单击底部的"医嘱执行"按钮,进入医嘱执行界面,选择待审核医嘱的患者,在右侧的临时医嘱界面选中待核对的医嘱,此处为选中最后一行医嘱(注射类需要皮试的药品),单击"核对"按钮进行医嘱的核对。完毕之后,单击"执行"按钮完成医嘱的执行,如图 21-103 所示。

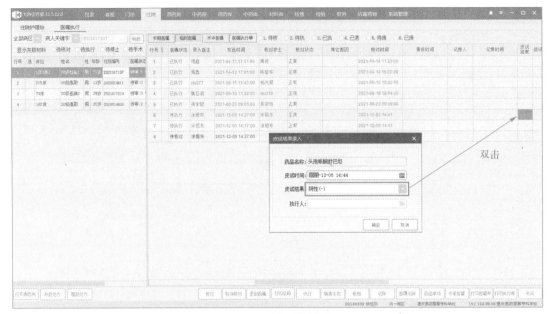

图 21-102　皮试结果录入

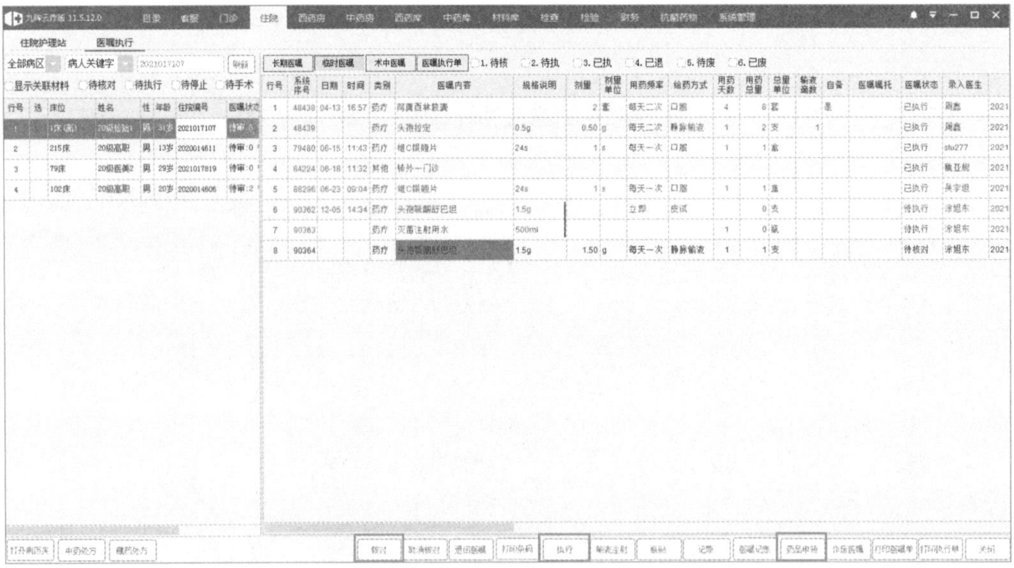

图 21-103　医嘱的核对和执行

接下来单击底部的"药品申领"按钮,进入西药房病区集中发药界面,选择待发药的患者之后,在左侧单击该患者,然后单击底部的"新建"按钮,再单击"保存"按钮生成发药单,如图 21-104 所示。

④ 单击"西药房"选项卡,选择"住院发药",在西药房住院发药界面,选择与患者相应的药房和病区,输入患者的住院编号,单击刷新患者信息。在左侧单击该患者,然后单击底部的"发药"按钮,在弹出的"确认发药"对话框中单击"是"按钮完成发药操作,如图 21-105 所示。

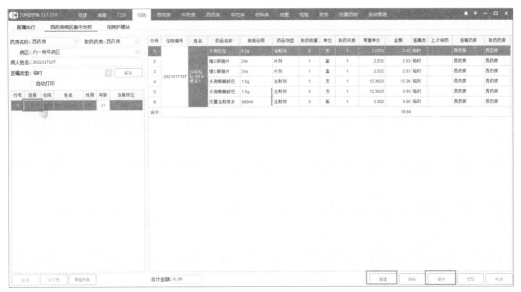

图 21-104　西药房病区集中发药

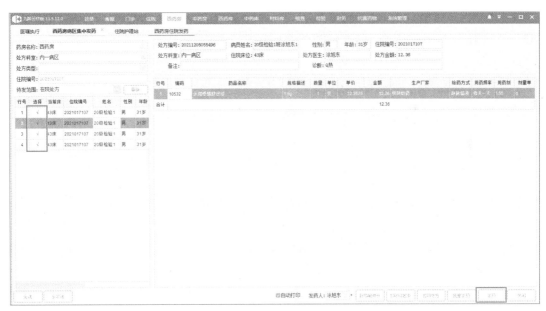

图 21-105　西药房住院发药

21.4.3　中草药医嘱

① 单击"住院"选项卡,选择"住院医师站",在住院医师站界面右上方的输入框中输入关键字(姓名或住院编号)进行查询,选中待接诊的患者,单击"书写病历"按钮或双击患者信息进入病历夹界面。单击左侧的"临时医嘱"或"长期医嘱",进入医嘱录入界面,单击"中草药"按钮,

录入中草药处方、服药频率和服药方法,如图 21-106 所示。开完医嘱后依次单击"保存医嘱"和"发送医嘱"按钮,字体变为蓝色表示医嘱已发送完毕,如图 21-107 所示。

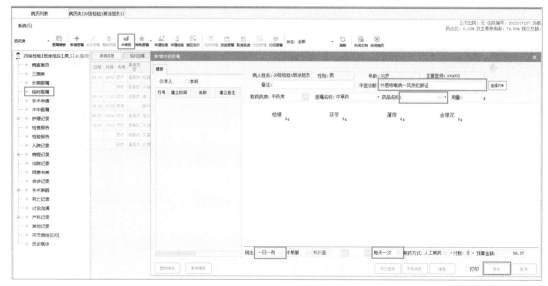

图 21-106　开具中草药医嘱

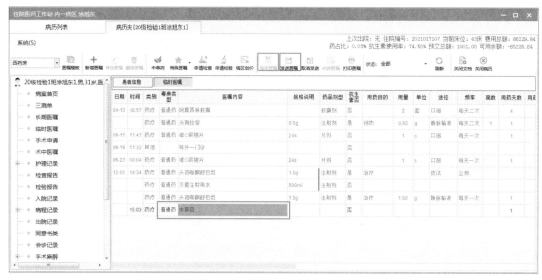

图 21-107　保存和发送中草药医嘱

② 单击"住院"选项卡,选择"住院护理站",单击底部的"医嘱执行"按钮,进入医嘱执行界面,选择待审核医嘱的患者,在右侧的临时医嘱界面选中待核对的医嘱,单击底部的"核对"按钮进行医嘱的核对。完毕之后,单击"执行"按钮完成医嘱的执行,如图 21-108 所示。

③ 单击"住院"选项卡,选择"住院护理站",单击底部的"医嘱执行"按钮,进入医嘱执行界面,单击左下方的"中药处方"按钮,在中药处方界面分别有未生成、已生成、已发药 3 种状态,选择底部"未生成"单选按钮,选择相应的处方,单击"保存"按钮,完成中药处方单的生成,如图 21-109 所示。

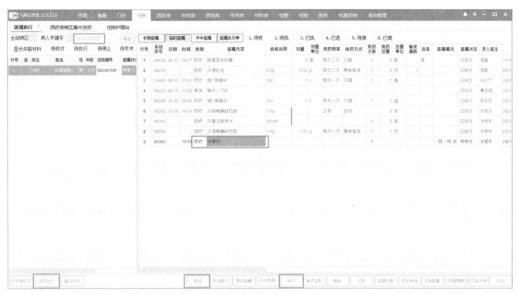

图 21-108　中草药医嘱的核对和执行

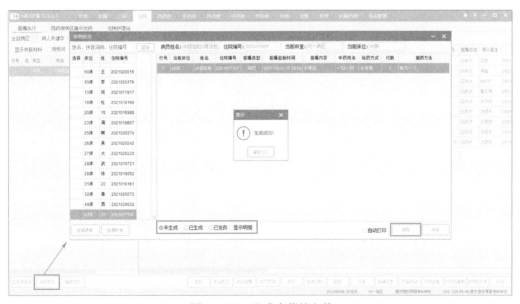

图 21-109　生成中药处方单

④ 单击"中药房"选项卡,选择"住院发药",在中药房住院发药界面,选择与患者相应的药房和处方科室,输入患者的住院编号,单击刷新患者信息。在左侧单击该患者,然后单击底部的"发药"按钮,在弹出的"确认发药"对话框中,单击"是"按钮完成发药,如图 21-110 所示。

21.4.4　检查医嘱

① 单击"住院"选项卡,选择"住院医师站",在住院医师站界面右上方的输入框中输入关键字(姓名或住院编号)进行查询,选中待接诊的患者,单击"书写病历"按钮或双击患者信息进入

病历夹界面。单击左侧的"临时医嘱"或"长期医嘱",进入医嘱录入界面,单击"申请检查"按钮,在检查申请界面,输入患者的症状及体征,然后在检查的"项目名称"中双击需要检查的项目,项目刷新至下方明细列表,单击"确认"按钮完成检查申请打印并完成检查医嘱的开具,如图 21-111 所示。开完医嘱后依次单击"保存医嘱"和"发送医嘱"按钮,字体变为蓝色表示医嘱已发送完毕,如图 21-112 所示。

影像系统 PACS- 放射登记站

影像系统 PACS- 拍片工作站

影像系统 PACS- 报告工作站

影像系统 PACS- 审核工作站

影像系统 PACS- 超声工作站

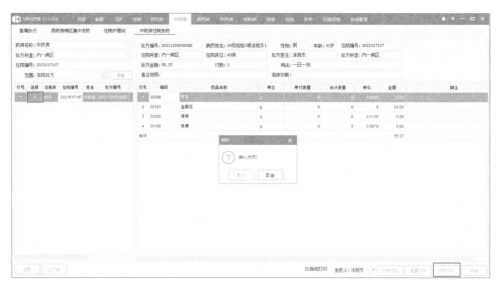

图 21-110　中药房住院发药

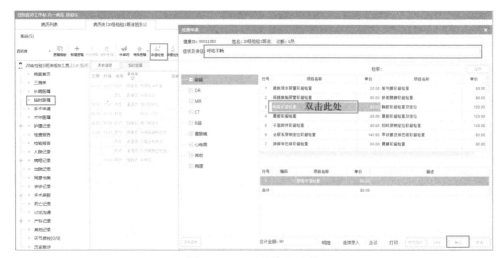

图 21-111　开具检查医嘱

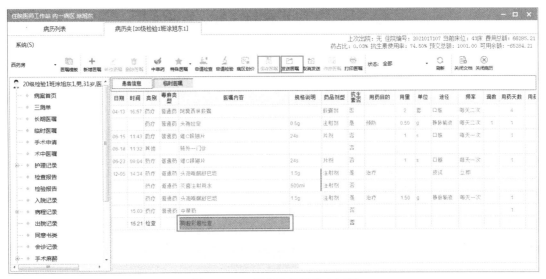

图 21-112　保存和发送检查医嘱

② 单击"住院"选项卡,选择"住院护理站",单击底部的"医嘱执行"按钮,进入"医嘱执行"界面,输入住院编号选择待审核医嘱的患者,在右侧的临时医嘱界面选中需要核对的医嘱,单击底部的"核对"按钮进行医嘱的核对,如图 21-113 所示。

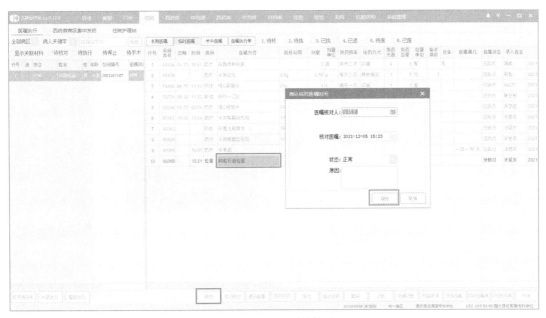

图 21-113　医嘱的核对

③ 将科室切换到检查相关科室,比如超声科,然后在平台界面单击"检查",选择"终端设置",在"终端设置"界面,单击"+"按钮,在检查设备下拉框中选中设备,然后单击"确定"按钮完成终端的设置,如图 21-114 所示。

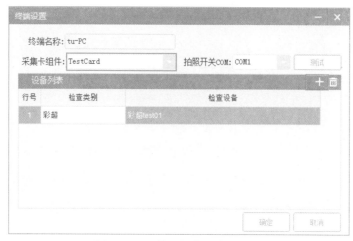

图 21-114　检查操作的终端设置

接下来进入"超声工作站",在超声工作站界面,选中"待检",然后在"申请列表"窗口选中需要进行检查的患者,双击该患者,待检查的患者随即出现在"待检列表"中;然后在"待检列表"中选中待检查的患者,单击下方的"采集影像"按钮,接下来在弹出的"影像采集"界面单击"拍照"按钮进行拍照,选择 2~4 幅典型影像,如图 21-115 所示。

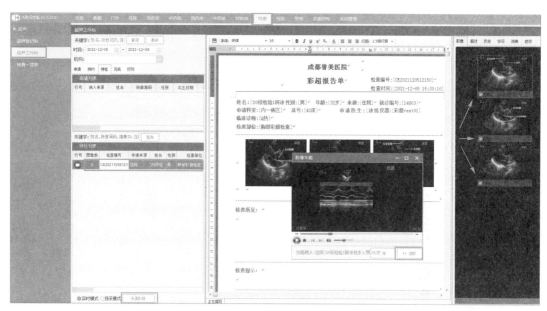

图 21-115　超声工作站选择待检患者

在右侧复选框中勾选典型影像,典型影像随即出现在超声报告单中,然后分别在"检查所见"和"检查提示"栏中填写相应的检查内容,最后依次单击"保存报告"和"完成报告"按钮,完成检查报告单的编辑,如图 21-116 所示。

④ 科室切换到患者对应的病区,在平台界面中单击"住院",选择"住院医师站",然后在住院医师站界面的右上方输入框中输入关键字(姓名或住院编号)进行查询,选中待接诊的患者,单

击"书写病历"按钮或双击患者信息进入病历夹界面。进入病历夹界面后,单击左侧的"检查报告"按钮,然后在右侧的界面选中相应时间出具的检查报告,右击,选择"原始报告"查看检查报告的内容,如图 21–117 所示。

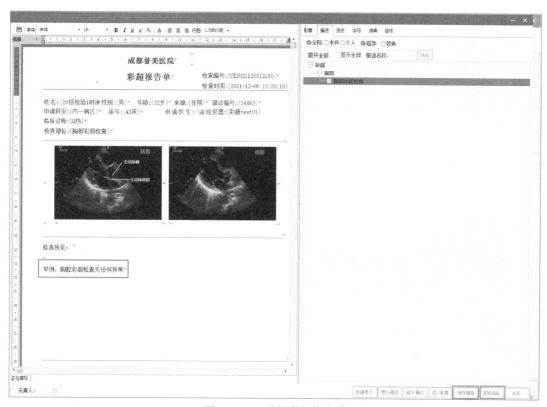

图 21–116　编辑彩超报告单

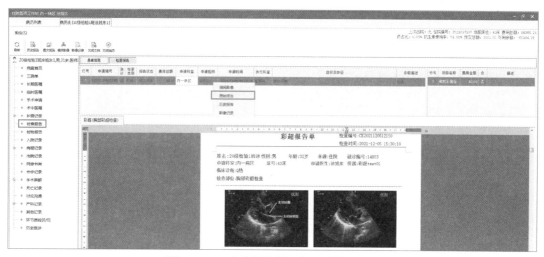

图 21–117　在病历夹界面中查看检查报告

21.4.5 检验医嘱

① 单击"住院"选项卡,选择"住院医师站",在住院医师站界面右上方的输入框中输入关键字(姓名或住院编号)进行查询,选中待接诊的患者,单击"书写病历"按钮或双击患者信息进入病历夹界面。单击左侧的"临时医嘱"或"长期医嘱",进入医嘱录入界面,单击"申请检验"按钮,在弹出的申请界面,输入患者的症状及体征,然后在"项目名称"中双击需要检验的项目,项目刷新至下方明细列表,单击"确认"按钮完成检验申请的打印和开具,如图 21-118 所示。返回病历夹界面,选中检验医嘱,依次单击"保存医嘱"和"发送医嘱"按钮,字体变为蓝色表示医嘱已发送完毕,如图 21-119 所示。

LIS 检验系统 – 基础资料维护

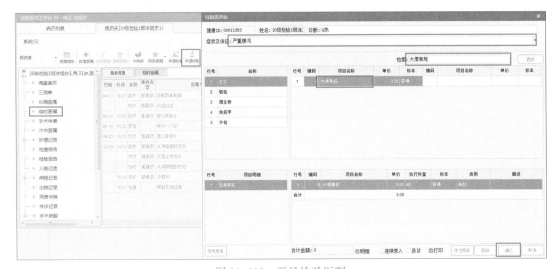

图 21-118　开具检验医嘱

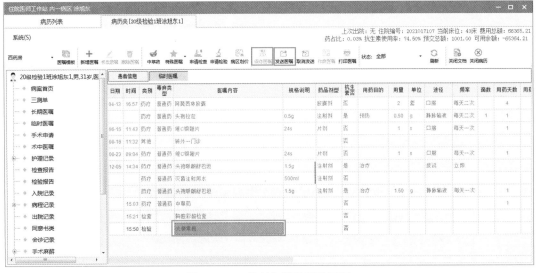

图 21-119　保存和发送检验医嘱

② 单击"住院"选项卡,选择"住院护理站",单击底部的"医嘱执行"按钮,进入医嘱执行界面,输入住院编号选择待审核医嘱的患者,在右侧的临时医嘱界面选中需要核对的医嘱,单击底部的"核对"按钮进行医嘱的核对,在弹出的对话框中单击"确定"按钮,如图 21-120 所示。

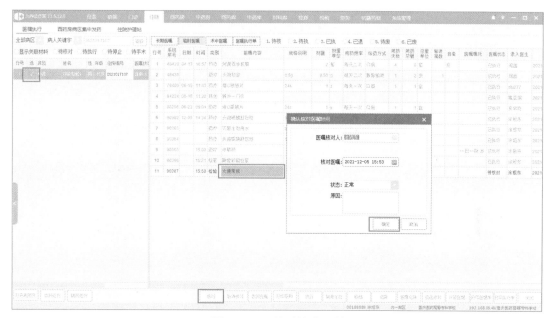

图 21-120　核对检验医嘱

③ 将科室切换到检验科,然后在平台界面单击"检验",进入"系统设置",在系统设置界面单击"终端仪器配置",在弹出的界面的复选框中勾选所有的仪器,然后单击"保存"按钮完成终端仪器的配置,如图 21-121 所示。

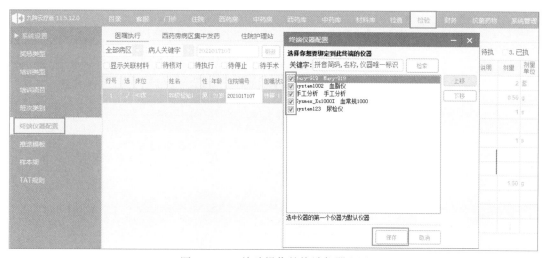

图 21-121　检验操作的终端仪器配置

将科室切换到检验科,然后在平台界面单击"检验",选择"样本检验",接下来在界面左上方的"仪器"下拉框中选择"手工分析",在时间一栏选择检验医嘱对应的时间,然后在底部单击"检验申请"按钮,如图 21-122 所示。

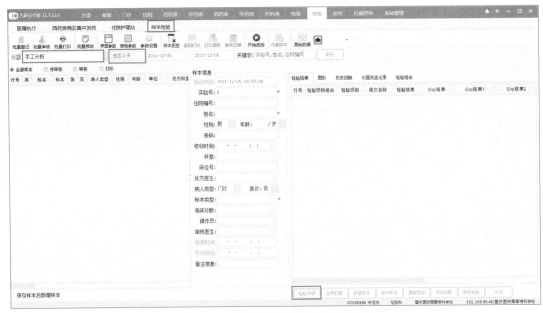

图 21-122   样本检验选择手工分析操作

在"检验申请"界面,输入相应的关键字和时间检索待检验的患者,检索出患者后,选中待检验的患者,然后单击"确定"按钮,如图 21-123 所示。

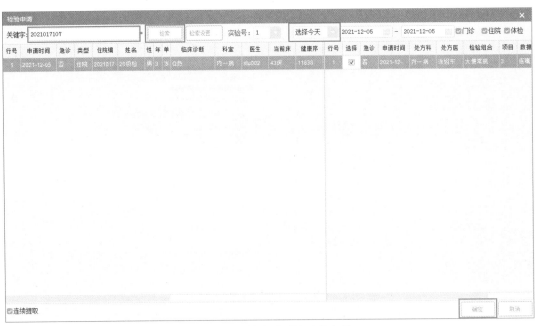

图 21-123   检索需要检验的患者

　　然后,在"样本检验"界面,单击左侧待检验的患者后,接下来在右侧的检验结果一栏中输入检验相关的指标值,最后依次单击底部的"保存结果"和"审核报告"按钮,完成检验操作,如图 21-124 所示。

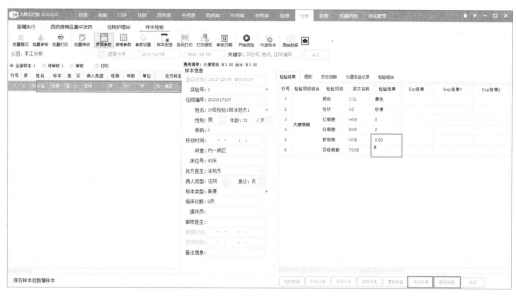

图 21-124　录入样本检验结果

　　④ 将科室切换到病人对应的病区,在平台界面中单击"住院",然后在住院医师站界面的右上方输入框中输入关键字(姓名或住院编号)进行查询,选中需要接诊的患者,单击"书写病历"按钮或双击患者信息进入病历夹界面。进入病历夹界面后,单击左侧的"检验报告"按钮,接下来在右侧的界面选中相应时间出具的检验报告,即可查看检验报告的内容,如图 21-125 所示。

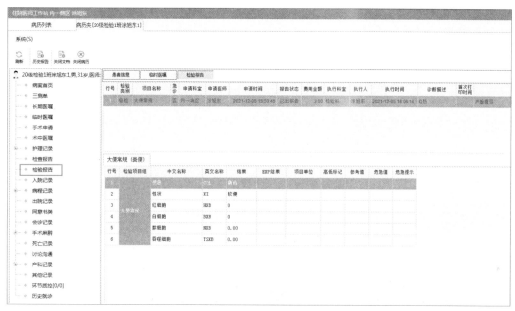

图 21-125　在病历夹中查看检验结果

21.5　病区退药

门诊退药　　住院退药

【实训目标】

（1）熟练掌握病区退药流程。

（2）熟练掌握医生开具医嘱、住院病区领药和病区退药等操作。

病区退药

（3）通过实训，使学生掌握病区退药的基本流程，掌握在系统中退药的标准操作工序，提高学生的信息素养能力。

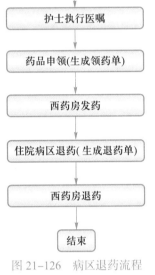

【任务描述】

在医院信息平台中，完成病区退药操作。

（1）功能描述：让学生掌握在住院板块中从医生开具医嘱到病区发药再到病区退药整个操作流程。

（2）入院流程如图21-126所示。

图21-126　病区退药流程

21.5.1　病区退药流程简介

病区退药流程分为两部分：

首先，住院医师开具医嘱后，在住院护理站内，护士进行审核，并生成领药单，患者凭领药单在西药房中进行住院病区发药。

其次，在住院板块，进行住院退药操作，选择待退药品及数量，并生成退药单，患者凭退药单在西药房中进行住院病区退药。

21.5.2　病区退药操作步骤

1.住院医师开具医嘱

① 单击"住院"选项卡，选择"住院医师站"，如图21-127所示。

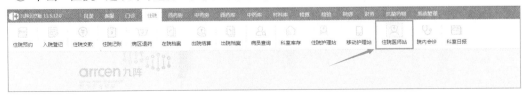

图21-127　住院医师站

② 在住院医师站界面,在"范围"下拉列表框中选择本人或本科,输入要查询的患者"住院编号",选中需要接诊的患者,单击"书写病历"按钮进入病历夹界面,如图 21-128 所示。

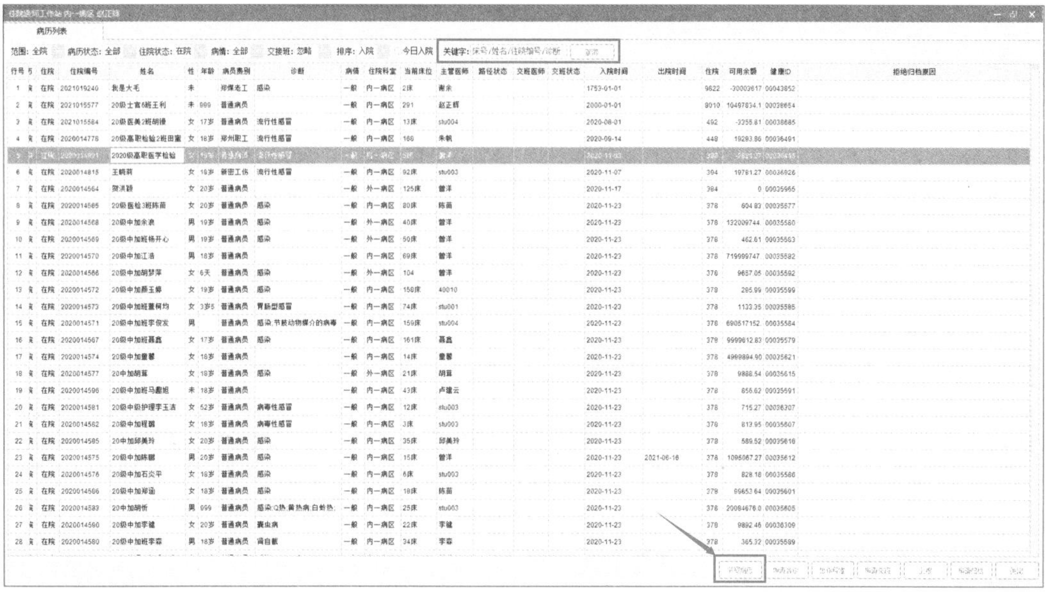

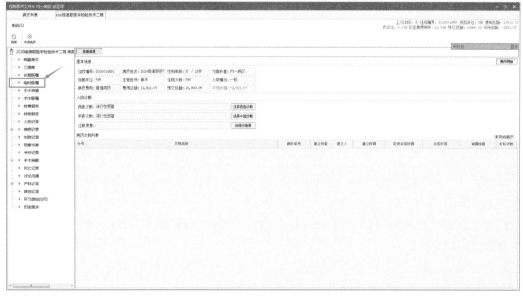

图 21-128　住院医师站

③ 进入患者病历文件夹后,单击"临时医嘱",如图 21-129 所示。

图 21-129　患者病历文件夹

④ 在临时医嘱界面,单击"新增医嘱",针对患者症状开具西药。开具药品过程中,请按照提示选择用量、频率、用药总量等相关信息。填写完毕后,单击"保存医嘱"按钮后,再单击"发送医嘱"按钮,如图 21-130 所示。

⑤ 发送成功后,医嘱状态为"已发送",如图 21-131 所示。

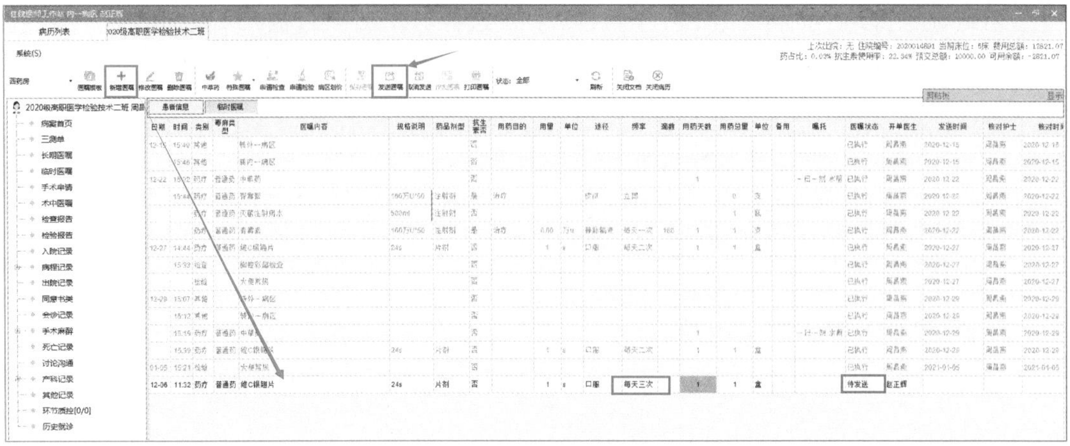

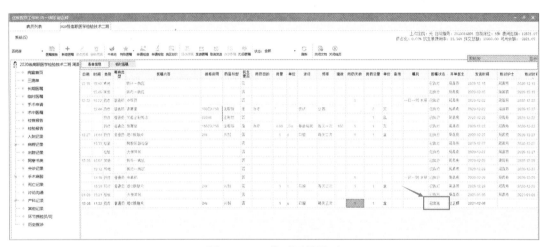

图 21-130　临时医嘱界面

图 21-131　临时医嘱界面

2. 医嘱审核

① 单击"住院"选项卡,选择"住院护理站",医生开具医嘱后,在住院护理站界面下方单击"医嘱执行"按钮,如图 21-132 所示。

② 进入医嘱执行界面,利用住院编号搜索患者。单击"临时医嘱"按钮,选择医嘱进行核对操作,如图 21-133 所示。

③ 在医嘱核对界面,选择医嘱核对人(护士),确认核对医嘱时间,单击"确定"按钮完成核对医嘱操作(注:临时医嘱及长期医嘱操作相同),如图 21-134 所示。

④ 完成核对的医嘱执行状态为待执行,如图 21-135 所示。

3. 药品申领

① 单击"住院"选项卡,选择"住院护理站",单击"医嘱执行",在护士进行审核后,单击下方"药品申领"按钮,如图 21-136 所示。

住院管理 –
药品申领

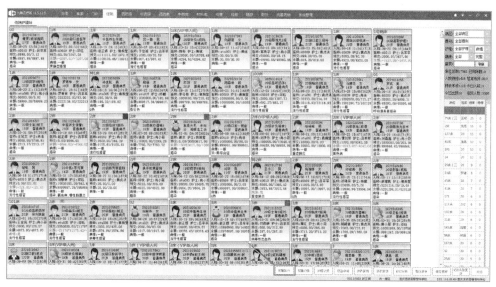

图 21-132 住院护理站医嘱执行

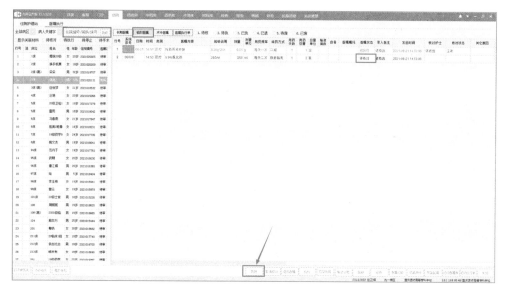

图 21-133 医嘱执行界面

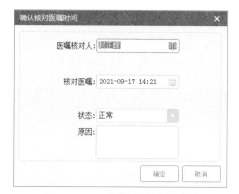

图 21-134 确认核对医嘱时间

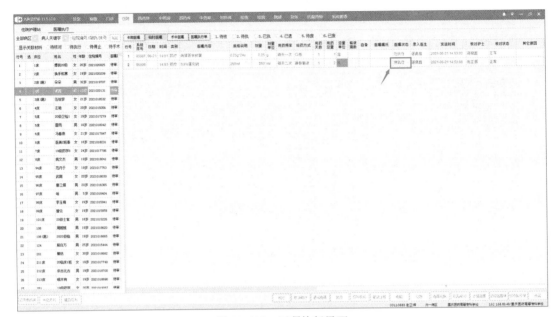

图 21-135 医嘱执行界面

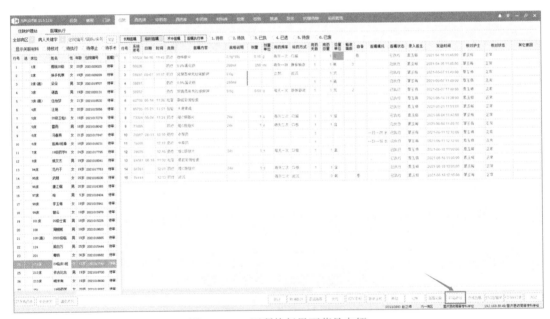

图 21-136 医嘱执行界面药品申领

② 在弹出的界面里,完善药房名称和取药药房等信息,如果是西药,就选择西药房;选择好患者所在病区。在"病人姓名"一栏,输入患者住院编号,查询患者待申领的药品记录,如图 21-137 所示。

③ 在左侧方框内,双击查询出来的信息,将看到患者待申领的药品记录,如图 21-138 所示。

④ 单击"新建"按钮,如图 21-139 所示。

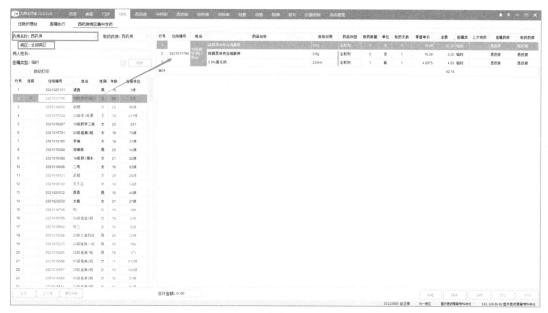

图 21-137 西药房病区集中发药

图 21-138 西药房病区集中发药界面

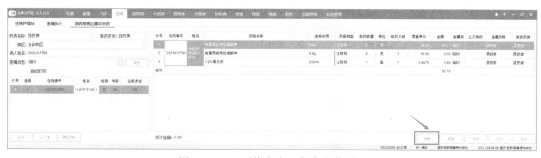

图 21-139 西药房病区集中发药界面

⑤ 单击"保存"按钮,如图 21-140 所示。

⑥ 单击"是"按钮,将提示"保存成功!",领药单生成成功,如图 21-141 所示。

4. 西药房发药

① 单击"西药房"选项卡,选择"住院发药",如图 21-142 所示。

② 在西药房住院发药界面,完善药房名称、处方科室、输入住院编号,单击"刷新"更新患者处方单信息,勾选患者,单击"发药"按钮,如图 21-143 所示。

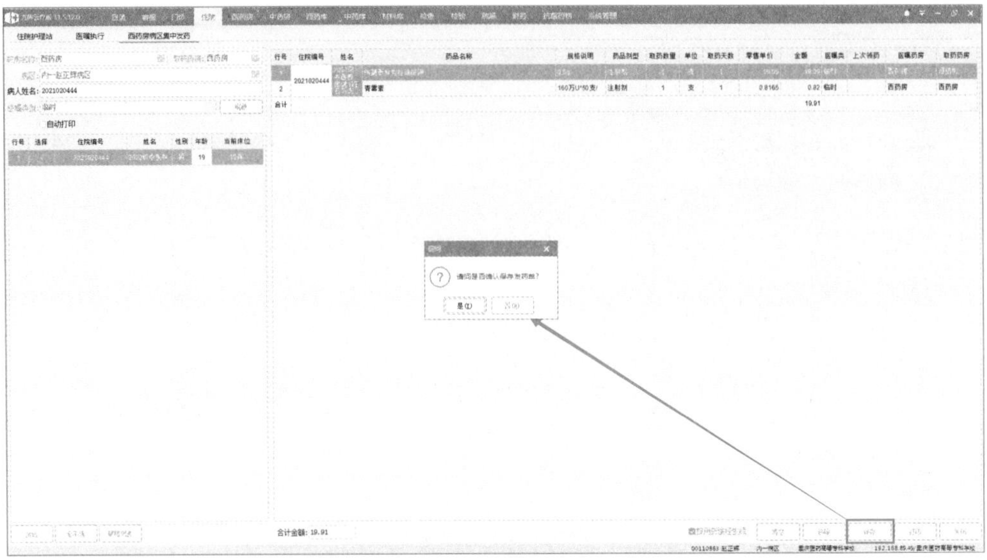

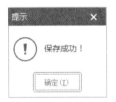

图 21-140　保存发药单

图 21-141　保存成功

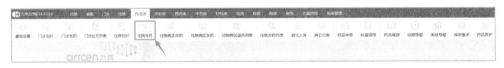

图 21-142　西药房住院发药

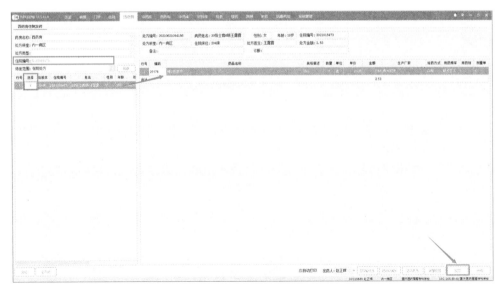

图 21-143　西药房住院发药界面

③ 单击"是"按钮,发药成功,如图 21-144 所示。

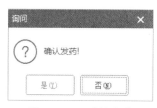

图 21-144　确认发药

5. 住院病区退药

① 此操作主要是生成退药单。单击"住院"选项卡,选择"病区退药",如图 21-145 所示。

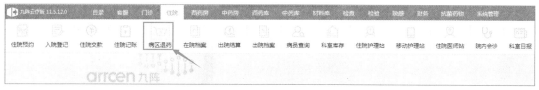

图 21-145　住院板块病区退药

② 在病区退药界面,完善退药病区,输入患者住院编号,单击"刷新"更新患者处方单信息,勾选患者,如图 21-146 所示。

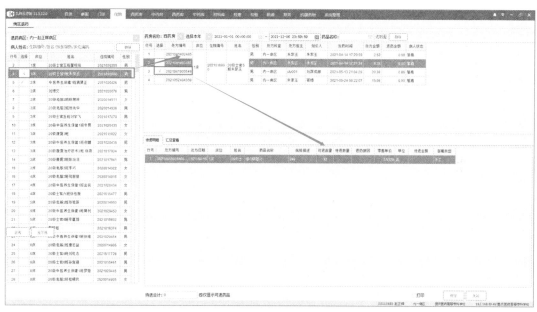

图 21-146　病区退药界面

③ 在待退明细中,可在"待退数量"中输入退药数量,并对退药原因进行维护,如图 21-147 所示。

④ 单击"保存"按钮,生成退药单,如图 21-148 所示。

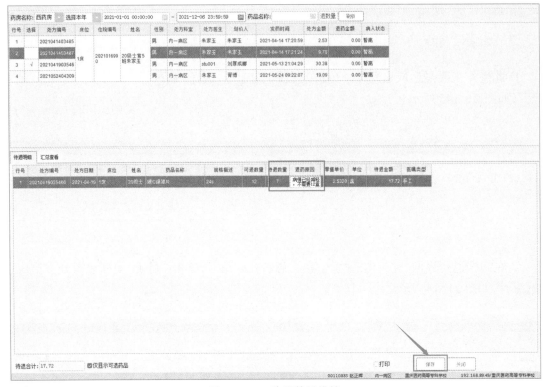

图 21-147　待退数量维护

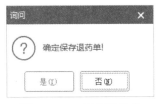

图 21-148　保存退药单

6. 西药房退药

① 单击"西药房"选项卡,选择"住院病区退药列表",如图 21-149 所示。

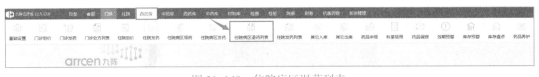

图 21-149　住院病区退药列表

② 完善药房名称,输入住院编号,单击"刷新"按钮更新病人处方单信息,勾选单据编号,单击"退药"按钮,如图 21-150 所示。

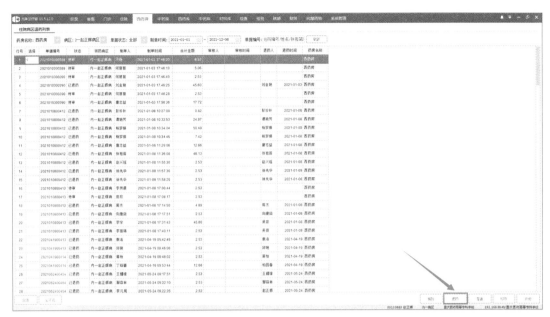

图 21-150　住院病区退药列表界面

③ 选择领药人,如图 21-151 所示。

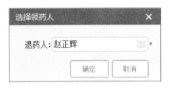

图 21-151　选择领药人

④ 退药成功后,退药状态为"已退药",如图 21-152 所示。

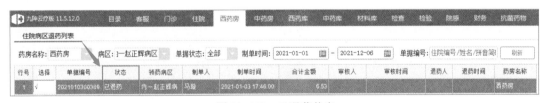

图 21-152　已退药状态

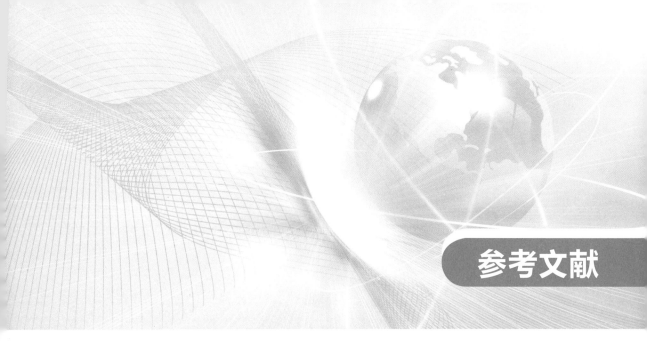

参考文献

［1］周毅，蔡永铭．医学信息技术基础教程［M］.2 版．北京：科学出版社，2020.

［2］赵越．医学信息学［M］.北京：清华大学出版社，2016.

［3］袁朝晖，田兰兰，马艳平．文献信息检索与利用［M］.成都：电子科技大学出版社，2018.

［4］代涛．医学信息检索与利用［M］.北京：人民卫生出版社，2010.

［5］吕晶．浅析高职院校医学生的信息素养［J］.新课程研究（高等教育），2011（4）:175–176.

［6］肖婉，张舒予．元素养：社交媒体时代高校信息素养教育新理念［J］.开放教育研究，2016,22（5）:95–101.

［7］董建成．医学信息检索教程［M］.南京：东南大学出版社，2009.

［8］梅谊，邱悦，缪幽竹．医学文献检索与利用［M］.苏州：苏州大学出版社，2011.

［9］张红旗，张玉臣，周珊如．为你护航 网络空间安全科普读本［M］.北京：电子工业出版社，2016.

［10］李源．系统防护、网络安全与黑客攻防实用宝典［M］.北京：中国铁道出版社，2015.

［11］杨富华．数字化医院信息系统教程［M］.2 版．北京：科学出版社，2021.

［12］王明时．医院信息系统［M］.北京：科学出版社，2021.

［13］刘加林，石应康．简明医学信息学［M］.成都：四川大学出版社，2008.

［14］胡志敏，叶明全，王家桥，等．医学计算机应用［M］.2 版．北京：人民卫生出版社，2013.

［15］路荣，李哲．构建面向临床系统集成的电子病历平台［J］.中国数字医学，2011,6（9）:23–25.

［16］张玥，倪珺珉，王坚，等．基于关联规则挖掘的健康信息学主题分析——以 dHealth 会议为例［J］.信息资源管理学报，2020（6）:90–100.

［17］李兰娟，孟群，章笠中．区域医疗建设指南：电子健康档案临床文档规范［M］.杭州：浙江大学出版社，2013.

［18］陈兆学．PACS：医学影像存档与通讯系统［M］.南京：东南大学出版社，2016.

［19］徐克，龚启勇．医学影像学［M］.8 版．北京：人民卫生出版社，2018.

［20］刘艳梅．医学计算机与信息技术基础［M］.北京：人民卫生出版社，2008.

［21］王世伟，周怡．医学信息系统教程［M］.北京：中国铁道出版社，2009.

［22］维克托·迈尔 – 舍恩伯格，肯尼斯·库克耶．大数据时代：生活、工作与思维的大变革［M］.周涛，译．杭州：浙江人民出版社，2013.

［23］张学高，周恭伟．人工智能＋医疗健康应用现状及未来发展概论［M］.北京：电子工业出版社，2019.

［24］许岩．论引入区块链技术促进"互联网＋医疗健康"发展［J］.中国医疗管理科学，2018,8（4）:40–44.

［25］郭源生，王树强，黄钢，等．智慧医疗与健康养老［M］.北京：中国科学技术出版社，2017.

［26］刘徐方．智慧服务：现代服务业发展研究［M］.北京：中国水利水电出版社，2019.